U0219806

COUPLE THERAPY
Theory and Effective Practice (Third Edition)

伴 侣 治 疗
理论与实践

（原著第三版）

[美] 莱恩·斯佩里（Len Sperry）

保罗·R. 佩鲁索（Paul R. Peluso） ／ 著

段锦矿　张晓黎 ／ 译

段锦矿 ／ 审校

中国轻工业出版社

图书在版编目（CIP）数据

伴侣治疗：理论与实践：原著第三版／（美）莱恩·斯佩里（Len Sperry），（美）保罗·R. 佩鲁索（Paul R. Peluso）著；段锦矿，张晓黎译. —北京：中国轻工业出版社，2024.1

ISBN 978-7-5184-4350-5

Ⅰ . ①伴… Ⅱ . ①莱… ②保… ③段… ④张…
Ⅲ . ①精神疗法 Ⅳ . ①R493

中国国家版本馆CIP数据核字（2023）第012141号

版权声明

责任编辑：戴　婕　　　　责任终审：张乃柬
文字编辑：朱胜寒　　　　责任校对：刘志颖
策划编辑：阎　兰　孙蔚雯　责任监印：吴维斌

出版发行：中国轻工业出版社（北京鲁谷东街5号，邮编：100040）
印　　刷：三河市鑫金马印装有限公司
经　　销：各地新华书店
版　　次：2024年1月第1版第1次印刷
开　　本：710×1000　1/16　印张：27.75
字　　数：290千字
书　　号：ISBN 978-7-5184-4350-5　　定价：108.00元
读者热线：010-65181109
发行电话：010-85119832　　010-85119912
网　　址：http://www.chlip.com.cn　http://www.wqedu.com
电子信箱：1012305542@qq.com
如发现图书残缺请拨打读者热线联系调换
210260Y1X101ZYW

译者序

落笔之时，感慨万千。在《伴侣治疗》翻译工作期间，我们共同经历了新型冠状病毒感染疫情及其带来的诸多不确定性，本书的译稿也几经修改。如今，这本期待已久的书行将付梓，真是一件幸事。

身为一名心理咨询师，我深知，在国内，伴侣治疗并不像个体和家庭咨询（治疗）那样拥有广泛的接受度和实践。但近十年来，在各方有识之士的努力推动下，国内开展了许多伴侣治疗的培训项目。其中包括北京大学临床心理中心在 2019 年主办的中美夫妻治疗连续培训项目，本书作者保罗·R. 佩鲁索（Paul R. Peluso）便是教学团队的一员。我认为，包括本书的出版在内的所有努力，都是为伴侣治疗在国内的发展播下的粒粒火种。

中国轻工业出版社"万千心理"的特约编辑阎兰老师慧眼识珠，与作者之一保罗·R. 佩鲁索进行了直接的交流，决定将这本书作为伴侣治疗的一本教科书来引进。我非常赞同她的看法。国内关于家庭治疗的著作已有不少，但专门针对伴侣治疗的图书很少，已有的几本也限于某种特定流派或疗法。莱恩·斯佩里（Len Sperry）和保罗·R. 佩鲁索编著的这本书颇具野心，正如书名所示，他们的目标是将伴侣治疗的理论、研究和实践整合起来。

本书概述了不同理论流派在伴侣治疗中的应用，包括精神分析、认知行为、结构式和策略式方法、阿德勒式和建构主义等。这对我而言是一种挑战，虽然作为心理咨询师受训时，我接触过各种心理治疗流派，但现在我要重新阅读有关理论资料，以便理解不同学派的概念，并尽量选择国内心理咨询领域惯用的术语译法。

随着翻译工作的进行，我越来越深刻地体会到了这种整合性。我认为，本书至少在以下几个方面提供了整合的示范：（1）关注生物学和神经科学的最新进展；（2）关注社会变迁和文化差异对伴侣关系的影响；（3）既考虑伴侣关系的系统和动力，又关注个体对伴侣关系的特殊影响；（4）关注后现代方法。

本书的另一大特色是理论阐述与实践操作相结合，适时地提供了案例说明，这对读者非常友好。针对情绪聚焦疗法法（Emotion Focused Therapy，EFT）、戈特曼方法（Gottman Method）、接纳承诺疗法（Acceptance and Commitment Therapy，ACT）、辩证行为疗法（Dialectical Behavior Therapy，DBT），作者分别结合临床案例进行了详细阐述。此外，针对不同类型的伴侣，以及伴侣历程中出现的不同议题（如衰老、分居、患病等），本书也专门进行了讨论。

我自己是一名精神动力学取向的咨询师，尽管接受过认知行为疗法以及家庭治疗的训练，但我总是被一种倾向——或者说内在需求——所驱使：保持理论上的纯粹性。好像只有这样我才是专业的，不然就会产生冲突，比如，是探索性的，还是支持性的；是精神分析性疗法，还是认知行为疗法；等等。不过，本书的整合性还是打动了我。我有幸最近四年都在接受 O. 科恩伯格（Otto Kernberg）的督导。我提交的案例既有个体咨询，也有伴侣咨询，其中一个伴侣案例连续接受了他的十三次督导。在与他的工作中，我也深刻体会到本书作者想要传达出的整合性。

作为前任国际精神分析学会主席，科恩伯格具有深厚的精神分析造诣，他也和最严重的人格障碍患者工作。然而，有时我会感到疑惑：他这是在做动力学督导吗？这么强的指导性，这是认知行为疗法吧！随着督导的深入，这种疑惑才逐渐解开。我认识到科恩伯格在临床工作中也采用了一种整合性的视角，例如，咨询侧重探索性还是支持性，需要视来访者的功能状况而定，如果来访者的功能严重受损，那么增强支持性是必要的；临床工作中，即便是个体咨询，也可以结合与来访者的伴侣或父母的工作。

科恩伯格曾经针对我的一个伴侣案例说，这个案例不适合移情焦点治疗（Transference Focused Psychotherapy，TFP；一种精神分析性疗法），由于关系中的破坏性行为，他们尚不具备进行探索性工作的条件。他说，我愿意在认知行为层面提供督导，你需要运用常识（common sense）来工作。我想在此分享他关于伴侣关系的一些观点，为伴侣治疗这座大厦添砖加瓦。

良好伴侣关系的维度包含以下几点：第一，一起享受性爱；第二，享受在一起的日常生活；第三，有相同的价值观和伦理观；第四，有相同的或互补的理想；第五，共同拥有孩子的愿望。在伴侣治疗中，治疗师需要去了解伴侣双方在这些方面的满意度，他们可能在某一个领域有问题，但这并不意味着他们不能成为好伴侣。伴侣之间应该有足够的吸引力，这样，即使他们在某一方面发生冲突，也不会威胁到整体的伴侣关系。

再回到这本书的翻译。我要对我的合作者张晓黎老师表示感谢，我们互校译稿，她提供了许多修改意见。她本身是律师，我相信她在翻译本书的过程中有另外的独特体验。我还要感谢中国轻工业出版社"万千心理"的阎兰老师和孙蔚雯老师，她们独具慧眼地选择了本书，并为我提供了许多指导。最后，我必须感谢我的家人，翻译过程中，必不可少的是家人的支持。

段锦矿

2023 年 11 月于广州

目录

导　　言　伴侣治疗的当代实践　　001

002　　　第一章　影响伴侣关系的心理因素和背景因素

第一部分　学科知识和伴侣关系　　033

034　　　第二章　伴侣关系中的生物学和神经科学
071　　　第三章　功能正常和功能不良的伴侣关系

第二部分　伴侣治疗理论　　097

098　　　第四章　伴侣治疗的精神分析方法
126　　　第五章　伴侣治疗的认知行为方法
151　　　第六章　结构式和策略式伴侣治疗方法
179　　　第七章　阿德勒式和建构主义伴侣治疗方法
204　　　第八章　伴侣治疗的整合疗法和第三浪潮

第三部分　伴侣治疗实践　　241

242　　　第九章　伴侣治疗中的评估和个案概念化
272　　　第十章　伴侣治疗中的干预

302   第十一章 伴侣治疗的专业和伦理实践

327   第十二章 物质滥用和伴侣暴力

352   第十三章 性功能障碍和不忠

382   第十四章 衰老、分居、离婚和再婚

结   语 伴侣治疗的未来实践   413

414   第十五章 迎接 21 世纪的伴侣治疗实践

导　言
伴侣治疗的当代实践

第一章

影响伴侣关系的心理因素和背景因素

学习目标

在本章中，读者将学习以下内容。

1. 伴侣历程 25 年来的主要社会性变化。

2. 影响伴侣关系的社会因素和个人因素。

3. 成人一生中浪漫关系的发展概述。

4. 婚姻或伴侣治疗史概述。

一想到关系、伴侣和婚姻，通常浮现在我们脑海中的画面是：两个相爱的人成为灵魂伴侣，一起踏上幸福之旅。初涉爱情之旅时，我们通常不会考虑各自过去的关系体验会对双方的共同未来产生什么影响，也不会考虑原生家庭和父母的婚姻会在多大程度上影响我们彼此之间的关系。伴侣双方总是认为：我们的关系是独特的，我们已经从过去（自己或他人的生活）的错误中吸取了教训，我们的共同生活将是完美的。

尽管大多数人进入新的关系时都抱有同样的正能量、希望和最美好的愿望，但我们这个时代令人悲哀的现实是，45% 的首次婚姻以离婚告终，60% 的第二次婚姻会再次失败（Johnson & Lebow，2000；Wallerstein，Lewis & Blakeslee，2000）。自本书的上一版于 2006 年出版以来，美国的结婚率总体上略有下降（CDC①，2016）。有趣的是，尽管在2013年美国最高法院就美国诉温莎案（United States v. Windsor）做出裁决后，同性婚姻合法化了，这种下降趋势却依然存在。该案件推翻了《婚姻保护法案》（Defense of Marriage Act, DOMA）的关键要素，即婚姻原来被定义为异性之间的结合。在同一时期，离婚率以大致相同的速度下降（从3.7%下降到3.1%）。换言之，结婚率和离婚率总体上保持同步，离婚率保持在40%～50%之间（见表1.1）。

表 1.1　2006—2016 年的结婚率和离婚率

年份	结婚率（每千人中的数量）	离婚率（每千人中的数量）
2016	6.9	3.2
2015	6.9	3.1
2014	6.9	3.2
2013	6.8	3.3
2012	6.8	3.4
2011	6.8	3.6
2010	6.8	3.6
2009	6.8	3.5
2008	7.1	3.5
2007	7.3	3.6
2006	7.5	3.7

来源：美国疾病控制与预防中心（CDC）。

　　然而，这并不是研究离婚的唯一方法，因为一年中离婚的伴侣通常都不是当年结婚的那些伴侣。我们可以算出平均离婚率（3.42%），并除以平均结婚率（7.0%），得出的总体离婚率接近50%（CDC，2016）。

　　不过，对某些研究者来说，这是一种统计学上的误导。他们更看重对实际伴侣的调查，并依此推断离婚比例。他们通过分析历史记录发现，20世

① 英文全称是"Centers for Disease Control and Prevention"，指"美国疾病控制与预防中心"。——译者注

纪 70 年代和 80 年代结婚的伴侣大约 45% 以离婚告终，而对于 20 世纪 60 年代结婚的伴侣来说，这一比率约为 40%。相比之下，20 世纪 90 年代结婚的伴侣中只有 35% 离婚，21 世纪初结婚的伴侣中则只有 15% 离婚（Miller，2014）。这些研究者由此得出结论，离婚率已经达到峰值。但仍然存在的一个问题是，年轻伴侣（20 世纪 90 年代和 2000 年以后结婚的）的离婚轨迹是否会与年长伴侣（20 世纪 70 年代和 80 年代结婚的伴侣）的一样？

或许，这些数据正在对个人是否选择结婚产生影响？根据皮尤研究中心（Pew Research Center，2014）的一项跨代婚姻调查，与 X 一代（36%）、婴儿潮一代（48%）和沉默一代（65%）相比，在 18—31 岁结婚的千禧一代成年人占比仅为 26%。有趣的是，大多数千禧一代（约 69%）说他们希望有一天能结婚，但他们把经济和教育因素视为投身于结婚的障碍。也许一个更严重的问题是，许多伴侣尽管没有离婚，仍然在一起生活，却对婚姻感到深深的不满（我们将在第二章中讨论这类伴侣方式对健康的影响）。

亲密关系中的痛苦仍然是来访者被转介给心理健康专业人士的最常见原因（Sholevar，2003；Verkoff，Kulka，& Douvan，1981）。按照 King（2016）的说法，可以用伴侣双方对其婚姻关系的态度来定义"婚姻满意度"。事实上，亲密关系中的痛苦和婚姻破裂是导致个体多种心理病理和功能障碍的原因。据 Sholevar（2003）估计，75% 接受心理治疗的人之所以求助，是因为他们除了当前问题之外还存在关系方面的困境。事实上，利用美国综合社会调查（General Social Survey，GSS）的数据，研究者发现：在所有的幸福感来源（朋友、工作等）中，婚姻幸福感对整体幸福感的影响最大，从长远来看，对婚姻不满意的个体的幸福感比那些离婚或再婚的人还要低（Hawkins & Booth，2005）。在我们的文化背景中，伴侣治疗曾经被视为陷入痛苦的伴侣双方的最后求助手段，现在却成为此类伴侣的首选治疗方法。

伴侣治疗领域在过去 20 年中变得越来越复杂，对伴侣历程及其众多变体的理解也越来越深刻（Gottman & Gottman，2017；Johnson，2003；Sholevar，2003）。此前，"婚姻治疗"一词暗指只有那些合法结婚的伴侣才有资格接受治疗，这被认为是对同性伴侣、正在考虑结婚的伴侣和那些投身于婚姻但尚未办理合法结婚手续的伴侣的排斥。然而，如前所述，美国最高法院废除

《婚姻保护法案》要素的裁决使同性婚姻获得了承认，并促成了"婚姻"的平等。同时，考虑到虽未婚但已投身于（事实婚姻）关系的伴侣和已婚伴侣一样有可能来接受治疗，本文将使用"伴侣治疗"一词，这包括了所有投入伴侣关系的人，无论他们的关系是否合法。

我们认为，对伴侣治疗的研究最好从关系存在的大背景和关系问题产生的大背景开始。具体而言，本章概述了已影响并将继续影响婚姻制度的、不断变化的社会和文化趋势。本章也提供了一个关于吸引和爱的历程、亲密关系发展阶段的心理学视角。在本章的最后，我们简要介绍了伴侣治疗作为一门专业学科的发展历程，并概述了发展变化中的伴侣治疗临床实践模式。

社会和文化对婚姻的影响

传统的婚姻模式

在 20 世纪最后十年和 21 世纪最初几十年中，婚姻制度经历了相当大的变化。几个世纪以来，婚姻都是被包办的。婚姻有文化上的定义、规定和确定的规则及义务。这类婚姻被称为传统婚姻，其目的是让伴侣每一方履行预期的角色义务。关于丈夫和妻子"应该"做什么有着共同的文化共识。婚姻规则与性别角色刻板印象密切相关，因此男性不愿意履行女性的职责，反之亦然（Glick，Berman，Clarkin，& Rait，2000；Gurman，2015）。传统的男性角色有丈夫、父亲、负担家计的人、性发起者、财务规划师、家庭机械师等，传统的女性角色有妻子、母亲、家庭主妇、性接受者、育儿者、女佣等。

传统婚姻中的两个核心概念是责任和义务。责任是指伴侣双方在婚姻中接受的一套已知的角色功能。如果一个人拒绝这样的角色，他就不会结婚。一旦结婚，配偶双方都要对自己的角色功能负责。如果说爱情在传统婚姻中也存在，那么它是在结婚之后发展起来的。基本上，爱情不是决定结婚的先决条件（Glick et al.，2000）。

传统上，婚姻的议题通常侧重于家庭的发展（即子女）和财产的获得（即住房）。这种安排确保了家庭的高度稳定性，以便其能够扎根立足。在过去，角色冲突并不像今天这样成为婚姻冲突的一个因素，因为婚姻角色受国家、宗教教义和社会传统约束而相对固定。此外，由于主流文化的稳定性，伴侣双方也几乎不需要改变角色期望。传统婚姻模式的例子在今天的老派阿米什人和一些保守的门诺教派中可以看到。这些群体严格地遵守着《圣经》的要求并保持着稳定的关系，因为他们绝对忠诚于《圣经》中关于伴侣角色（并受社会支持的）的禁令。当对丈夫或妻子应该做什么持有怀疑时，家庭和群体的压力会共同发挥作用，以确保伴侣双方能够屈从于这些角色。传统婚姻在其他文化中也很普遍（Hardy & Laszloffy，2002；Mcgoldrick & Carter，2003；Ng，Peluso & Smith，2010；Peluso，Miranda，Firpo Jimenez，& Pham，2010；Sue & Sue，1999），治疗师在与移民伴侣合作时必须对文化规范保持敏感。

传统婚姻产生了可预见的婚姻问题。由于婚姻角色是规定的，不易改变，所以婚姻中的困难通常与角色适应有关。可预见的角色适应病理模式能够被识别出来，最常见的形式是受困妻子综合征。妇女被抚养孩子和家务的重复性和要求所束缚并心生厌烦，她们常常变得怨恨、沮丧、愤怒和不满足（Johnson，2003）。这种综合征最常见的临床表现是抑郁，许多人为此寻求心理健康专业人士的帮助。

现代（友伴式）婚姻模式

可感觉到的传统婚姻模式的转变始于19世纪的工业革命，但直到第二次世界大战后才变得明显。在现代的或友伴式的婚姻中，角色是没有规定的；它们是通过协商演变的，可以是可变和模糊的。因此，沟通和协商技巧对现代伴侣至关重要。伴侣不能再依靠社会来确立婚姻角色，而必须自己决定做丈夫或妻子意味着什么。每一位伴侣都必须有足够的成熟度，以便知道自己想要从婚姻中得到什么（Glick et al.，2000；Gurman，2015）。

伴侣婚姻的核心概念是爱和选择。在这种类型的婚姻中，伴侣双方想在一起，是因为他们彼此相爱，并期望从他们的亲密关系中获得满足。关系和婚姻已经从为生育和抚养孩子而确立的功能性角色演变为理想化和个性化的版本，伴侣双方在婚姻里寻求满足和自我实现（Glick et al.，2000）。实现这一浪漫理想的可能性是一个近期才有的现象，因为它意味着经济繁荣水平必须足以使人们从谋生的生活方式中解脱出来。这种模式还要求配偶之间具有一定程度的平等性，而在预期寿命短、妇女缺乏经济独立机会和接受教育的机会以及没有适当节育方法的情况下，这种平等性是不可能实现的。第二次世界大战以来，美国家庭经历了显著的变化，包括经济环境、性别角色、亲密关系和家庭结构的变化。例如，在 1960 年时，男性在孩子出生时都不出现在产房；如今，90% 以上的父亲参与了分娩过程（Leavitt，2009）。现在，双职工婚姻是大多数家庭维持生计的必要条件。事实上，69% 的美国儿童目前生活在父母双方都工作的双职工家庭（CDC，2016）。尽管据报道，过去 20 年中，家庭收入中位数有所上升，但研究发现这是由于男性和女性工作时间更长了，其结果是家庭成员在一起的时间减少了（Mcgoldrick，Garcia Preto，& Carter，2015）。如今，伴侣双方的关系可能更加平等，女性也在工作，而男性承担更多的家务和育儿责任。伴侣双方选择婚姻的自由度与过去包办婚姻时的迥然不同。这种自由在婚后似乎是一个持续的问题，因为社会越来越接受离婚作为解决婚姻冲突的一种选择。而且，离婚变得相对容易。现在，女性已经进入职场，开始实现经济独立，离婚对于她们来说是一种选择，这与对于男性而言是一样的（Glick et al.，2000；Gurman，2015）。

女性地位和自由的提高是最近的趋势，这主要是由于女性就业率的提高、教育成就的提高（2016 年进入大学的高中毕业生中女性占 71.9%）、每位女性生育子女的数量减少、晚育以及日托机构利用率的提高（美国劳工部，劳工统计局，2017）。此外，现在负责家庭主要经济来源的女性数量在增加，而在家里抚养孩子的男性数量也在增加。根据劳工统计局的数据，在 2015 年，大约 29% 的家庭中女性的收入高于其丈夫。随着女性社会地位的提高，其选择的自由度增加的同时，婚姻压力也增加了，这可能是导致离婚率升高的原因之一（Glick et al.，2000；Gurman，2015）。

与传统婚姻相比，友伴式婚姻带来了不同类型的婚姻问题。因为友伴式婚姻注重情感的满足和个人的幸福，所以双方在求爱过程中没有仔细考虑角色功能。因此，婚姻的困难表现在角色定义上，包括角色模糊、权力斗争、沟通问题和未满足的期望（Glick et al.，2000；Gurman，2015）。其中，沟通困难是最常见的表现，但它们通常是更基本问题的症状，而不是原因。不足为奇的是，沟通困难是友伴式婚姻所独有的，因为沟通是爱情的必要条件，也是角色协商的必要条件。然而，这些技巧并非传统上会教给儿童或成年人（直到最近）的，尤其对男性而言（Johnson，2003）。

"全或无"的婚姻

Finkel（2017）描述了婚姻从传统模式到友伴模式的另一个变化，包括对"全或无"婚姻模式的期望。在这种模式中，人们对伴侣的期望不仅局限于应该帮助创造稳定（像传统模式中那样）和爱的联结（像友伴模式中那样），还应该促进另一方的自我实现或自我抱负。我们的伴侣应该促进我们的个人成长和发展，如果他们不能做到这一点，我们的婚姻就被认为是停滞不前或不尽如人意的（这必然导致离婚）。

Finkel（2017）以亚伯拉罕·马斯洛的工作及其需要层次理论为基础，将满足自我实现的需要（层次的顶端）描述为一座伴侣双方试图攀登的山峰。实现合理的安全保障目标是基础（包括财务），下一个层次包括爱情、激情和友谊，这些可能是非常令人满意的。然而，登顶山峰则是一件令人欣喜若狂的事，这种共同的体验会促进成长，为一个人的生活带来新的可能性，并加深彼此之间的亲密程度。

Finkel（2017）认为，问题在于这种婚姻方式需要投入大量的时间和情感能量，以满足这种崇高的期望。然而与此竞争的一种力量是人们生活中的其他现实所占用的大量时间和精力（这里指的是工作和孩子）。因此，当伴侣双方不能或不愿投入必要的时间来真正了解和理解对方的需求并帮助对方实现目标时，对这种期望的要求就往往无法得到满足。Finkel 提出了两种可供选择的解决方案：（1）找到一种方法"全力以赴"，把关系（和伴侣）放在首位，（2）降低对关系的期望，并认识到自己的伴侣不愿（或不能）满足自己所有可能的情感和成长需要。

到目前为止，我们已经描述了婚姻所受到的一些社会、政治和经济影响，这些影响已经从根本上改变了婚姻作为一种社会制度的地位。现在，我们的讨论转向吸引和伴侣选择的心理过程、婚姻的发展历程和阶段（图 1.1）。

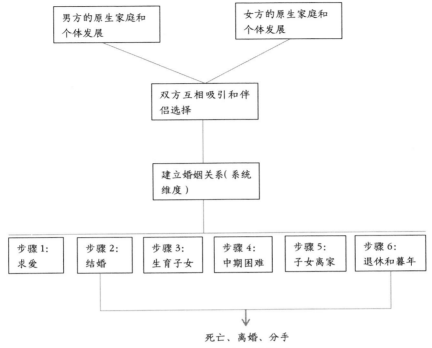

图 1.1　婚姻的发展性模型

原生家庭的影响

　　婚姻和家庭理论的一个基本原则是，个体在婚姻关系中的功能很大程度上受其原生家庭的影响。认为一个人可以完全脱离原生家庭成为一个自主个体的想法是错误的。配偶的传统和跨代背景的影响很大。然而，这些影响在不同的伴侣中并不一致。有些人确实从其原生家庭复制了功能不良的婚姻模式，而另一些来自不稳定和不健全的原生家庭的人，却设法实现了功能良好的婚姻。同样，对有些人而言，虽然其父母的婚姻似乎是正常的，但他们自己的婚姻并不一定那么好。

　　一段新缔结的婚姻往往成为更大的家族背景的延伸。亲戚对婚姻的影响可能从细微到明显，且因文化而异。如果父母仍然在世，他们可能会非常明确并具体地参与到一段全新的或正存续的婚姻中。他们可能会偏袒一方，对育儿方式评头论足，或与成年子女及其配偶共享住房。在健康的家庭中，姻亲可以提供大量的凝聚力、情感和经济支持，使这段新婚姻更加有效地发挥其功能。然而，姻亲也可能是一种破坏性的力量，往往在伴侣的离婚决定中起着促进作用。早在 20 世纪 40 年代，婚姻专家就观察到了这一现象（Dreikurs，1946），即使没有大家族，配偶在原生家庭中经历的模式也不可避免地影响到他们目前的婚姻和家庭互动。

婚姻和家庭理论的另一个基本原则是多代际传递假说（Berman，Lief，& Williams，1981；Glick et al.，2000；McGoldrick et al.，2015；Roberto Forman，2002），它认为价值观、信仰、行为和症状可以通过一个复杂的关系链从一代传给另一代。在某种意义上，这个假说是对圣经格言的重述：一代人的罪过将传给下一代（出埃及记 20：5）。Boszormenyi-Nagy 和 Spark（1976）指出，代际之间的主要联系可以称为"看不见的忠诚"。他们认为忠诚和公正在决定家庭关系方面发挥着重要作用。他们把为人父母和"为人子女"视为一种关系，在这种关系中某些事情（如照顾）是一种"欠债"。根据 Boszormenyi-Nagy 和 Spark 的研究，每个家庭都有一本关于欠债平衡或不平衡的总账本：是亏欠着别人，还是互不相欠。成年后的一个重要任务是平衡对父母的忠诚。自己成为父母后，通常也会这样做。简言之，看不见的忠诚在引导着成年人与配偶和子女的关系。

通常，一个人会试着践行自己原生家庭中的标准价值取向，并试图让自己的配偶也这样做。然而，即使一对伴侣能够合理地平衡新旧忠诚，婚姻中也会出现问题，因为每个家庭都有自己的记账制度。例如，如果新婚妻子来自一个通过赠送大额礼物来表达爱的家庭，而丈夫的原生家庭并不将礼物作为其记账制度的一部分，但这个家庭是充满关爱和相互支持的。作为对爱和支持的回应，这对伴侣对后者家庭会"欠下什么债"？ Boszormenyi-Nagy 和 Spark（1976）提出，个体会无意识地试图通过拒绝配偶来保持对原生家庭无形的忠诚，而这实际上可能是一些性问题的根源，如阳痿、早泄和性感缺失等。然而，性治疗领域的进展及对这些疾病的治疗经验表明，这些疾病的病因更为复杂，并且由多因素决定（我们将在第十三章中更详细地介绍这些主题）。

爱情、吸引和伴侣选择的理论

如前所述，我们考虑了原生家庭和人格发展阶段对伴侣及其关系的影响，还回顾了这两个维度如何影响伴侣双方对婚姻关系的期望。然而，根据 Johnson（2003）的观点，阻碍伴侣治疗中的深入干预的主要因素之一是缺乏一个连贯的爱情理论，这也是该领域在 21 世纪面临的首要挑战之一。与此相关的一个问题是，伴侣双方是如何相互吸引并坠入爱河的？为解释这一现象，研究者探索了许多仍在发展变化的理论，包括关系的相似性与互补性、Sternberg 的爱情三角理论、"爱情是一个故事"理论、Gottman 的爱情三阶段理论。下面将简要探讨这些理论。

关系的相似性与互补性

相似性，或"物以类聚"

Sternberg（1987）总结了人际吸引相似性假说的研究。从本质上讲，相似性假说指出，两个人越相似，他们就越有可能被对方吸引。Sternberg 指出，有六个因素会影响一个人对另一个人的吸引：外表魅力、唤起、邻近、互惠、相似性和障碍（见表 1.2）。

表 1.2　Sternberg "吸引的要素"

要素	描述
外表魅力	我们倾向于寻找那些外表魅力与自己般配的伴侣。一般来说，男性比女性更看重女性的外表。然而，我们越喜欢一个人，就越觉得这个人有魅力，反之亦然。
唤起	当我们处于唤起状态时，更容易被他人吸引。然而，这种唤起不一定是由这个人带来的，可能只是周围环境所引发的（例如，约会时的环境令人兴奋，双方势均力敌的大学篮球赛，等等）。
邻近	距离可能是决定我们将遇见谁的最重要因素。我们最有可能遇到的是与我们在物理距离上最接近的人。一般来说，在我们确定自己的伴侣选择前，需要与 12 个潜在伴侣的接触和经验。

续表

要素	描述
互惠	人们倾向于喜欢与自己想法类似的人。如果我们乐于自我表露和分享，就更可能被另一个愿意自我表露的人吸引。
相似性	双方越相似，就越有可能相互吸引。这种相似性通常包括背景、教育、生活经历、爱好、宗教信仰、专业培训、经验和兴趣。相似的人会以情感一致的方式对环境做出反应，并更加相互吸引。
障碍	这是一种"遥不可得效应"。换言之，我们更容易被具有挑战性的人吸引（相对于唾手可得的人）。对方越难得到，越能增强恋爱中的激情，并使人屡败屡战，穷追不舍。

来源：改编自 Sternberg（1986，1987）。

Sternberg 总结说，除非具备了其中某些因素，否则两个人不太可能达到坠入爱河的地步。一些研究者为这一吸引假说的有效性提供了其他的实证证据（Gottman，1999；Napier，2000），然而，这种"物以类聚"的人际吸引观点并没有得到太多的实证支持。事实上，Wedekind 等人（1995）发现（在所谓的"汗衫"研究中），女性更喜欢具有与自身不同的主要组织相容性复合体（major histocompatibility complex，MHC）遗传特性的男性的气味。MHC 与免疫功能有关，提示这一发现可能有一定的进化基础。Santos 等人（2005）在巴西学生样本中发现了类似的结果。有趣的是，如果研究对象正在服用口服避孕药，那么这种偏好就不存在了。

互补关系（或"对立吸引"）

Sperry（1978）认为，寻找相似性和共性主要是一个有意识的过程，并遵循人格的无意识吸引，正是在这种无意识水平上，对立或互补的吸引才得以发展。从这个角度来看，吸引过程有三个阶段：一见钟情、互相检查以及达成私人约定（见表 1.3）。

这种伴侣结合并不意味着人格类型的融合。相反，对立的部分往往因为互补而吸引人。例如，一个好胜的、坚定的人可能想要一个支持性的且愿意被领导的配偶，就像一个消极的、顺从的人可能会寻找一个具备自己可以依靠的力量的配偶。另外，一个非常需要取悦他人和被接受的人可能会选择一个需要赞赏和服从的人，通常是以自私的方式。然而，Napier（2000）提醒，不同于相似性假说，伴侣结合过程中的互补关系假说没有得到实证检验，也不受伴侣研究者的认可（J.Gottman，私人沟通，2018 年 7 月 2 日）。

表 1.3 "对立吸引"的三个阶段

阶段	描述
一见钟情	我们在与他人会面（甚至只是观察）的最初几分钟里，双方在深层的无意识层面上的接触迅速发生。我们大体上能分辨出这个人能否满足自己最深层的需要。这种信息沟通主要是无意识的，因此很大程度上是通过非言语方式传递的。这包括说话的内容，也包括说话的方式。诗人和小说家所描述的那种一见钟情的感觉，无非是我们强烈认可对方有能力满足我们。
互相检查	某段关系是否能进一步发展，取决于第二阶段和第三阶段。在第二阶段，准伴侣的互动行为类似于一种信用检查，用于确定准伴侣与自己期待的理想伴侣在多大程度上相似。该检查过程还包括审查对方的背景、兴趣和价值观，这可能需要 10 分钟、10 个月，甚至更长的时间。
达成私人约定	在第三阶段，双方必须就关系的未来做出共同的决定。这个决定可能是瞬间达成的、诗情画意的，也可能是旷日持久的、充满动荡的。亲戚或朋友可能会反对这个决定。通常情况下，准伴侣不会完全符合传统的理想伴侣形象。因此，矛盾和困惑接踵而至，这常常让我们理所当然地认为应该换一个伴侣，这往往是一种不切实际的期待。伴侣双方人格类型的无意识结合，会从根本上决定关系的成败。

来源：改编自 Sperry（1978）。

爱情三角理论

Sternberg（1986，1987）关于爱情的原创理论为临床工作者提供了一些指导，值得探索。他的爱情三角理论包含三个成分：亲密、激情和决定 / 承诺。亲密包括亲密感、联结感和寄托感（bondedness）。激情包括带来浪漫、身体吸引和性满足的动力。决定 / 承诺包括彼此相爱的短期决定和维持这种爱的长期承诺（Sternberg，2004，2007）。

Sternberg 的研究表明，一个人对另一个人爱的多少取决于这三个成分的绝对强度。而一个人所体验的爱的类型，则取决于这些成分相互之间的相对强度。通过相互作用，这三个成分产生了许多种不同的爱的体验（Sternberg，2004，2007）。

Sternberg（1986）和 Goleman（1985）指出，在一段长期的关系中，亲密、激情和承诺在水平或程度上都会发生变化。读者应该注意到，亲密和激情最初相互结合发展得很快，但在关系的某个节点上，承诺的水平开始上升，并与亲密程度相匹配，而激情的水平则大幅下降。伴侣双方常常抱怨他们的爱情已经降温，而事实上，他们所谈的是激情水平的变化。如果他们仍然保持足够的承诺和亲密，关系就不会受到威胁（Sternberg，2014）。

对 Sternberg 三角理论的研究得出了一些喜忧参半的结果。Acker 和 Davis（1992）发现，承诺对关系的长期维持很重要，但正如 Sternberg 预测的那样，亲密度并没有随着时间的推移而下降。此外，研究者发现只有女性的激情随着时间的推移不断减少，而男性则没有。这项研究存在一个公认的缺陷，即没有对 Sternberg 的三角结构进行真正意义上的心理测量。Lomas（2018）对不同文化中的爱情定义进行了跨文化词汇分析，并在全球范围内寻找到相关证据——证明了这些定义符合 Sternberg 对于爱情的分类。最近，Sternberg 重新聚焦于对爱情的更具有叙事性基础的探索。其他研究者则继续验证和应用他的三角结构（Lemieux & Hale，1999，2002）。在更完善的爱情理论出现以前，根据这三个成分及其变化对爱情进行概念化，对于伴侣治疗师来说仍然是有用的（Johnson，2003；Sternberg，2014）。

爱情是一个故事

尽管 Sternberg 的爱情三角理论对不同类型爱情关系的要素进行了一些系统化描述，并被广泛接受，但 Sternberg 自己认为，这并没有完全解释恋爱现象，"它仍然没有解释为什么我或者其他任何人，会与某个人坠入爱河或保持爱的关系，却不是与另一个人这样做"（Sternberg，1998，p.x）。因此，他开始将"爱情是一个故事"的理论概念化。在这种理论中，个人属性和环境相互作用，力求创造一个关于伴侣双方的某种爱情故事或叙事（Sternberg，Hojjat，& Barnes，2001）。Sternberg（1998）认为，这些故事很大程度上受到原生家庭和爱情、关系文化信息的影响。我们对于潜在伴侣的选择，依据是对方与我们的爱情故事的一致程度，并且（可能）反之亦然（Sternberg，2014）。

虽然爱情故事不胜枚举，但 Sternberg 提出了大约 25 个典型的故事，并根据爱情故事的内在特征，将其分为五大主题：不对等、客体、协作、叙事和体裁（Sternberg，1998）。不对等故事是互补关系的象征，即爱的基础是一方给予，而另一方接受。这方面的例子包括"牺牲故事"和"警察故事"。客体故事强调的是个体在关系中扮演的角色，而非个体本身，伴侣关系是为了达成某种目标。"游戏故事"和"科幻故事"就是其中一些例子。协作故事强调的是"伴侣双方共同创造或做某事"。"园艺故事"和"商业故事"就是这一主题的例子。在叙事故事中，爱情和关系的过程是由一些外部范本规定的。这方面的例子包括"幻想故事"和"食谱故事"。最后，体裁故事强调关系中的一般存在方式或整体模式，而非关系的原则或目标。体裁故事以"战争故事"和"戏剧故事"为例（Sternberg，1998，2014）。

每个故事的简要描述见表 1.4。

表 1.4　按主题分组的爱情故事类型

不对等的故事

牺牲	爱是你为对方自愿付出，或是对方为你付出。
政府	（a）专制：一方控制另一方。（b）民主：双方平等分享权力。
警察	你必须密切监视你的伴侣，以确保其不会出轨。或者你深信：你必须监视某些人，并监控其行为。
色情	爱是肮脏的，爱意味着贬低，或被贬低。
恐怖	只有当一方是受害者而另一方是施虐者时，这种关系才有趣。

客体故事

科幻	你感觉自己的伴侣像外星人那样神秘莫测、又古怪。这种古怪具有某种力量，吸引着你。
收藏	你认为伴侣必须"符合"你的某个整体计划；你以疏离的方式看待伴侣，仿佛对方只是你的收藏品的一部分（就像硬币或邮票）。

续表

客体故事

艺术	你之所以爱对方，是因为其外表魅力；对你来说，伴侣看上去光鲜亮丽很重要。
家庭	婚姻关系是你获得漂亮的房子或家庭环境的一种手段，对你来说，家庭的发展和维护是关系稳定的关键。
康复	幸存者心理；你认为人们在经历了过去的创伤之后，便能够应对所有事情。
宗教	将爱视为一种宗教，爱是一套由宗教原则支配的感情和活动，或者爱是接近上帝的一种方式。
游戏	你认为爱情是一种游戏，或是一种运动项目；对你来说，在关系中取得成功是一种"胜利"。

协作故事

旅行	爱是一段旅程，双方合作以到达共同的目的地。
编织	爱是由两个人共同创造的（即一起编织）。
园艺	关系需要不断地养育和照顾。
商业	关系是一种商业事务；金钱就是力量；伴侣是商业伙伴。
成瘾	强烈的焦虑依恋；纠缠并相互依赖的行为；对任何失去伴侣的想法都感到焦虑。

叙事故事

幻想	爱情就像童话故事，你对爱情的期待要么是被一位身穿闪亮盔甲的骑士拯救，要么是迎娶一位公主，从此过上幸福的生活。
历史	过去的关系事件形成了不可磨灭的印记。你一直保留着过往事件的记录或"评分"，从而使现在的关系状况深受这些事件的影响。
科学	像自然现象一样，爱具有固定的格式。爱可以被理解、解释和剖析。
食谱	你认为：如果双方以特定的方式行事（就像按照食谱喂养），这段关系就一定会进展顺利。如果偏离标准的"食谱"，就会引发关系的灾难。

体裁故事

战争	爱情是一场战争，发起战争比达成目标更重要。
幽默	爱是诙谐且有趣的，是轻松愉快的，决不允许太严肃。

神秘	爱情是个谜语，你不能让别人知道太多你的事情。重要的是，要不断发现伴侣身上的新东西。
戏剧	爱是由预设的行为、台词和场景构成的戏剧。重要的是按照剧本扮演角色，你也一直是这样做的。

来源：改编自 Sternberg（1998）和 Sternberg、Hojjat、Barnes（2001）。

　　Sternberg 已开始对他的爱情故事理论进行实证检验（Sternberg et al.，2001）。特别是，他和他的同事们发现：正如理论预测的那样，有相似爱情故事的伴侣对他们的关系更满意，而爱情故事差异较大的伴侣则对关系不太满意。此外，他们发现，总体而言，适应不良的爱情故事可预测关系中的不满意，但积极的爱情故事却不一定能预测对关系的满意（Sternberg，2014）。如 Sternberg 等人所总结的，"看来，与适应良好的爱情故事带来令人满意的关系相比，适应不良的故事更可能带来不满意的关系，这也许是因为某些故事会破坏关系，但没有一个特定的故事可以'建立'关系"（p.214）。

　　对现代伴侣治疗师来说，Sternberg 的爱情故事理论或许是有用的，因为该理论包含了关于爱情是什么（或可能是什么）的各种定义，并且，该理论的基础是一种整体叙事方法，这种方法与强调用图式方法来理解行为的其他理论（依恋理论、情绪聚焦伴侣治疗、系统理论和阿德勒理论等）是一致的。运用这一爱情理论，伴侣治疗师可以确定伴侣双方的故事类型、故事的相似程度，以及故事是否适应不良，并以此作为起点来理解他们当前的问题（Sternberg，2014）。此外，该爱情理论结合并验证了关系互补性和相似性理论，以及爱情三角理论。最后，该理论回应了 Johnson（2002）关于成熟爱情理论的呼吁，至少是一个回应的开端。

爱情的阶段

　　最近，Gottman 和 Gottman（2017）总结了他们的研究，并阐述了成功的（和不成功的）关系的爱情发展三阶段理论。

第一阶段：坠入爱河——迷恋

根据 Gottman 和 Gottman（2017）的研究，迷恋阶段的特征是"身体症状（如脸红、发抖、心悸）、兴奋、侵入性思维、痴迷、幻想、性兴奋、欲望、希望、害怕被拒绝。我们现在对爱的第一阶段有了更多了解"（p.21），有很大一部分要归功于神经科学的进步。在爱情发展的这个阶段，伴侣双方会花很多时间在一起或想着对方。此外，伴侣双方常常会感觉被无条件接纳，感觉自由，并感到兴奋——这通常是情感联结神经化学物质（bonding neurochemicals）的结果（特别是催产素和加压素——详见第二章）。

第二阶段：建立信任

爱情发展的第二阶段主要是"你会在我身边吗？我能信任你吗？"等问题。如果说第一阶段的特征是"被扫地出门"，那么在第二阶段，伴侣双方在了解对方后可能会有一种"买了就后悔"的感觉。互补或分歧等人格动力开始出现，一方的依恋需求得到满足（一方或双方的依恋需求得不到满足）会产生冲突。在这个阶段，伴侣必须学会信任对方，并感觉他们将能够一起创造生活。

第三阶段：建立承诺和忠诚

根据 Gottman 和 Gottman（2017）的研究，承诺和忠诚建立在信任的基础上，但它们并不是一回事。在伴侣双方建立起对彼此的信任，以满足他们的情感（和其他）需求之后，关系必须有一个转变过程：他们必须学会"珍惜"对方，并排除其他任何人。"在爱情发展的第三阶段，伴侣双方要么互相珍惜、对彼此拥有的一切心存感激，要么对自己认为错失的东西心怀怨恨。"（p.23）。Carol Rusbult 的工作（如 Gottman 和 Gottman 所援引）对于理解关系维持的这一阶段至关重要。如果伴侣双方觉得对方缺少承诺或不忠诚，他们会开始寻找替代者，或与其他人进行"更好的交易"，并设法在婚姻之外满足自己的需求（见第十三章）。

系统维度：权力、亲密和界限

理解婚姻关系的另一种捷径是通过三个系统维度：权力、亲密和界限（Glick et al., 2000）。权力维度涉及竞争与合作，侧重于谁为关系负责，谁为关系的特定方面负责。根据 Gray Little 等人的研究（1996），关系中的权力：

　　通常是指影响或控制他人行为的能力，研究者通过以下三种方式之一来衡量权力：（1）作为权力基础的资源（如教育或收入等）；（2）权力实施的过程，如讲话的时间；（3）谁拥有最终发言权，即由谁决定问题解决或决策的结果。（p.292）

　　以此为出发点，管理亲密和界限的规则被制定出来。亲密维度涉及对亲密和关怀的需要和恐惧。界限维度则包括影响婚姻系统的其他因素，如亲戚、朋友、职业、娱乐和爱好的时间分配（我们在后面的章节中会进一步阐述这些维度）。

　　伴侣双方如何处理这些维度？这取决于双方的人格类型、婚姻契约、形成的关系风格，以及婚姻本身所处的阶段。功能失调或消极合作的伴侣往往缺乏灵活性、更僵化和难以改变；功能良好的伴侣则更容易适应新的需求、要求和环境，并随着它们做出改变（我们将在第三章对此做更多的论述）。

　　伴侣双方的性关系与权力、界限和亲密息息相关。对于伴侣治疗师来说，至关重要的一点是对性与亲密、权力和界限之间的相互关系有清晰的理解，因为有大约 75% 的伴侣同时呈现出性功能障碍和婚姻功能失调（Glick et al.，2000）。通常，这些维度影响到性关系的正常功能或功能失调。谁有权发起或拒绝性行为、怎样算是过多或过少的亲密接触、亲密的定义是什么、适当和可接受的性接触是怎样（以及怎样不是），所有问题都反映了这些潜在的维度。Schnarch（1991，1997）研究了伴侣对这些维度的态度、个体分化程度，进而发展出一种系统的方法来解决性议题（我们也将在第十三章中介绍这些议题）。

　　现在，我们已经对婚姻制度的社会文化基础、吸引过程中的心理因素做了概述，还介绍了婚姻关系的各个阶段，下面我们把注意力转向其他因素。以下部分简要介绍了婚姻和伴侣治疗作为一种职业的发展史，以及当前伴侣治疗的实践和未来趋势。

成功的伴侣做了什么

在为《商业内幕》杂志撰写的一篇文章中，Gillet（2017）研究了在维持伴侣关系方面非常成功的所谓"强势伴侣"（双方在事业上都非常成功的伴侣），以及他们的九个共同点。这些"强势伴侣"（和许多伴侣一样）经常承受着相当大的压力，但他们已经找到了应对现代挑战的策略。我们认为，总结一下这些伴侣的做法是有益的。

1. **优先安排共处时间**。时间是每个人拥有的最宝贵的资源，对"强势伴侣"来说尤其如此。因此，当他们闲下来时，他们必须慎重考虑选择如何利用时间，并对此保持觉察。他们总是选择那些需要优先考虑的事情。以脸书（Facebook①）创始人 Mark Zuckerberg 和妻子 Priscilla Chan 为例，他们起草了一份协议，Mark 承诺每周带 Priscilla 出去约会一次，每周与她单独相处 100 分钟（在办公室里或公寓外）。虽然这在某些人看来过于公式化，但重要的一点是双方对于时间的承诺。时间是进行情感联结的载体，无论你如何安排。

2. **把乏味的家务外包出去**。如前所述，时间是如此珍贵的一种商品，所以我们可以考量它的货币价值。我们将时间用来工作以获得薪酬（"时间就是金钱"），用于某段关系上的时间一定程度上也体现了我们有多重视这段关系。Gillet（2017）研究了成功女性的习惯，发现她们将许多耗费时间的家务"外包"出去，以便自己能与家人和伴侣共处。虽然这样花钱看上去昂贵且浪费，但 Gillet 说："如果你每年挣 4.5 万美元，每周工作 40 小时（即每年工作 2080 小时），这意味着你的时间可能每小时价值 22 美元（4.5 万美元除以 2080）。"因此，只需要花费 20 美元就能换得你生命中的 1 小时，你便可以将这 1 小时用于和伴侣共处。

3. **把时间花在行善上**。像 Zuckerberg 和 Chan 或者亿万富翁 Bill 和 Melinda

---

① 美国社交网站。——译者注

Gates 夫妇这样的"强势伴侣"都创办了慈善机构，他们通过这些机构一起在社区行善布施。对大多数伴侣来说，创建慈善机构可能超出了他们的能力，然而在当地社区或海外共同努力帮助他人的理念，可以让伴侣双方共同建立内在的积极感觉。

4. **倾听并感同身受**。成功人士所面临的问题是，他们自己整天花很多时间来解决（或负责解决）问题。这可能让他们掉入两个陷阱：（1）匆忙提出解决方案（这的确存在问题，因为这会让伴侣感觉无能）；（2）他们厌烦了白天工作中的倾听和解决问题，所以回家后已经没有心理能力和情感能力去倾听伴侣。那些能够避开这两个陷阱的"强势伴侣"找到了合作的方式，从而能够了解彼此的需求，并就此进行沟通。

5. **及时把问题说出来**。此外，成功的伴侣更加知道时间宝贵，所以不会把它浪费在怨恨或无言的伤害上。相反，他们一开始就把自己的担忧表达出来。这一点可能在他们的工作中早已得到了印证，他们在工作时便重视解决问题、纠正错误以"对生意有利"。因此，这些人往往不回避冲突，相反，他们把冲突视为改进的机会。他们因而在伴侣关系中也会"开门见山"，以有效的方式表达自己的不满，但同时对伴侣的需求保持敏感。

6. **表达自己的感激**。表达感激可以通过隆重的仪式来完成（例如，送一大束鲜花到办公室），但是最有力的表达往往是那些日常及时的表达。这可以是白天的短信或电话交谈。虽然普通的表达方式并无不可，但最有效的方式是留意到对方为彼此做的那些具体的小事。需要注意的是，这种感激不一定出于伴侣双方为对方做的事，也可以注意并欣赏为孩子、家庭、社区做的事。

7. **从一开始就在重要问题上达成一致**。"强势伴侣"对于关系不仅拥有共同且明确的愿望和梦想，他们对彼此的需求和期望也"坦诚相待"。特别是如果两个成功人士都希望对方服从他们的需要或意愿，那么"是什么"和"怎样做"就需要明确地表达。就像本书中讨论的权力共享或权力不平衡问题一样，在金钱和性等问题上表达期待并达成一致，

可以避免以后的误解和失望。再一次，由于他们来自商界，所以可能
很自然地采用书面形式的协议，并根据时间和情况的需要定期对协议
进行检查或重新协商。

8. **彼此承诺**。虽然这一点知易行难，但彼此承诺的信念至关重要。承诺
可以为伴侣提供一种"有所依靠"的感觉。如果伴侣双方都拥有这种
感觉，当由于距离或工作让他们暂时分开时，他们就不会感到焦虑。
当然，前面提到的其他技巧是这种绝对信任和承诺的基础。另外，彼
此承诺能够为伴侣提供别人无法替代的支持。对于成功人士来说，他
们身边有许多看起来值得信任、忠诚和给予支持的人，实际上只是想
从他们身上得到某些东西。然而，伴侣双方相互提供的"安全港"是
可以完全依赖的，这种支持或承诺绝对可靠。

9. **在支持"家庭优先"的地方工作**。对于作为企业家和企业所有者的成
功人士来说，这一点要比"打工人"容易得多。然而，如今许多企业
都意识到了"员工关怀"企业文化的重要性。这可能包括营造一种
"家庭友好"的氛围，以便让员工在工作和生活方面保持平衡。最终，
这会有利于企业的产出，因为员工（由于家庭问题）受到困扰时会对
工作产生负面影响。对于高层管理人员或对公司非常重要的人来说，
尤其如此。

现在我们已经研究了爱情和婚姻/伴侣的各个方面，在结束这一介绍性
章节之前，我们将讨论伴侣/婚姻治疗作为一种职业的发展史。

伴侣/婚姻治疗作为一种职业的发展史

作为一个专门的心理健康专业，婚姻治疗只有 80 年的历史。最初，承担
婚姻咨询工作的是医生、律师、教育工作者和社会工作者，他们几乎没有受
过任何正式培训，但一定程度上对于解决婚姻问题做出了贡献。在生命周期
的重要时期，如出生、婚姻、疾病和死亡，通常是医生与家庭成员建立联系。
因此，求助于医生来解决个人和家庭问题并不罕见，也合情合理。

婚姻治疗作为一门专业知识和技术，可以追溯到 20 世纪二三十年代（Sholevar，2003）。1929 年，Abraham Stone 和 Hannah Stone 开始在纽约市的社区教堂提供专业的婚姻咨询服务。虽然他们并非神职人员，教会仍然对他们的临床工作给予了资助。不久之后，Paul Popenoe 在南加州创办了美国家庭关系研究所，Emily Mudd 也在费城成立了婚姻咨询中心。二者都专门为婚姻问题提供治疗，因此它们不同于当时的其他家庭机构。20 世纪 30 年代，"格罗夫斯家庭会议"和"全国家庭关系委员会"成立。美国婚姻咨询师协会（American Association of Marriage Counselors,AAMC）于 1942 年在纽约成立时，这两个团体的领导人都参与了创办工作。

随着 AAMC 的创立，婚姻治疗成了一个明确的专业领域，在随后的几年中，AAMC 成员开始将婚姻关系定义为家庭系统的一个组成部分。为了反映这一趋势，AAMC 改名为美国婚姻和家庭咨询师协会（American Association of Marriage and Family Counselors,AAMFC）。1963 年，加利福尼亚州首先通过了婚姻和家庭治疗师执照法案。随着这项法律的颁布，婚姻治疗专业逐渐成熟（Broderick & Schrader，1981）。1978 年，AAMFC 演变为美国婚姻家庭治疗协会（American Association for Marriage and Family Therapy，AAMFT），因此放弃了"咨询"一词，转而使用更准确、更现代的术语"治疗"。同年，美国教育专员指定由 AAMFT 的婚姻和家庭教育认证委员会负责婚姻和家庭治疗培训项目的认证工作。截至 2018 年，专门培训婚姻和家庭治疗师的约 97 个硕士课程和 25 个博士课程获得了认证。此外，所有州目前都会颁发执照，并对婚姻和家庭治疗的临床实践予以正式规范，而 1986 年只有 11 个州这么做。

此外，专业组织内外的其他运动也对伴侣治疗领域产生了巨大影响。1985 年，美国心理学会创立了 43 分部（家庭心理学分部），主要关注家庭问题，但也涉及与伴侣治疗相关的问题和研究。1989 年，国际婚姻家庭咨询师协会（International Association of Marriage and Family Counselors，IAMFC）被特许为美国心理咨询协会（American Counseling Association，ACA）的一个分支机构，出版了《家庭杂志：为伴侣和家庭提供心理咨询和治疗》（The Family Journal: Counseling and Therapy for Couples and Families），现已成为 ACA 最大的分支机构。此外，1996 年婚姻、家庭和伴侣教育联盟成立。创办该联盟的领导者认为，当代伴侣和家庭的大多数问题都是由于缺乏技能所造成的。这些技能可以传授，因此干预和治疗的主要方式是教育而非治疗。该联盟发起了一年一度的"智慧婚姻"大会，并通过培训伴侣治疗师，向来访者提供这些教育内容。这些运动都证明，在过去的 30 年里，伴侣治疗的范围和专业性不断扩大。

伴侣治疗范围的扩大

根据 Weeks、Fife 和 Peterson（2016）的观点，与伴侣工作可能是具有挑战性的，需要相关人员具备专业的临床知识和技能。对伴侣治疗实践而言，最舒适当然也是最简单的方法，是将许多（即便不是全部）伴侣及其问题看成是基本相同的，然后采用一种标准疗法或混合疗法。许多治疗师确实使用这种策略取得了一定的成功，尤其是与一些相对年轻的伴侣工作时，他们至少结婚 2 年，但通常不超过 7 年，并且有着相当集中的关注点（Berman et al.，1981）。但这种策略是被误导的，它剥夺了许多伴侣获得有效治疗的机会。这在以下类型的伴侣中尤为明显，他们被转介接受伴侣治疗的频率越来越高。

- 配偶一方或双方正处于中年或已过中年。
- 配偶一方有反复发作的根据 DSM-5[①] 可被诊断的精神障碍，如惊恐发作、广场恐惧症或抑郁症等。
- 配偶一方患有急性疾病，如最近心脏病发作，并害怕重新承担婚姻责任。
- 配偶一方有慢性健康问题，如高血压或需要接受肾透析，并且这已经成为婚姻中的一个问题。
- 配偶一方患有精神疾病，并且不依从心理治疗或药物治疗。
- 来访者在体重管理或戒烟计划方面的进展似乎受到其配偶的阻碍。

---

① DSM-5 是由美国精神病学会制定的，全称是《精神障碍诊断与流汁手册》（第 5 版）（Diagnostic and Statistical Manual of Mental Disorders，Fifth Edition）。——译者注

- 患有持续性功能障碍的伴侣（不论是否具有医学病因）。

- 男同性恋和女同性恋伴侣（如果伴侣治疗师是异性恋）。

- 来自与治疗师不同的文化背景的伴侣，或者是来自两种文化背景的伴侣。

- 求助动机足够强的伴侣接受了 6 ～ 10 次治疗，但几乎没有进展（这是最常见的情况）（Gurman，2015；Weeks et al.，2016）。

从历史上看，伴侣治疗的发展可分为两个时期。在第一个时期（20 世纪 60—80 年代），治疗师是治疗中的重点；该时期的理论和技术发展强调培训有能力处理婚姻问题的治疗师。这使得伴侣治疗变成了以治疗师为中心（这种发展与健康领域和心理健康其他领域的变化是一致的）。在第二个时期（20 世纪 80 年代到 2000 年以后），伴侣治疗的关注点从对治疗的调整转向了伴侣双方的个体差异、需求和类型，以及婚姻的子系统。特别是，伴侣治疗在过去的十年内出现了井喷式发展。Johnson 和 Lebow（2000）总结了几个方面的发展主题，包括更关注情感并将之作为促进改变的一种力量、不同治疗模型的整合，以及对来访者多样性的更广泛认识。总之，伴侣治疗越来越以来访者为中心。

Gurman（2015）讨论了最近发生的"深刻改变了伴侣治疗领域"的四个方面（p.7）。

1. 对个体心理学重新产生兴趣。多年来，该领域的大多数研究都集中在关系系统上，但关于个体（及其观点）如何影响关系的新发现为伴侣治疗师引入了新的元素。这包括一些神经科学的发现，它们"帮助伴侣治疗真正变得更加'系统性'"（p.7）。我们会在第二章对这些主题进行讨论。

2. 在传统的伴侣治疗中，心理症状被认为是伴侣系统动力的一个突现属性（emergent property），治疗聚焦于改变关系动力而不考虑潜在的心理病理问题。如今，人们越来越认识到精神 / 心理障碍的重要性，以及这些障碍如何影响了伴侣的互动方式和关系模式的形成。我们将在第三章中讨论这些方面。

3. 作为一个领域，伴侣治疗受到了"婚姻和家庭治疗"这一更传统领域之外的方法和研究成果的影响。其中包括人本 – 体验主义理论（humanistic-experiential theory）、社会学习理论、心理动力理论等。我们会在第四章—第八章和第十章中回顾其中的许多内容。

4. 最后，在多年被置于家庭治疗运动的边缘之后，伴侣治疗现在已成为家庭治疗（和一般的心理治疗）中更为主导和充满活力的领域之一。这有几个原因，包括临床上日益增长的解决伴侣问题的需要，运用更精细和微妙的方法的需要，以及许多伴侣治疗方法和干预措施获得了坚实的研究基础（Gurman，2015）。这在本书的多个章节中都有反映。

此外，严肃研究、新的理论概念化以及对伴侣关系发展和功能失调的独特过程的深入理解，正在将该领域提升到新的高度（Johnson & Lebow，2000；Sholevar，2003）。根据 Blow 和 Karam（2017）的观点，"有效的实践来自那些有能力的临床治疗师，他们从现有的最佳证据中汲取经验，并运用他们的临床智慧"（p.716）。现在，21 世纪的伴侣治疗已经独立于家庭治疗，在个体问题和关系问题两方面都显现其疗效。总之，现在是成为伴侣治疗师的好时机，对训练有素的临床工作者的需求从来没有像现在这样迫切。

结束语

我们回顾了影响婚姻制度的一些主要的社会文化改变和趋势，回顾了伴侣吸引、爱情和婚姻关系发展阶段所涉及的心理因素。我们也回顾了伴侣治疗作为一种职业的发展史。在此过程中，我们向读者简要介绍了伴侣治疗中的一些主要概念和结构：伴侣选择，婚姻契约，合作和共谋，原生家庭，关于边界、亲密和权力的系统维度。最后，我们认为，以伴侣为中心的治疗重心转变、伴侣形式的扩展和伴侣治疗的设置都将促进这一职业的进一步发展。

参考文献

Acker, M., & Davis, M. (1992). Intimacy, passion, and commitment in adult romantic relationships: A test of the triangular theory of love. *Journal of Social and Personal Relationships, 9*(1), 21–50.

Berman, E., Lief, H., & Williams, A. (1981). A model of marital interaction. In G. Sholevar (Ed.), *A handbook of marriage and marital therapy*. New York, NY: Spectrum Publications, Inc.

Blow, A. J., & Karam, E. A. (2017). The therapist's role in effective marriage and family therapy practice: The case for evidence based therapists. *Administrative Policy in Mental Health, 44*, 716–723.

Boszormenyi-Nagy, I., & Spark, G. (1976). *Invisible loyalties*. New York, NY: Brunner/ Mazel.

Broderick, C. B., & Schrader, S. S. (1981). The history of professional marriage and family therapy. In A. Gurman & D. Kniskern (Eds.), *Handbook of family therapy*. New York, NY: Brunner/Mazel.

Carter, E., & McGoldrick, M. (1999). *The expanded family life cycle: Individual, family and social perspectives* (3rd ed.). Boston, MA: Allyn & Bacon.

Centers for Disease Control and Prevention. (2016). *National marriage and divorce rate trends*.

Dreikurs, R. (1946). *The challenge of marriage*. New York, NY: Duell, Sloan, and Pearce.

Finkel, E. (2017). *The all-or-nothing marriage: How the best marriages work*. New York, NY: Dutton.

Gillet, R. (2017, February 13). Power couples who stay together have 9 things in common. *Business insider*. Retrieved on December 18, 2017.

Glick, I. D., Berman, E. M., Clarkin, J. F., & Rait, D. S. (2000). *Marital and family therapy* (4th ed.). Washington, DC: American Psychiatric Press.

Goleman, D. (1985, September 10). Patterns of love charted. *The New York Times*.

Gottman, J. M. (1999). *The marriage clinic*. New York, NY: W. W. Norton &

Company, Inc.

Gottman, J., & Gottman, J. (2017). The natural principles of love. *Journal of Family Theory & Review, 9*, 7–26.

Gray-Little, B., Baucom, D. H., & Hamby, S. L. (1996). Marital power, marital adjustment, and therapy outcome. *Journal of Family Psychology, 10*(3), 292–303.

Gurman, A. S. (2015). The history and practice of couple therapy: History, contemporary models and a framework for comparative analysis. In A. S. Gurman, J. Lebow, & D. Snyder (Eds.), *Clinical handbook of couple therapy* (5th ed., pp. 1–22). New York, NY: Guilford.

Haley, J. (1973). *Uncommon therapy: The psychiatric techniques of Milton H. Erickson*. New York, NY: Norton.

Hardy, K. V., & Laszloffy, T. A. (2002). Couple therapy using a multicultural perspective. In A. S. Gurman & N. S. Jacobson (Eds.), *Clinical handbook of couple therapy* (3rd ed., pp. 569–596). New York, NY: Guilford.

Hawkins, D. N., & Booth, A. (2005). Unhappily ever after: Effects of long-term, low-quality marriages on well-being. *Social Forces, 84*, 451–471.

Johnson, S. M. (2003). Couple therapy research: Status and directions. In G. P. Sholevar (Ed.), *Textbook of family and couple therapy* (pp. 797–814). Alexandria, VA: American Psychiatric Publishing.

Johnson, S. M., & Lebow, J. (2000). The "coming of age" of couple therapy: A decade in review. *Journal of Marital and Family Therapy, 126*(1), 23–38.

King, M. E. (2016). Marital satisfaction. In C. L. Shehan (Ed.), *Encyclopedia of family studies*.

Leavitt, J. W. (2009). *Make room for daddy: The journey from waiting room to birthing room*. Chapel Hill, NC: University of North Carolina Press.

Lemieux, R., & Hale, J. L. (1999). Intimacy, passion, and commitment in young romantic relationships: Cross-sectional analysis of intimacy, passion, and commitment: Testing the assumptions of the Triangular Theory of Love. *Psychological Reports, 90*(3), 1009–1014.

Lemieux, R., & Hale, J. L. (2002). Intimacy, passion, and commitment in young romantic relationships: Successfully measuring the triangular theory of love. *Psy-*

chological Reports, 85(2), 497–503.

Lewis, J. M. (1998). For better or for worse: Interpersonal relationship and individual outcome. *American Journal of Psychiatry, 155*, 582–589.

Lomas T. (2018). The flavours of love: A cross-cultural lexical analysis. *Journal of Theory Social Behavior, 48*, 134–152.

McGoldrick, M., & Carter, E. (2003). The family life cycle. In F. Walsh (Ed.), *Normal family processes* (3rd ed., pp. 375–398). New York, NY: Guilford Press.

McGoldrick, M., Garcia-Preto, N. A., & Carter, B. (2015). *The expanding family life cycle: Individual, family, and social perspectives* (5th ed.). New York, NY: Pearson.

McGoldrick, M., Giordano, J., & Pearce, J. K. (Eds.). (1996). *Ethnicity and family therapy* (2nd ed.). New York, NY: Guildford Press.

Miller, C. C. (2014, December 2). The divorce surge is over, but the myth lives on. *The New York Times*, pp. A3.

Napier, A. Y. (2000). Making a marriage. In W. C. Nichols, M. A. Pace-Nichols, D. S. Becvar, & A. Y. Napier (Eds.), *Handbook of family development and intervention* (pp. 145–170). New York, NY: John Wiley & Sons.

Ng, K., Peluso, P. R., & Smith, S. D. (2010). Marital satisfaction, intimacy, *enqing*, and relationship stressors among Asians. In J. Carlson & L. Sperry (Eds.), *Recovering intimacy in love relationships: A clinician's guide* (pp. 331–351). New York, NY: Routledge. Nichols, W. (1988). *Marital therapy: An integrative approach*. New York, NY: Guilford Press.

Peluso, P. R., Miranda, A. O., Firpo-Jimenez, M., & Pham, M. (2010). Attachment dynamics and latin cultures: Areas of convergence and divergence. In P. Erdman, K. Ng, & Metzger (Eds.), *Cross-cultural perspectives of attachment: Theory, research, and clinical implications* (pp. 281–296). New York, NY: Routledge.

Pew Research Center. (2014, March). *Millennials in Adulthood: Detached from Institutions, Networked with Friends.*

Pinsof, W. M. (2002). The death of "till death us do part": The transformation of pair-bonding in the 21st century. *Family Process, 41*(2), 135–157.

Roberto-Forman, L. (2002). Transgenerational martial therapy. In A. S. Gurman &

N. S. Jacobson (Eds.), *Clinical handbook of couple therapy* (3rd ed., pp. 118–150). New York, NY: Guilford.

Santos, P. S., Schindermann, J. A., Gabardo, J., & Bichalo Mda, G. (2005). New evidence that the MHC influences odor perception in humans: A study with 58 Brazilian students. *Hormonal Behavior, 47*(4), 384–388.

Schnarch, D. (1991). *Constructing the sexual crucible: An integration of sexual and marital therapy*. New York, NY: W. W. Norton.

Schnarch, D. (1997). *Passionate marriage: Love, sex, and intimacy in emotional committed relationships*. New York, NY: Henry Holt.

Sholevar, G. P. (2003). Couple therapy: An overview. In G. P. Sholevar (Ed.), *Textbook of family and couple therapy* (pp. 417–438). Alexandria, VA: American Psychiatric Publishing.

Sperry, L. (1978). *The together experience: Getting, growing and staying together in marriage*. San Diego, CA: Beta Books.

Sternberg, R. (1986). A triangular theory of love. *Psychological Reviews, 93*(2), 119–135.

Sternberg, R. (1987). *The triangle of love: Intimacy, passion, commitment*. New York, NY: Basic Books.

Sternberg, R. (1998). *Love as a story*. New York, NY: Oxford University Press.

Sternberg, R. (2014). *Love as a story* [Blog post].

Sternberg, R. J., Hojjat, M., & Barnes, M. L. (2001). Empirical test of aspect of a theory of love as a story. *European Journal of Personality, 15*, 199–218.

Sue, D. W., & Sue, D. (1999). *Counseling the culturally different: Theory and practice* (3rd ed.). New York, NY: John Wiley & Sons, Inc.

U.S. Department of Labor, Bureau of Labor Statistics. (2017, April). *College enrollment and work activity of 2016 high school graduates* [News release].

Verkoff, J., Kulka, R. A., & Douvan, E. (1981). *Mental health in America: Patterns of help seeking from 1957 to 1976*. New York, NY: Basic Books.

Waite, L. J., Browning, D., Doherty, W. J., Gallagher, M., Luo, Y., & Scott, S. M. (2000). *Does divorce make people happy? Findings from a study of unhappy marriages*. New York, NY: Institute for American Values.

Wallerstein, J. S., Lewis, J., & Blakeslee, S. (2000). *The unexpected legacy of divorce: A 25 year landmark study*. New York, NY: Hyperion.

Wedekind, C., Seebeck, T. Bettens, F., & Paepke, A. J. (1995). MHC-dependent mate preference in humans. *Processes in Biological Science, 260*(1359), 245–249.

Weeks, G. R., Fife, S. T., & Peterson, C. M. (2016). *Techniques for the couple therapist: Essential interventions from the experts*. New York, NY: Routledge.

Zilbach, J. (2003). The family life cycle: A framework for understanding family development. In G. P. Sholevar (Ed.), *Textbook of family and couple therapy* (pp. 303–316). Alexandria, VA: American Psychiatric Publishing.

第一部分
学科知识和伴侣关系

第二章

伴侣关系中的生物学和神经科学

学习目标

在本章中，读者将学习以下内容。

1. 大脑的区域及其功能。

2. 压力与生理和心理功能的相互作用。

3. 各种依恋类型对伴侣过程的影响。

4. 伴侣治疗师如何利用这些信息开展治疗。

历史上，伴侣治疗一直由非医学背景的治疗师开展，目的在于为传统的已婚伴侣解决各种情感或沟通问题。在大多数情况下，这些伴侣是在私人诊所或在社区心理健康诊所为其孩子提供治疗的背景下共同求医的。然而，今天，从业者会越来越多地遇到那些需要心理和医疗两方面帮助的来访者。通常，这些从业者必须接受过少量医学或神经科学方面的正式培训，以便进行适当的转介。不久以前，行为科学的培训还主要集中在行为的心理社会层面。然而，在过去十年里，培训项目，特别是心理学研究生课程，已经包括了一些关于行为的生物学基础知识的培训要求，即神经心理学、认知神经科学和精神药理学。由于这些新出现的情况，心理学的专业实践已经从心理健康专业转变为医疗保健专业（Sperry，2002）。

　　由于伴侣治疗通常与社会和心理科学相关联，因此，将生物学因素与婚姻功能相联系的想法起初可能显得有些奇怪。过去，一些该领域颇具影响力的研究者否认生物学因素对系统功能的影响，如 Haley（1980）。然而，随着伴侣治疗领域的成熟，许多（即使不是大多数）伴侣治疗师开始以一种更具整体性和综合性的方式概念化伴侣功能，生物学因素变得与心理和社会因素同等重要（Sperry & Carlson，1999）。有趣的是，这种整合的概念化方式反映了一种生物 – 心理 – 社会模型，而最早从事伴侣和家庭治疗的精神病学家所使用的恰恰是该模型（Cozolino，2002，2016；Sperry，2002）。

　　心理治疗师（包括伴侣治疗师）面临的问题是，随着神经科学揭开大脑的秘密、功能障碍以及如何修复大脑的秘密，传统的心理治疗是否会继续发挥作用。未来的治疗是否仅包括基因操作、神经元水平的微神经外科手术和精神药理学？新兴研究开始证明，心理治疗对大脑及其结构、神经递质系统甚至基因表达都有明显的影响（Cozolino，2016；Kandel，1998；Sperry，2002）。事实上，心理治疗环境可能特别适合促成这些变化，这鼓励临床工作者在其工作中培养神经生物学视角（Cozolino，2002，2016；Wylie & Simon，2003）。本章旨在让读者了解与人际关系有关的大脑、依恋和身体变化等基本知识。我们并不试图对大脑神经解剖结构作详尽综述，也不想对神经元功能作详细的细胞层面描述，或对内分泌系统生理方面做深入论述。我们将介绍与伴侣治疗相关的神经科学领域的一些最新思考和研究。我们认为，这些知识不只是做好伴侣治疗的一种辅助；事实上，它们正变得越来越重要。

神经生物学因素在亲密关系中的作用

　　人脑可以说是科学界已知的最复杂、最活跃和神秘的器官。据估计，在人类基因组的 40 000—50 000 个基因中，有一半以上是通过大脑独立表达或间接表达的（Cowan & Kandel，2001；Naumova，Lee，Rychkov，Vlasova & Grigorenko，2013）。传统上，神经科学只是研究大脑和神经系统的一个生物学分支。然而，脑扫描技术的最新发展使现代神经科学发生了一个根本性转变，它变得与精神病学、心理学和认知科学相互交叉（即便不是包含它们）。关于大脑的传统观念正受到挑战，因为关于大脑可塑性和整个生命周期的神经生长的新发现正在改变这个领域（Cowan & Kandel，2001；Cozolino，2002，2006，2016；Kandel，1998；Naumova et al.，2013）。当应用脑扫描技术看到正常工作（或完全不工作）的大脑呈现的图像后，科学家能够更好地理解大脑及其系统的组织、功能和康复。在本节中，我们将简要讨论大脑的生理结构（脑叶、半球和边缘系统），以及它们如何帮助一个人形成整合的自我叙事。

大脑相关系统概述

大脑可以划分为三大功能区：大脑皮质、边缘系统和脑干（见图 2.1）。脑干调节自动过程，如心率和呼吸。需要注意的是，尽管生理反应（如心率、血压和呼吸）在研究伴侣互动时非常有用（Cozolino，2006；Gottman，2011），但是在对神经科学和伴侣治疗的讨论中，它并不像皮质和边缘系统那么密切相关。

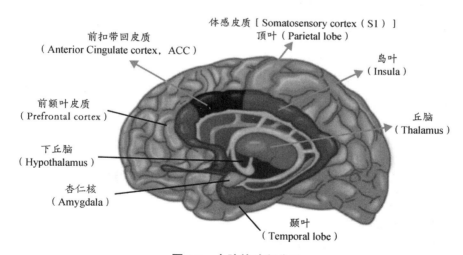

前扣带回皮质
（Anterior Cingulate cortex，ACC）

体感皮质［Somatosensory cortex（S1）］
顶叶（Parietal lobe）

岛叶
（Insula）

前额叶皮质
（Prefrontal cortex）

丘脑
（Thalamus）

下丘脑
（Hypothalamus）

杏仁核
（Amygdala）

颞叶
（Temporal lobe）

图 2.1　人脑的叶和分区

大脑皮质的叶和结构

大脑皮质由大脑的外层组成，负责许多高级功能。它分为四个叶（颞叶、顶叶、枕叶和额叶），并横向分为左右半球（见图 2.1 和表 2.1）。颞叶的功能主要是听觉处理、接受性语言和记忆功能。顶叶将外界的感觉输入与运动功能联系起来。它还负责确定身体的空间方位和协调运动。枕叶主要负责视觉处理（Cozolino，2002，2006，2016）。有趣的是，有很大一部分大脑组织负责五种感官其中的两种——视觉和听觉，这证明了它们的相对重要性。

表 2.1　脑叶和半球的描述

叶	主要用途
颞叶	• 听觉处理 • 接受性语言 • 记忆功能
顶叶	• 将外界的感觉输入与运动功能联系起来 • 确定身体的空间方位 • 协调运动
枕叶	• 主要负责视觉处理
额叶	• 控制"执行"功能，如运动行为、表达性语言和抽象推理 • 使个体对他人的需求做出反应，识别好恶，并在社会功能的动机状态方面发挥重要作用 • 前额叶皮质（额叶的最前面部分）是一个调节内外感觉信息的结合区，是额叶通过下丘脑与边缘系统连接的连接点。

半球	主要用途
左半球	• 负责信息的逻辑、线性和顺序处理 • 涉及问题解决和有意识的应对、语言的语义方面和语言理解 • 与大脑皮质功能和社会性自我的连贯叙事的创造更密切相关 • 倾向于积极的和亲社会的情绪（并且对其做出最好的反应）
右半球	• 调节内分泌和自主神经系统（通常被视为与潜意识更密切相关） • 组织来自身体的感觉输入信息 • 包含了创造性思维和非线性思维的中心、富有情感和平淡的语言元素的中心，以及音乐能力的中心 • 与情绪和原始功能联系更紧密（边缘系统和脑干）

额叶对于大脑的整体功能特别重要。它控制"执行"功能，如运动行为、表达性语言和抽象推理。在大脑的社会性功能方面，额叶皮质使个体对他人的需求做出反应，识别好恶，并在动机状态方面发挥重要作用。前额叶皮质（PFC）是额叶最前面的区域，是一个调节内外感觉信息的结合区，它包含大量的感觉神经元，与下丘脑的连接处被认为是边缘系统的顶点（Cowan，Harter，& Kandel，2000；Cozolino，2006，2016；Wylie，& Simon，2003）。在随后关于依恋的讨论中，我们将重点介绍额叶皮质和眶前额叶皮质对于建立和维持关系的作用。

最后，还有岛叶皮质和扣带回皮质，Cozolino（2006）认为它们"可以，也许应该被认为是第五和第六皮质叶"（p.50）。这些区域被认为是"社会脑神经网络"的一部分，这是神经科学新发现的一个区域，包括内侧前额叶皮质、后扣带回皮质（PCC）、颞顶叶连接（TPJ）和岛叶皮质（Cozolino，2016；Nohlen，van Harreleved，Rottevel，Lelieveld，& Crone，2013）。这些区域关系到我们如何依据社交情境与他人互动，如何从多视角看问题，以及如何受他人影响。根据 Cozolino（2016）的说法：

岛叶皮质和前扣带回将原始身体状态与情感、行为和认知的体验和表达联系起来，并负责调节从厌恶到爱的一系列情感。岛叶负责组织和体验我们在空间中的核心自我感，以及我们区分自我和他人的能力。有趣的是，当被试被要求回忆他们感到羞耻的行为时，岛叶和前扣带回都被激活。

（p.234）

特别的，岛叶皮质和扣带回皮质与同理心、痛苦和矛盾心理的体验有关（Cozolino，2016；Nohlen et al.，2013）。

如前所述，大脑也分为左右两个部分。大脑的每个半球都有特定的专门功能，一些研究者因此将其描述为两个大脑。对经手术切除胼胝体（连接大脑左右半球的组织束）的患者进行的一些研究发现，他们大脑的两个半球常常难以合成信息（Cozolino，2006，2016；Davidson，2001）。具体来说，左半球负责信息的逻辑、线性和顺序处理。它还涉及问题解决和有意识的应对、语言的语义方面和语言理解。与右半球相比，左半球与大脑皮质功能的联系更为紧密，并且是创造社会性自我的连贯叙事所必需的。此外，左半球与积极、亲社会的情绪更相关，并且对积极情绪做出反应（Cozolino，2006，2016）。

相比之下，右半球是创造性思维和非线性思维的中心、富有激情或平淡的语言元素的中心，以及音乐能力的中心。右半球调节内分泌和自主神经系统（相对于左半球来说）；因此，右半球通常被认为与无意识思维更密切相关。右半球组织来自身体的感觉信息，这是因为全部表征信息都储存在右半球。与左半球相比，右半球与情感和原始功能（边缘系统和脑干）的联系也更紧密（Cozolino，2002，2016）。

关于恐惧或痛苦的一个例子，可以用来说明大脑的左右半球是如何协同工作的。右半球负责理解交流的情感和非语言方面，并评估他人是否安全；而左半球（即语言、逻辑思维）的功能则受到强烈情感的抑制。因此，这可以解释我们遇到压力时怯场和说不出话的体验，以及在遇到威胁时会发生社会退缩（Cozolino，2002，2016；Fuchs & Flügge，2003）。

最近，Richard Davidson 发现了大脑左右两侧前额叶皮质的不对称性。他和他的同事（Davidson，2001；Davidson et al.，2003；Urry et al.，2004）通过磁共振成像（MRI）和正电子发射断层扫描（PET），呈现了左侧前额叶皮质与积极情感体验和整体幸福体验的关系。同时，他们证明了右侧前额叶皮质与基于恐惧的负面情感有关。此外，他们还阐述了活动基线水平如何影响我们接近他人（左半球更活跃）或退缩（右半球更活跃）的自然欲望（Lapate et al.，2014，2017）。最近，Hostinar 等人（2017）报告了儿童早期虐待、右前额叶活动和慢性低水平炎症易感性（可产生重大健康风险）之间的联系。对于伴侣治疗师来说，这非常重要，因为这为伴侣双方可能表现出的某些自然倾向提供了一种生物学解释。本章稍后将讨论伴侣治疗如何顺应了这些趋势而发生改变（Davidson et al.，2003；Davidson & McEwen，2012；Lapate et al.，2017；Urry et al.，2004）

边缘系统的结构

边缘系统是位于大脑底部的一组结构（见图 3.1），被认为是内部世界和外部世界的交会点，是有机体的原始需要与外界需要进行协调的地方（Cozolino，2006，2016）。边缘系统指导着自我保护和物种保护所需的行为（Ploog，2003）。更具体地说，边缘系统与依恋、情感和记忆有关。下一节，我们将讨论边缘系统的主要结构（海马、杏仁核和下丘脑）（见表 2.2）。

表 2.2　边缘系统的主要结构

海马	● 在自主神经回路的控制、视觉空间处理、事件的情绪性加工及学习和记忆方面发挥作用 ● 与大脑皮质共同组织外显记忆 ● 在压力调节功能方面，海马中存储有大量糖皮质激素（应激激素）受体，并调节糖皮质激素的释放
杏仁核	● 主要功能是产生对压力或危险的恐惧 ● 通过"战斗或逃跑"反应促进立即行动 ● 在创伤记忆的编码方面发挥着重要作用
下丘脑	● 是边缘系统所有结构的汇聚点 ● 调节体温、消化和激素，并对来自身体内外的感官信息做出反应 ● 介导皮质和边缘系统的其他部分 ● 是压力系统（下丘脑－垂体－肾上腺皮质或 HPAC）和垂体的控制机制

在自主神经回路的控制、事件的情绪性加工以及学习和记忆方面，海马发挥着重要作用（Fuchs & Flügge，2003）。它与大脑皮质共同组织外显记忆（Cozolino，2006，2016）。在压力调节功能方面，海马中存储有大量糖皮质激素（应激激素）受体，并调节糖皮质激素的释放。研究者认为，长期暴露于应激激素会对海马产生负面影响，即海马萎缩，可能会丧失神经元。这可能导致记忆丧失，难以学习新技能，对事件的情绪性加工能力下降（Cozolino，2006，2016；Fuchs & Flügge，2003；Ploog，2003）

下丘脑是边缘系统所有结构的汇聚点。它调节体温、消化和激素，并对来自身体内外的感官信息做出反应（Cozolino，2006，2016；Ploog，2003）。它还介导皮质和边缘系统的其他部分。因此，它的作用是作为压力系统［下丘脑－垂体－肾上腺皮质（the hypothalamic-pituitary-adrenal cortex，HPAC）］和大脑中主激素腺——垂体的控制机制（Cozolino，2006；Fuchs & Flügge，2003）。

杏仁核的主要功能之一是产生对压力或危险的恐惧（Fuchs & Flügge，2003）。它与自主神经系统直接联系，使个体对危险进行快速评估，这有助于个体通过"战斗或逃跑"反应促进立即采取行动（Cozolino，2006，2016）。杏仁核在创伤记忆的编码中也起着重要作用。它是人类"社会脑（social brain）"的核心组成部分，与恐惧、依恋、早期记忆以及贯穿一生的情感体验有关（Cozolino，2006）。

情感神经科学家最近注意到的另一个区域，是脑干中与杏仁核密切相关的神经元群，称为终纹床核（bed nucleus of the stria terminals，BNST）。BNST 是一种皮质下结构，负责预见威胁并对之做出持续反应，是焦虑和压力反应的重要组成部分（Rabellino et al.，2018）。根据 Cozolino（2016）的说法，BNST 非常独特，因为：

> 与杏仁核不同，BNST 对抽象线索敏感，能够长期激活，这表明 BNST 的后期进化及其在预见焦虑中的作用。杏仁核似乎专门处理恐惧，而 BNST 已经进化用来处理更复杂的焦虑触发因素，我们的大脑变得更能思考未来的问题。例如，"明年 4 月我会有钱交税吗？"研究发现，大鼠体内的 BNST 是随着母性责任的增加而增长的。也许这就是为什么许多父母提到，即使在孩子出生之前，他们就开始持续担心。
>
> （p.191）

因此，新的研究发现，某些大脑结构会直接影响伴侣双方的亲密关系，对伴侣治疗师来说，对此至少有些大致了解是必要的。

神经网络的崩溃与问题

健康的情绪、心理和神经功能，就是指大脑的脑叶、左右半球、（前）额叶皮质和边缘系统之间的适当整合和平衡。这种平衡使我们能够体验到消极情绪和积极情绪两种体验的健康组合，并使我们能够调节和管理焦虑。除了不产生精神疾病，整合良好的神经结构通常还表现为一种连贯的叙事，即

我们不会产生与神经结构相关的记忆扭曲或遗忘。正如 Cozolino（2002）指出的，

整合的神经网络体现于自我力量、成熟防御的使用和心理健康方面。如果是这样，那么神经网络之间的分离或不平衡就应该与精神疾病相关。根据我们对大脑半球专门功能的了解，我们不得不假设，左右半球的整合是大脑健康运作的重要因素。焦虑和情感障碍、精神病、述情障碍（无法用语言表达思想）和心身疾病，都与连接大脑半球的神经网络的调节和整合缺陷有因果关系。

（p.117）

如前所述，左半球倾向于积极的情感和亲社会行为，这有助于形成与他人的依恋及减少焦虑。右半球的一个主要功能是怀疑、焦虑和警惕危险。当面临威胁时，语言和综合信息处理能力被削弱（因此导致扭曲或碎裂的叙事），左右半球的调节变得不协调，情感和情绪状态变得不平衡（Cowan et al.，2000；Cozolino，2006，2016；Wylie & Simon，2003）。关系行为和自我安慰的能力通常会让位于焦虑的感受和自我保护的欲望。这种"让位"有助于个体转移认知资源来处理威胁；然而，如果个体持续处于压力状态或感受到威胁，就容易受到长期心理问题的困扰（Cozolino，2016）。正如我们将看到的，这种长期压力问题不仅带来生理上的后果，也产生心理上的后果，带来了心身之间最直接的联系。

心理神经免疫学

抑郁、焦虑、社会支持或心理压力可以正向或负向地改变一个人抵抗感染、疾病或癌症的能力吗？心理干预能改变免疫功能和疾病易感性吗？心理特征和状态影响身体的生理变化的生物学途径是什么？在过去十年中发表的数百项研究，探讨了心理特征和状态与免疫功能和由免疫改变决定的健康结果之间的关系（Cohen & Herbert，1996；Miller & Cohen，2001；Miller，Cohen & Ritchey，2002）。心理神经免疫学（psychoneuroimmunology，PNI）是一个新

兴的科学领域，它研究的是影响免疫过程的四大生物系统之间的相互关系，即大脑、神经系统、内分泌系统和免疫系统（Ray，2004）。每个系统（神经、免疫、内分泌）在某些关键细胞上都有受体，它们可以接收来自其他系统的化学信息，从而实现整个系统的调节和信息交流（Cohen & Herbert，1996；Ray，2004）。此外，细胞因子——免疫系统产生的化合物，穿过血脑屏障并改变中枢神经系统（CNS）的功能——的发现，为 PNI 的途径提供了进一步的生理证据（Cohen & Herbert，1996；Miller et al.，2002）。Nemeroff（2013）总结了20 多年来关于 PNI 的研究：

早期生活创伤影响了中枢神经系统的发育，导致了大脑结构（海马体和皮质区域）的改变，继而导致特定的精神症状（即执行功能、记忆、情绪和感觉加工能力的缺陷），改变了大脑对强烈情绪刺激的脑功能成像，造成脑神经递质系统的持续变化，包括促肾上腺皮质激素释放因子（CRF）、5-羟色胺和多巴胺回路。关于童年期虐待对免疫机制的长期影响，已有文献记载。另外的一系列令人兴奋的研究发现，识别了特定的遗传多态性，这些多态性介导了早期压力对精神疾病易感性的致抑郁效应［如 CRF R1、脑源性神经营养因子（BDN）和 5HT3］和致焦虑效应（FKBP5 和 PAC1），最近的研究表明，表观遗传机制在这一过程中发挥了重要作用。

（p.286）

这些发现扩充了影响心血管疾病、癌症和其他疾病的因素（Cozolino，2016；Jaremka，2017；Nemeroff，2013）；当我们的身体对大脑做出反应时，的确会受到我们的想法的影响，无论这些信念和想法是虚构的还是基于现实的，是积极的还是消极的（Ray，2004）。在本节中，我们将重点介绍压力对于免疫系统的影响，以及连接身体和心理的生理机制（Jaremka，2017）。

PNI 的生理系统

身体对生活压力和需求的主要反应是通过两个平行工作的生理系统完成的（见表 2.3）。神经系统和内分泌系统共同发挥作用，分泌应激激素，这些激素使个体在面临威胁时得以生存（Cozolino，2016；Jaremka，2017）。第一个系统是 HPAC。下丘脑通过边缘系统和皮质接收感觉信息，并触发垂体分泌激素，激素通过血流在全身传递，为长期变化（生长、消化等）做好准备。HPAC 系统的最后一个部分是肾上腺皮质，肾上腺皮质制造糖皮质激素（即皮质醇），并将其释放到血液中，以应对压力（Cozolino，2016；Fuchs & Flügge，2003）。糖皮质激素有助于调节新陈代谢、肌肉张力、炎症和其他身体功能（Jaremka，2017）。

提醒身体注意压力的第二个系统更活跃，这包括交感神经系统（sympathetic nervous system，SNS）和肾上腺髓质（adrenal medulla，AM）。除了其他功能外，SNS 主要负责增加心率、血压和呼吸，为应对危险的"战斗或逃跑"反应做准备。如前所述，杏仁核是与恐惧相关的边缘系统的关键组成部分，当我们感知到威胁时，SNS 会被杏仁核激活，释放存储在神经末梢的去甲肾上腺素，并激活身体的短时应激反应。该系统最后一部分是 AM 的刺激，它将肾上腺素释放到血液中，以保持身体处于高度警觉或焦虑状态（Cohen & Herbert，1996；Cozolino，2016；Jaremka，2017；Miller et al.，2002）。

表 2.3　应激反应的两个生理系统

下丘脑 – 垂体 – 肾上腺皮质（HPAC）	下丘脑通过边缘系统和皮质接收感觉信息，并触发脑垂体分泌激素，激素通过血液在全身传递，并为长期变化（生长、消化等）做准备。HPAC 系统的最后一部分是肾上腺皮质，肾上腺皮质制造糖皮质激素（即皮质醇），并将其释放到血液中，以应对压力。糖皮质激素有助于调节新陈代谢、肌肉张力、炎症和其他身体功能。
交感神经系统（SNS）和肾上腺髓质（AM）	SNS 负责（除了其他功能外）增加心率、血压和呼吸，为应对危险的"战斗或逃跑"反应做准备。杏仁核是与恐惧相关的边缘系统的关键组成部分，当我们感知到威胁时，SNS 会被杏仁核激活，释放存储在神经末梢的去甲肾上腺素，并激活身体的短时应激反应。该系统最后一部分是 AM 的刺激，它将肾上腺素释放到血液中，以保持身体处于高度警觉或焦虑状态。

这些激素的作用是使身体承受短期压力（Kiecolt Glaser，McGuire，Robles & Glaser，2002；Lekander，2002）。理论上，当威胁得到处理后，HPAC 和 AM 系统以及其激素分泌就应该恢复正常。然而，如果我们继续感知到威胁或长期处于威胁状态，系统就将继续被激活。AM 系统的慢性激活与心血管疾病和上呼吸道感染有关，而长期暴露于糖皮质激素（由于 HPAC 系统的慢性激活）似乎与免疫功能减弱和对各种自身免疫疾病和癌症的易感性增加有关。（Jaremka，2017；Jaremka，Lindgren & Keicolt Glaser，2013；Lekander，2002；Ray，2004）。此外，研究者开始将暴露于应激激素的长期影响，与认知功能（事件处理）、海马损伤引起的记忆丧失和抑郁症等问题联系起来（Cozolino，2016；Jaremka，2017；Jaremka et al.，2013；Kiecolt Glaser et al.，2002）。

应激、非稳态负荷和 PNI

应激会破坏身体各系统的重要稳态平衡，这种平衡对于身体健康至关重要（Lekander，2002；Nemeroff，2013）。对于非稳态负荷或应激生理反应的长期累积效应，内分泌系统和 SNS 都发挥着关键作用（Cozolino，2016；Jaremka，2017）。神经内分泌系统和 SNS 作为机体适应过程中传导应激激素的主要机制，同时也导致了有害的生理结果，因而是人体中非稳态负荷的主要介质（Kiecolt Glaser et al.，2002）。有两个因素决定了非稳态负荷的发展：（1）所处环境对个体的要求，无论是真实的还是感知到的；（2）个体对自身是否拥有应对要求的必要资源的评估（或信念）。"值得注意的是，个体是否具备应对技能并不重要。重要的是个体是否认为自己具备那些应对技能"（Ray，2004，p.32）。因此，当个体的应对技能和感知到的要求不匹配时，就会带来对压力或非稳态负荷的不同体验。反过来，这决定了一个人的心理和生理平衡或不平衡（Jaremka，2017；Kiecolt Glaser et al.，2002；Ray，2004）。

许多 PNI 理论家认为，心理治疗旨在帮助改善我们的评估过程，并增加我们对应对资源的觉知，这有助于我们在面对非稳态负荷时恢复平衡。尽管已有大量研究确定了非稳态负荷与免疫功能之间的生理和心理联系（Cozolino，2016；Jaremka，2017；Kiecolt Glaser et al.，2002；Lekander，2002；Miller et al.，2002；Ray，2004），然而，关于心理干预对免疫功能是否有效的实证检验得到的结果却好坏参半。一些研究者已经能够通过聚焦于应对策略的心理治疗过程，对来访者的生理功能产生一些影响（Kiecolt Glaser, Bane, Glaser & Malarkey，2003；Robles & Kiecolt Glaser，2003）。

依恋理论和亲密关系

到目前为止，我们已经讨论了大脑的系统及其与身体的相互作用（在个体层面）。下面的内容是，这些过程是如何运作，使得我们与他人建立联系，并满足与他人相处的需要，最终促进亲密关系的建立。

什么是依恋

依恋理论认为，婴儿在早期与主要照料者的亲密关系会对发展产生长期影响。鲍比（1988）提出，情感纽带（特别是母亲和幼童之间的情感纽带）的维系，对人类物种的生存至关重要。这些纽带起到了保护和教育的功能（Bowlby, 1969）。保护功能是指，当儿童在遇到潜在危险时能够及时找到母亲。在没有危险时，儿童向外探索环境，母亲便成为一种安全基地（Bowlby, 1988；Krause & Haverkamp, 1996）。

根据依恋理论，儿童会内化这些早期依恋关系，形成于早年的自我期待和他人期待被泛化，构成了儿童以后与他人互动的蓝图（Sroufe, 1988）。以早年的依恋关系风格为基础，儿童建立了一个关于他人可亲近性和回应性的预期框架，以及自己值得被爱和关心的感觉（Verschueren, Marcoen, & Schoefs, 1996）。这些预期提供了一种基本背景，用于指导我们的行为，解释经验，并协调以后与环境和他人的互动（Belsky & Nezworski, 1988；Hughes, 1997；Sroufe, 1988）。这些关于世界的信念在儿童四五岁时结合在一起，形成了一种稳定的、内在的自我 – 他人工作模型，该模型将塑造我们的行为、情感、对自我和他人的想法，也将塑造贯穿我们一生的关系（Ainsworth，Blehar，Waters，& Wall，1978；Bowlby，1969；Hughes，1997；Peluso，Peluso，Buckner，Kern，& Curlette，2009；Peluso，Peluso，White，& Kern，2004；Verschueren et al.，1996）。

婴儿依恋关系可大致分为安全型和不安全型两类（Belsky & Nezworski，1988）。Ainsworth 等人（1978）通过实验确定了婴儿依恋关系的三种类型：安全型、焦虑－回避型和焦虑－反抗（矛盾）型。安全型依恋的特征是：当依恋对象在场时，婴儿能体验到强烈的亲密感、情感上的安全感和身体上的安全感。Ainsworth 等人发现，在与主要照料者的互动中，安全型依恋的婴儿表现得更积极，与母亲分开时表现出很少的焦虑。他们推测，这种自信使婴儿不必总是去寻找照料者。这提高了婴儿整体的自我价值感和归属感，促进了婴儿的情感和社会性发展（Belsky & Nezworski，1988；Lieberman & Pawl，1988；Peluso et al.，2004；Sims，2002）。

然而，当婴儿经历了不安全的依恋关系时（例如由于创伤或忽视），他们的自我发展会严重受损，他们与他人相处的能力也会受到影响。这可能对个体心理发展产生长期的负面影响（Hughes，1997；Sims，2002；Sroufe，1988）。Ainsworth 等人（1978）指出，焦虑－回避型婴儿的特点是：他们在与母亲分离后重聚时，很少需要接受照料者（父母）的身体接触（Sagi，Donell，van Ijzendoorn，Mayseless & Aviezer，1994）。事实上，研究者发现这些婴儿的母亲表现出对婴儿的拒绝和情感疏远，并且经常表现出愤怒情绪（Ainsworth et al.，1978）。这些婴儿必须与持续拒绝他们的父母生活在一起，因此会通过某种形式的隔离或回避进行防御（Bowlby，1980；Sroufe，1988）。

Ainsworth 等人（1978）确定的第三种类型是焦虑－矛盾型，其特征是：他们对照料者的离开感到极度痛苦，并且在照料者回来后难以被安抚（see Sagi et al.，1994）。这种依恋类型的婴儿在感知依恋对象的身体和情感可亲近性方面，似乎表现出不同寻常的内部冲突。这一冲突表明父母在满足孩子的需要方面不一致或没有反应（Ainsworth et al.，1978：Licberman & Pawl，1988）。研究者发现焦虑－矛盾型依恋风格的婴儿表现出探索倾向、早慧（precociousness）和自我保护等方面的抑制，鲁莽行为和发生意外的倾向也增加了（Lieberman & Pawl，1988；Sroufe，1988）。

最近，研究者确定了第四种依恋类型，这似乎是焦虑－回避型和焦虑－矛盾型的混合体（Sagi et al.，1994），其特征是：婴儿对主要照料者产生混乱或无方向的反应，许多新的研究也涉及该依恋类型，虽然它还没有像其他三种类型那样得到完全的验证（Sagi et al.，1994）。

焦虑－回避型、焦虑－矛盾型和混乱型依恋支持了鲍比（1980）的主要论点，即无论环境质量如何，婴儿都必须形成某种依恋。也就是说，为了生存，婴儿会与主要照料者形成依恋关系，即便照料者缺乏情感反应。此外，依恋关系代表了婴儿对环境和（或）照料者的一种适应性反应，这在婴儿期是有用的。然而，由于这些依恋类型在成年后仍然相对固定（Sroufe，1988），因此婴儿与照料者之间的关系（包括完全没有依恋或过于紧密地依赖无反应或拒绝的照料者）在当婴儿长大并试图建立新的关系时，便可能会带来困扰（Peluso et al.，2004，2009）。不过，根据 Johnson（2002）的观点：

> 这些不安全的模式或策略不是病态的；它们在某些时候是适应性的。在某些情况下，麻木自己并尽量减少自己的依恋需求，能够尽量增加喜怒无常和虐待性的依恋对象的反应性，并保护婴儿免受被频繁拒绝的痛苦。这种方式更适合被理解为一种适应性的次发策略，以使婴儿与低反应（less-than-responsive）的照料者保持接近。然而，当成年后这些策略变得僵化和封闭，并在成年后的亲密关系中强烈要求伴侣做出特定的确认反应时，它们就会成为伴侣关系中的风险因素。
>
> （p.42）

本章稍后将讨论这种方法在伴侣治疗中的实际应用。

依恋与新兴的神经科学

依恋图式转化为神经生物学结构的过程，主要是在眶前额皮质（orbital prefrontal cortex，OPFC）内进行的。大脑皮质的这一区域处理复杂事件中的意外情况（如惩罚和奖励），这些复杂事件包括我们与父母的关系

（Cozolino，2006，2016）。作为控制情感调节机制的一部分，眶额皮质介导情绪和生理反应（如应激反应、SNS 激活和副交感抑制）。安全型依恋能够使个体在对复杂刺激的反应中保持平衡（即对依恋对象的失望），而不会引起创伤性反应。不安全型依恋则导致个体无法保持平衡，要么在没有威胁的情况下过于兴奋和紧张（焦虑 - 矛盾型），要么在面对重大威胁时不够兴奋和紧张（焦虑 - 回避型）。

进而，不同的依恋类型对我们产生神经生物学影响。积极的体验和社会互动激发出为额叶皮质提供动力的神经递质（例如多巴胺、5- 羟色胺和去甲肾上腺素）（Cozolino，2016），这进一步有助于形成依恋和做出理性决定。类似的，安全型依恋的个体拥有更连贯和平衡的自我叙事，其情感和认知更加整合。然而，这些神经生物学上的关联在很大程度上取决于童年经历的关系质量。对于在高度冲突或功能失调的家庭中长大的个体来说，

这种功能失调会嵌入人格和神经结构；它们"共谋（collude）"以维持一种内环境稳定（homeostasis），因为只有这样才是安全的。这些过程使个体得以在特定的功能失调的环境中生存下来，但也可能使他们无法适应更健康的关系。这导致的结果是，在选择伴侣和进行人际互动时，我们会再制造出源于原生家庭的这些功能失调。

（Cozolino，2002，p.58）

除了社会性缺陷外，由于不安全型依恋而经历慢性压力的儿童，可能由于在儿童期反复暴露于应激激素下，从而导致记忆功能或交流能力下降（Cozolino，2016）。不安全型依恋的个体要么过于情绪化，被童年的叙事所纠缠；要么过于理智化，冷漠地与童年体验保持情感上的疏离。这两种情况中的自传式记忆的不整合（disintegration）都反映了神经网络的崩溃，这会影响个体对压力的反应、唤醒水平，使个体更可能产生精神病理（Cozolino，2006，2016；Sims，2002；Wylie & Simon，2003）。事实上，这种不平衡导致了一种扭曲的自我叙事和他人叙事（即全或无的思维），这是多种精神病理的特征之一，也往往是关系问题的根源。

依恋和伴侣结合

越来越多的研究支持这样一种观点，即成人的亲密关系与早年形成的内部工作模型存在一致性（见 Peluso 等人在 2004 年和 2009 年的综述），然而对于该过程的系统研究仍然不够成熟（Sims，2002）。例如，关于伴侣选择和依恋类型的研究支持了鲍比的预测，即当焦虑 – 回避型儿童长大后，他们的亲密关系也往往出现退缩和情感疏离等困难（Benoit & Parker，1994）。这一点可以从神经生物学的角度来解释：如果一个人的大脑是在功能失调的家庭背景下发育的，那么该家庭的组织方式将反映在他的大脑功能里。功能失调家庭中的沟通往往回避某些想法和感受，这导致家庭成员产生情感、认知、感觉和行为方面的神经系统性解离（dissociated）和不整合（disintegrated）（Cozolino，2006，2016；Vangelisti & Maguire，2002；Wylie & Simon，2003）。

此外，哺乳动物独有的一个特征是在下丘脑内产生两种关键的化合物即催产素和加压素，它们通过脑下垂体分泌（到身体）以及通过边缘系统和皮质分泌（到大脑）。这两种化学物质都是通过抚触、刺激活动（深情的、性欲的等）释放出来的，其功能是促进伴侣结合（pair-bonding）（Cozolino，2016；Fishbane，2015）。"杏仁核许多区域中存在大量催产素和加压素结合位点，这些位点在条件恐惧、自主调节、HPA 激活和生殖行为等方面发挥作用"（Cozolino，2016，pp.ll8-119）。根据 Fishbane（2015），

> ［催产素］是通过轻柔的触摸、按摩、高潮、分娩、哺乳和共情而分泌的。催产素能够降低皮质醇水平，具有抗焦虑作用。男性和女性都有的催产素被称为"拥抱化学物质"……这能够促进母婴之间的联结；它能够促进成人的伴侣结合。
>
> （p.686）

科学家通过将催产素喷入被试的鼻孔（鼻孔是连接血脑屏障的桥梁）来研究其作用，这些被试随后表现出更强的共情和信任感，伴侣双方的冲突也

减少了。催产素会引起一种"照顾和结伴"反应，从而使得我们与他人的联结更紧密（Cozolino，2016；Fishbane，2015）。

加压素通过维持哺乳动物的单偶制来促进伴侣结合。加压素的分泌与睾丸激素成反比，因此能够减少男性在照顾和亲密关系方面的攻击性。加压素通过激发配偶保卫行为和领地意识来实现这一目标（Cozolino，2016；Fishbane，2015）。催产素和加压素对于参与脑生长过程（neoplastic processes）的蛋白质的合成非常重要，这些蛋白质关系到伴侣结合和（更广泛的）社交学习（Cozolino，2006）。事实上，Cozolino（2016）认为，催产素和加压素的分泌也能够促进其他社会互动（包括心理治疗的成功）。特别是，催产素的增加使我们更灵活，更愿意接受改变或被他人影响。

所有这些神经形成（shaping）和印记（imprinting）共同作用，使大脑能够迅速做出评估，并依据早期模式对接收到的刺激进行分类。杏仁核是我们"社会脑"（social brain）神经网络的核心，负责对过去的人际体验进行评估，并无意识地以这些体验为背景来评估他人。眶前额皮质（OPFC）中储藏着早期的社会性学习和依恋，这些早期社会性学习和依恋会塑造我们的体验，并触发某些过去的情感记忆，而社会脑（岛叶区和ACC）则使我们与他人保持情感调谐（Cozolino，2006，2016）。因此，在见到一个陌生人的瞬间，我们的大脑已经运作起来，去评估这个人是朋友还是敌人，或是潜在的灵魂伴侣——这取决于这个人是否符合某种模式（这就是一见钟情）。这种模式通常会在代际之间传递，并使我们选择匹配该模式的伴侣或愿意配合该模式的伴侣（Cozolino，2006，2016；Peluso et al.，2004；Sims，2002；Vangelisti & Maguire，2002）。

然而，这些依恋类型的影响（及其对神经生物学结构的影响）并不仅仅止于相互吸引。事实上，这些影响会延续到伴侣关系的实际功能（或功能缺失），例如对情感伤害的反应和冲突表达。受到家庭成员伤害的个体通过与伤害他们的人保持距离以回避反击，从而减少他们受到反复伤害的可能性（Vangelisti & Maguire，2002）。这种行为可能泛化为对待他人（包括他们的伴侣）的方式，例如他们无法应对那些与回避冲突和伤害管理有关的问题。然而，Masuda 和 Duck（2002）认为，关系就像潮起潮落，争吵对于关系的维持和适应是必要的。那么当你的伴侣缺乏安全感，并且长期攻击或长期回避冲突时会发生什么？这段关系会无法进步，并陷入僵局。伴侣中的一方会因为另一方不愿意参与讨论而感到被忽视，或者另一方会一直处于恐惧状态，因为他们相信自己会被伴侣伤害。根据 Vangelisti 和 Maguire（2002）的研究，关系满意度是关系中的个体克服伤害和指责的最佳预测因子。安全型依恋的个体能够持续地对关系感到满意。相比之下，前面所描述的几种关系会变得越来越不令人满意。因此，安全型依恋提供了一种机制，使伴侣双方能耐受关系中固有的挑战，而不会被它们打败。

关于某些依恋类型伴侣的长期稳定性和总体满意度，几项纵向研究提供了一些证据。Kirkpatrick 和 Hazan（1994）在一项为期四年的研究中发现，被评估为安全型依恋的被试最有可能结婚，且离婚或分居的可能性最小。焦虑 – 矛盾型依恋的个体最有可能每隔一段时间就寻找伴侣，而回避型依恋的个体最有可能根本就一直在寻找伴侣（Sims，2002）。在另一项研究中，Kirkpatrick 和 Davis（1994）观察到伴侣关系中一些有趣的结果。首先，他们没有发现回避型 – 回避型依恋的伴侣或焦虑型 – 焦虑型依恋的伴侣存在，这表明，如果伴侣双方都是不安全型依恋风格，两人之间的动力可能太不稳定，所以无法保持长期关系。研究者还发现了一个有趣的性别差异，该差异影响了某些伴侣关系的长期稳定性。焦虑 – 矛盾型依恋的女性和回避型依恋的男性的关系貌似在三年内与安全型依恋的伴侣同样稳定，尽管这种焦虑型 – 回避型依恋的伴侣关系在满意度方面被评估为最差的。回避型依恋的女性和焦虑 – 矛盾型依恋的男性的关系最容易结束（终止、分居或离婚），但其中一方为回避型依恋的男性（另一方为焦虑型依恋或安全型依恋的女性）的关系则保持稳定。研究者据此得出结论，在这些关系中对维持关系负责的主要是女性。如果愿意，她们有能力结束这段关系，但与此同时，这些焦虑 – 矛盾型依恋的女性最害怕被抛弃（Sims，2002）。这是伴侣治疗师在追 – 逃型（pursuer-distancer）伴侣中经常遇到的一种动力。

该研究（和其他研究）提出了一个问题：一个不安全型依恋的人是否注定会在关系中郁郁寡欢或孤独一生？简短的回答是毫无疑问的"不"，但关系历程的确不容易。在本章的后面部分，我们将讨论不安全型依恋的个体该如何能够克服困难而不产生关系困扰。本书后面的章节将具体讨论不安全型依恋伴侣的评估和治疗相关问题。

身体健康与伴侣研究的交会

我们回顾了大脑的基本功能和结构、大脑和身体的相互关系以及伴侣关系的神经科学基础。在本节中，我们将试着揭示伴侣关系与压力相关疾病之间的联系。此外，我们将展示压力（应激激素）和依恋的生物学关联，以及这如何对伴侣关系的长期维系产生影响。需要指出的是，我们即将呈现的大部分是关于已婚伴侣的研究，这是因为关于有承诺的长期未婚关系和健康的综合研究仍然刚刚起步，并不成熟。

婚姻、健康和长寿

关于身心健康的流行病学数据表明，婚姻对个体的健康有积极的影响。然而，这种相对健康优势似乎只是对男性而言，女性则没有那么明显。在美国，除了少数例外，已婚男性的死亡率始终最低（Kiecolt Glaser & Wilson，2017；Robles & Kiecolt Glaser，2003）。丧偶和离婚的白人男性的自杀率分别是已婚男性的四倍和三倍，在事故率方面也是如此。在大多数情况下，就最常见的死因来看，已婚女性的死亡率最低（Kiecolt Glaser et al.，2002；Kiecolt Glaser & Newton，2001）。需要注意的一点是，该研究的主要对象是异性恋已婚伴侣。目前尚不清楚这些发现是否适用于长期未婚但有承诺的伴侣关系，或者是否适用于同性恋、双性恋或变性伴侣。该领域显然需要更多的研究！

身体健康和婚姻破裂有很多有趣的关联。首先，已婚者的整体健康状况最好。已婚者每年看医生的次数比未婚者少得多，他们所患急慢性疾病最少，因病导致工作能力受影响的情况也最少。日常习惯、充足的营养、社会支持、亲密关系和生活的意义都可能是产生这种保护的因素。相比之下，未婚者更容易吸烟、酗酒，患病或意外风险因素更多（Kiecolt Glaser & Wilson，2017）。例如，他们比同龄已婚者更可能不系安全带。单身（未婚）者比已婚者更经常生病。与已婚者或未婚者相比，分居者更经常生病，也更经常去看医生。类似地，离婚者和丧偶者在住院和门诊精神科患者中的比例都更高。此外，长期婚姻中的女性的健康状况比男性一方更好（Kiecolt Glaser & Newton，2001；Kiecolt Glaser & Wilson，2017）。

总之，在所有婚姻群体中，离婚者和分居者的健康状况最差。他们罹患急慢性疾病的比率最高，因病导致部分工作能力丧失的情况最多，因病致残的天数最多，平均的医生使用率最高，住院时间也最长。丧偶者的整体健康状况糟糕程度排名第二。研究表明，分居或离婚不久的男性都不太能抵抗两种常见的疱疹病毒感染——这显示出免疫抑制的问题，这和前述的应激激素的影响所预测的一致（Glaser，Kiecolt Glaser，Speicher，& Holliday，1985）。事实上，离婚和再婚成功的人比婚姻不幸福的人更不容易受到健康问题的影响。再婚似乎为男性（但女性不一定）提供了应对生活压力的更多资源，同时在生存和心理健康方面变得更稳定（Kiecolt Glaser et al.，2002；Kiecolt Glaser & Newton，200l；Kiecolt Glaser & Wilson，2017）。生活方式改变对个体健康的影响仅次于婚姻破裂，也常常让其产生心理社会压力，这会导致的严重后果包括临床抑郁症、物质滥用、心血管疾病和免疫系统功能的改变。免疫功能的下降可能导致丧亲和离异人群中因感染和癌症导致的死亡率增加（Kiecolt Glaser & Newton，2001）。最后，Robles、Slatcher、Trombello和McGinn（2014）进行了一项元分析以研究婚姻质量与健康的关系。该研究的一项令人印象深刻的发现是，婚姻质量对健康的影响与运动和饮食对健康的影响大小相当，而且婚姻质量越高，伴侣双方的死亡风险就越低（Kiecolt Glaser & Wilson，2017；Robles et al.，2014）。

不和谐的婚姻与心理神经免疫学

不和谐的婚姻会对免疫产生什么影响？ Kiecolt Glaser（2002）等人对此进行了研究。他们通过研究伴侣双方的生理样本发现，心理健康影响身体健康的途径是通过改变免疫系统，即身体抵御疾病的能力实现的。具体来说，他们发现婚姻不幸福的女性比起对关系更满意的女性来说，其免疫功能更受到抑制。关于已婚者身体更健康、长寿，最可能的解释是婚姻在某种程度上保护伴侣双方免受压力损害。Kiecolt Glaser 和 Wilson（2017）通过文献综述发现，婚姻关系的质量与伴侣双方免疫、心血管和神经生物学健康显著相关，不良的婚姻关系与慢性退行性疾病的症状恶化相关。良好的婚姻与更好的睡眠、更少去看医生相关（Kiecolt Glaser & Wilson，2017）。此外，来访者自我报告的健康状况与婚姻凝聚力和质量方面的测量结果成正相关，与惩罚性的和支持性不足的配偶行为成负相关。因此，支持性不足或惩罚性的关系造成了伴侣双方健康状况的恶化。研究者（Jaremka et al.，2013）发现，婚姻满意度似乎通过以下方式调节了配偶反应和疼痛结果之间的联系：当伴侣双方谈及某些痛苦时，受访者对于配偶的反应的评估和解释受婚姻满意度的影响而改变。因此，如果婚姻总体上令人满意，伴侣的抚慰将是有用的。然而，如果婚姻的总体满意度很低，伴侣的抚慰就不会有效。"问题婚姻本身就是主要压力源，同时也影响了伴侣在其他关系中寻求支持的能力"（Kiecolt Glaser & Newton，2001，p.472）。

　　Kiecolt Glaser 等人（2003）进行了一项为期 10 年的纵向研究，以测试满意度、慢性压力和婚姻状况之间的联系。他们测量了新婚伴侣被试血液中的应激激素，以确定基线差异是否能预测 10 年后的关系状态和满意度。研究人员发现，应激激素、婚姻满意度和离婚之间有着密切的关系。具体来说，最终离婚的伴侣在刚结婚时的肾上腺素水平比十年后仍保持婚姻的新婚伴侣高 34%。即使在离婚后，离婚伴侣的肾上腺素和去甲肾上腺素水平仍比已婚伴侣高 16%。此外，应激激素与婚姻满意度有关。对婚姻较不满意的伴侣，其去甲肾上腺素水平比婚姻满意度较高的伴侣高 34%。此外，他们还发现，与仍保持婚姻的伴侣相比，最终离婚的新婚伴侣有更多的消极互惠（以消极行为回应消极行为的倾向）。看上去，当个体进入有压力的婚姻关系时，其应激激素水平会升高。尽管研究者没有考虑依恋类型，但可以想象，不安全型依恋的人可能更容易产生较高水平的应激激素，神经网络更可能崩溃，更可能缺乏容忍关系冲突的能力；因此，他们更可能会解除婚姻关系。

　　简而言之，与离婚、单身或分居者相比，结婚对健康有许多好处。看上去，离婚、单身或分居给个体带来的压力会触发其身体的应激反应。如果持续暴露于应激激素的破坏性中，我们的健康会受到长期的负面影响。然而，糟糕的婚姻也可能是一个重要且长期的压力来源，这似乎会抵消婚姻的好处，或是加速关系的终结（Jaremka et al.，2013）。然而，希望犹在，根据 Kiecolt Glaser 和威尔逊（2017）的一项研究，当婚姻质量有所提高时，健康状况也会随之改善。在下一节中，我们将探讨心理治疗（特别是伴侣治疗）对神经生物学、情绪和身体健康的影响。

心理治疗、神经科学、健康和疾病

神经科学和心理治疗的一个基本假设是，最佳的功能和健康与不断提升的成长和整合水平有关（Wylie & Simon，2003）。心理层面的整合是指个体在运用最少的防御的同时，能够体验生活的重要方面的能力。在神经科学层面上，这对应着情感、感觉和行为的专属神经网络的整合和交流（Cozolino，2006，2016）。积极的早期环境、适当的挑战以及支持性的、有能力并愿意用语言表达情感的父母，都能最大限度地促进个体的成长和整合（Kandel，1998）。事实上，Cozolino（2002）提出，心理治疗可以通过以下方式独特地促进来访者的神经生长和整合。

1. 给来访者营造一种安全可靠的环境。
2. 来访者获得认知、情感、感觉和行为领域的新信息和新体验。
3. 来访者原本整合不足或解离的神经网络获得同步或调节激活。
4. 来访者处于适度的压力水平或情绪唤醒状态，伴随平静、安全的时期交替出现。
5. 来访者通过与治疗师共同建构的叙事，将概念性知识与情感体验和身体体验整合起来。
6. 使来访者发展出处理和组织新体验的方法，以便在治疗外可以继续成长和整合（见表 2.4）。

"这些因素带来了积极的情感调节、稳定的生物内环境，以及一个安静的

'内部环境'，使来访者的主观体验和积极的自我意识得以巩固"（Cozolino，2002，p.27）。

表 2.4　心理治疗对神经生长和整合的贡献

---

1. 给来访者营造一种安全可靠的环境。

2. 来访者获得认知、情感、感觉和行为领域的新信息和新体验。

3. 来访者原本整合不足或解离的神经网络获得同步或调节激活。

4. 来访者处于适度的压力水平或情绪唤醒状态，伴随平静、安全的时期交替出现。

5. 来访者通过与治疗师共同建构的叙事，将概念性知识与情感体验和身体体验整合起来。

6. 使来访者发展出处理和组织新体验的方法，以便在治疗外可以继续成长和整合。

来源：From The Neuroscience of Psychotherapy: Rebuilding the Human Brain, by L. J. Cozolino，2002，New York，NY：W.W.Norton。

Brody 等人（2001）发现了心理治疗对神经系统产生影响的一些实证支持。一项研究调查了接受帕罗西汀（Paxil）治疗的抑郁症患者与接受人际疗法（interpersonal therapy，IPT）12 周的抑郁症患者大脑结构的变化，Brody 及其同事使用PET扫描来测量患者大脑前额叶皮质区（大脑中高级执行功能、关系和依恋能力所在的区域）和大脑颞叶（通常负责言语过程的区域）的葡萄糖代谢（大脑活动的标志），结果发现，在治疗之后，两组抑郁症患者相对于基线水平的改善程度是大致相当的。尤其是，患者的前额叶皮质代谢增加，颞叶代谢下降，接近正常水平。Brody 等人得出结论：

　　一般来说，心理治疗（作为一种学习经验）通过对内隐记忆系统的再训练，带来了突触可塑性的改变。由于人际疗法的一个重点是改善社会化，因此在人际疗法治疗过程中，与社会化相关的大脑区域中神经元连接可能会得以修复。

（2001，p.638）

在 2010 年的一项元分析中，Martire 等人查看了少量针对慢性病的伴侣干预措施的研究。他们发现了一个小而显著的效应量，证明了伴侣干预在改善婚姻功能、降低疼痛水平和减少抑郁症状方面的有效性，无论是与常规治疗还是与基于患者个体的干预相比。

心理治疗的过程鼓励来访者以新的方式行事，鼓励他们思考那些可能没有意识到的自身因素，承担风险，并有意识地平衡对想法和感受的关注（Cozolino，2016）。与此同时，治疗师会更加关注来访者的潜在问题，对来访者的行为及其行为的动机做出一定的解释。这些解释往往使来访者未觉察的情感或叙事发生潜移默化的变化。对特定解释的这些情绪反应和行为反应，可能反映了防御机制的潜在神经生物学过程。然而，治疗过程将防御带入意识觉察，激活了储存消极记忆和相关情感的皮质下神经网络，也激活了组织防御的皮质神经网络（Kandel，1998）。杏仁核也被激活，并提醒身体对以前发生的危险产生警觉，来访者在生理和情感上都会被唤醒。这一过程可能带来退行，因为杏仁核系统被旧感觉运动或情感记忆重新激活，这些记忆原本通常被皮质作为防御而抑制，但是，在治疗背景下的安全环境中，这些记忆能够得到处理（Cozolino，2006，2016；Wylie & Simon，2003）。

最近，Davidson 及其同事报告了一项更惊人的发现，证明了心理治疗技术对神经解剖结构的影响（Davidson et al.，2003；Davidson & McEwen，2012；Goldberg et al.，2018）。他们研究接受过正念冥想技巧训练的人是否可以在左前额叶皮质中产生活动。如前所述，左侧前额叶皮质的活动与积极情感、幸福感（feelings of well-being）和趋近行为有关。"这项研究的结果首次证明，冥想可以带来相对左前部激活的增加，这与焦虑和消极情感的减少以及积极情感的增加相关"（Davidson et al.，2003，p.569）。换句话说，这项研究提供了一些证据，表明心理治疗可以有效地使大脑产生积极的变化。此外，由于左前额叶皮质与趋近行为（相对于退缩行为）相关联，因此伴侣治疗师可以使用此技术来帮助那些正经历困难的伴侣彼此接近，以相互支持。这与 Story 和 Bradbury（2004）的发现也是一致的，即帮助个体管理压力并不一定会改变他们对配偶的行为，但是"在困境中学会调节情感并能维持高水平支持的个体，离开他们的配偶的可能性会更低"。（p.1151）。最后，Davidson 和 McEwen（2012）指出：

越来越多的文献记录了特定干预措施和训练方式所带来的大脑功能和结

构的变化。支持这种干预和训练的行为证据，为探索支持这些行为成果的神经变化提供了合理的基础。

（p.692）

总而言之，这对伴侣治疗师来说是个好消息。多种社会－情绪学习或压力管理技术，包括认知重建和放松（即正念）训练，可能产生深远的积极影响（Goldberg et al.，2018）。

如前所述，神经元的增长和神经网络的整合是可能的，这基于来访者情感耐受和调节水平的提高，以及整合叙事的发展，这些都产生于来访者——治疗师关系中。在共情调谐的背景下，治疗师鼓励来访者在安全和结构化的环境中耐受可怕的体验、记忆和想法所带来的焦虑，以便将这些元素纳入意识加工（Cozolino，2006，2016；Davidson & McEwen，2012；Fishbane，2015）。要产生这种意识加工，这些解释以及由此产生的神经激活就必须经历一个"修通"过程。这里的"修通"指的是，这些体验需要被陈述、重申，并推广应用于其他情境和状况。该过程将新的学习连接到多个记忆网络中，反映了新的记忆联想基质（associative matrices of memory）的扩展和稳定，并带来了大脑左右半球之间更多的整合。此外，新的连贯叙事的共同建构，蕴含了来访者在行为、情感和自我认同等方面的改变。这些改变包括先前在意识觉知或自传体记忆中碎裂的叙事片段。当这些方面或问题在治疗中得到成功修通时，所产生的新的自我叙事得以保存在意识中，并继续形成新的、更健康的存在方式（Cozolino，2006，2016；Wylie & Simon，2003）。神经科学和PNI领域的新发现使这些过程变得越来越清晰，而且，它们与良性伴侣关系的关联，也让我们更理解了良性伴侣关系如何发挥积极作用，并为伴侣治疗师绘制出一幅可用于临床工作的路线图。

治疗、神经科学和伴侣工作

如前所述，我们看到Cozolino的六个要素是如何在个体心理治疗框架内成功地结合在一起的（表2.4）。同样的过程对伴侣而言即使不能说更有用，也至少一样有用，因为伴侣治疗寻求的是将个体的叙事和伴侣的叙事整合起来。秘密、共谋和同盟都是关系中的破坏性力量，它们代表了伴侣叙事的一种碎裂。叙事更连贯（将情感与事件结合起来）且能平衡地描述自己和配偶的行为的伴侣，似乎在解决问题和消除分歧方面表现得更好。然而，叙事具有"全或无"思维特征，并试图将自己的问题归咎于他人的伴侣，则更具破坏性，合作解决问题的能力更差。通常，这些伴侣在叙事方面要么支离破碎并弥漫着情绪，要么冷漠、重逻辑、疏离而僵化。这两种极端的叙事都显示出个体的不安全型依恋风格，不安全型依恋对个体的特定大脑功能会造成持久影响（Fishbane，2015；Wylie & Simon，2003）。然而，问题又来了："他们还有希望获得改善吗？"不安全型依恋的伴侣注定要以破坏性方式与他人建立关系吗？很明显，重要的是来访者必须经历某种修通过程（可能在治疗过程中），以便更好地整合神经网络和（个体或伴侣）叙事。实际上，Cozolino（2002）报告说：

依恋研究表明，那些自己在早年经历过消极体验的成年人仍然可以为他们的孩子创造安全的依恋关系，通过对自身早期体验的整合而"挣得的自主性"，使他们有能力成为孩子们的避风港。因此，童年时期强大的塑造经验，是可以通过后面的人际关系、心理治疗和自我意识得以改变的。

（p.210）

对于那些曾经是虐待受害者但已修通了创伤，现在变得"通透"或自主的人来说，这一点尤其重要。这种自主性使个体可以调和早期依恋模式所产生的影响。换言之，通过支持性关系和情感努力，不安全型依恋的人有机会改变早期关系所带来的影响。此外，如果伴侣治疗师在关于功能失调的心理和神经生物学方面拥有坚实的知识基础，那么他们对伴侣沟通、依恋和满意度问题可能会有独特的理解。

同时，伴侣治疗师们认识到自主神经系统在唤醒中的作用，尤其是在发生冲突时的作用。当心率达到每分钟 100 次以上或血氧水平低于 95% 时，治疗师向伴侣提供关于"战斗或逃跑"反应的反馈，这对于帮助他们减少"一时冲动"的苛刻和伤人的言论而言非常重要。Gottman 和 Gottman（2017）经常使用带有预设警报的手指夹式脉搏血氧仪（测量心率和血氧饱和度），即时反馈来访者的唤醒水平，和进行建设性对话的能力。

心理治疗师可以说是一种临床神经科学家，他们创造个性化的丰富环境以促进来访者的大脑发育（Cowan & Kandel，2001；Cozolino，2016；Fishbane，2015）。通过语言、共情、情感和行为实验的结合，治疗师试图促进来访者的神经整合。通过阅读、解释和反思大脑右半球主管的非语言交流，以及探索大脑左半球主管的幻觉、扭曲和防御，治疗师教来访者将无意识过程意识化，并指导他们共同创造一种连贯的叙事。也可能的是，治疗师的鼓励、热情、关怀、支持和促进学习，提高了多巴胺、5-羟色胺和去甲肾上腺素等神经递质的分泌，从而支持了神经可塑性和神经生长（Cozolino，2006，2016；Fishbane，2015；Wylie & Simon，2003）。

总结：与伴侣治疗师相关的生理和神经议题

我们知道这一章提供了很多复杂的信息。这可能会让读者说："好吧，下一步怎么办？当看到一对伴侣时，我该如何处理这些信息？"首先，我们认为这只是所有伴侣治疗师应该具备的知识的开端，但我们认为这是所有伴侣治疗师必须具备的知识。其次，我们认为，这些知识必须纳入一个更大的理论框架中，即伴侣关系如何发挥作用，以及如何进行伴侣治疗。具体来说，本章与伴侣治疗师相关的重点是：

1. 前额叶皮质和眼眶前额皮质对于调节个性、情感、依恋和关系功能至关重要。如果伴侣某一方遭受过该区域的创伤，其行为缺陷就可能存在某些生理原因。

2. 大脑左半球的前额叶皮质与积极情感和关系联结有关。大脑右半球的前额叶皮质与恐惧、怀疑和情绪退缩有关。由于家庭或环境条件、遗传倾向或两者的结合，一些个体偏重使用某一个半球。这可以解释伴侣身上不同的情感类型或反应，它们可能是互补的，也可能是冲突的。

3. 大脑的社会性皮质（扣带皮质和岛叶皮质）对于感受共情、站在他人的角度和理解矛盾心理非常重要。此外，神经化学物质催产素和加压素是一种促进伴侣联结的化学物质，愉快的触摸和温暖能够促进它们的分泌。

4. 某些方法能够刺激大脑左半球，减少个体的紧张和情绪退缩。某些治疗方法，如正念（冥想）和基于伴侣关系的压力应对技巧，已经被证明是有帮助的。因此，伴侣治疗可以对神经解剖功能产生积极影响。

5. 慢性压力会对身体健康产生严重影响，进而影响关系健康。有大量证据表明，良好的婚姻对伴侣的身体健康有好处，而糟糕的婚姻会给伴侣一方或双方造成身体或心理健康问题。然而，离婚对个体的健康影响更大。

6. 依恋理论提供了一种整体的方式来理解在关系中观察到的某些模式，这将伴侣双方的原生家庭动力、对世界的独特看法，与他们如何在关系中满足自己联系起来。依恋理论获得了神经科学和伴侣治疗领域的认可，并提供了二者之间的关键联系。这一点将在本书的后几章中呈现。

7. 伴侣治疗师能够在多个层面上同时发挥明显的作用，如关系层面、个体层面、策略层面和生物／神经层面等。

所有这些因素使伴侣治疗成为一种独特而有力的环境，促进伴侣、个体和家庭的持久变化。我们通过下面的例子来说明其中的一些元素。

埃伦（23 岁）和马特（22 岁）已经约会三年了。他们在大学相识，毕业后仍继续见面，尽管他们现在住的地方相距几个州。当埃伦攻读公共管理硕士学位时，马特正在一家金融投资公司的高级培训项目中开始他的职业生涯。这让他们之间的关系有些紧张，因为他们不得不分开很长一段时间。他们都表达了想要和对方在一起的愿望，但都承认现在不可能实现。关于未来，埃伦和马特都说过他们有一天会结婚，但是现在还没有真正的计划。

埃伦和马特陷入了一种见面就吵架的模式。两人都承认他们不知道为什么会这样，但这通常会持续一整天（这会浪费他们本就很少的在一起的时间）。埃伦说，争吵通常从小事开始，然后逐渐升级，直到他们不再说话。最终，一方会向另一方道歉，而且他们会发现这些争吵很愚蠢，然后享受在一起的时光。然而，最近他们的争论变得越来越频繁和激烈。例如，他们过去从来不会在电话里争吵，但是现在，他们开始在打电话时也争吵。

压倒骆驼的最后一根稻草发生在几周前，当时马特计划去埃伦的公寓。马特到了以后，发现埃伦没有在那儿，等了一个半小时还没有她的消息。他试图通过手机联系她，但只能打到她的语音信箱。由于他们前一天晚上已经关于周末的晚餐计划吵了一架，因此，马特认为埃伦这样做是为了刁难自己。最后，他回到车里，开车回家。就埃伦而言，她被叫去和她的教授开一个临时会议，以便在最后一刻纠正一些关于一笔重要补助金的信息。她试图联系马特，但联系不上他。在开车回家时，马特拒绝接她的电话，直到回到他自己的公寓。当他发现这一误会时，他虽然感到很尴尬，但也感到很受伤，并坚持认为埃伦没有尽力联系他。他们有好几天没有讲话，在恢复交流时，双方一致认为他们需要接受伴侣咨询。

伴侣治疗师意识到，埃伦和马特的大部分问题在这个时候都是无法解决的，原因很简单，因为他们都没有能力做出承诺。事实上，唯一能解决他们部分问题的是时间（也就是说，如果他们在完成初级培训后还在一起，就可以决定接下来要怎么处理他们的关系）。根据 Gottman（1999）的研究，治疗师建议埃伦和马特只解决那些他们现在能解决的问题。这使得他们能够绕过彼此对未来不确定性的紧张感。

接下来，治疗师决定解决埃伦和马特之间的冲突。在详尽了解他们的病史并确定他们没有其他精神疾病后，治疗师指出了冲突的神经生物学方面。在解释了前额叶皮质的不同半球如何调节积极情绪和消极情绪后，治疗师告诉他们，他们可以选择使用自己的大脑左半球，抑或右半球。他解释说，当久别重逢时，他们看到彼此时产生的兴奋感也会激活右半球的前额叶皮质。这会增加双方的猜疑，并导致彼此退缩，从而助长更多的猜疑和退缩。这一恶性循环会一直持续下去，直到马特或埃伦的左半球被激活，一方主动转向另一方以试图缓和冲突。

治疗师向马特和埃伦提出了一些建议，让他们制定一些双方同意的程序和（或）仪式来帮助他们克服对在一起的焦虑，不去想他们关系的未来，享受当下，通过正念练习（例如，一起深呼吸或冥想，谈论他们想一起做的最兴奋的三件事，等等）激活对方的左半球（即积极情感，关系亲密感）。这样，埃伦和马特就能以一种有益而无害的方式利用他们在一起的时间，直到他们能够就更深层次的关系问题做出决定。

结束语：未来……遗传学和治疗

我们试图揭示神经科学、PNI 和依恋理论的发展是如何影响伴侣治疗领域的。此外，越来越明显的是，将来的所有从业者都必须了解来访者的这些不同生物学方面的复杂渗透。然而，展望不远的未来，我们可以推测，神经科学将继续解开大脑的秘密。随着研究者充分利用已完成的人类基因组测序，再加上在成人大脑中发现的干细胞，未来可能有希望再造皮质的神经元，并可能对其在细胞水平上产生影响（Cowan & Kandel，2001；Cozolino，2016；Fishbane，2015；Jacobs，van Praag & Gage，2000；Nemeroff，2013；Sapolsky，2003）。我们还展示了神经生物学如何影响伴侣的互动过程，而伴侣的互动过程也影响着神经生物学。也许最诱人的发现是，伴侣治疗可能会对构成我们思维过程的神经连接产生生理影响。这项科学探索的最终结果仍然未知，但我们相信，这些发现使得心理治疗（特别是伴侣治疗）作为一个整体，将在理解和治疗人类各种疾病中占有一席之地。

参考文献

Ainsworth, M. D. S., Blehar, M. C., Waters, E., & Wall, S. (1978). *Patterns of attachment: A psychological study of the strange situation*. Hillsdale, NJ: Lawrence Erlbaum.

Belsky, J., & Nezworski, T. (1988). Clinical implications of attachment. In J. Belsky & T. Nezworski (Eds.), *Clinical implications of attachment* (pp. 3–17). Hillsdale, NJ: Lawrence Erlbaum.

Benoit, D., & Parker, K. C. H. (1994). Stability and transmission of attachment across three generations. *Child Development, 65*, 1444–1456.

Bowlby, J. (1969). *Attachment and loss: Vol. 1 attachment*. London, England: Hogarth Press.

Bowlby, J. (1980). *Attachment and loss: Vol. 3 loss, sadness and depression*. New York, NY: Basic Books.

Bowlby, J. (1988). *A secure base*. New York, NY: Basic Books.

Brody, A. L., Saxena, S., Stoessel, P., Gillies, L. A., Fairbanks, L. A., Alborzian, S., ... Baxter, L. R., Jr. (2001). Regional brain metabolic changes in patients with major depression treated with either paroxetine or interpersonal therapy: Preliminary findings. *Archives of General Psychiatry, 58*(7), 631–640.

Cohen, S., & Herbert, T. B. (1996). Health psychology: Psychological factors and physical disease from the perspective of human psychoneuroimmunology. *Annual Review of Psychology, 47*, 113–142.

Cowan, W. M., Harter, D. H., & Kandel, E. R., (2000). The emergence of modern neuroscience: Some implication for neurology and psychiatry. *Annual Review Neuroscience, 23*, 343–391.

Cowan, W. M., & Kandel, E. R. (2001). Prospects for neurology and psychiatry: Research opportunities for specific diseases and disorders. *Journal of the American Medical Association, 285*(5), 594–600.

Cozolino, L. J. (2002). *The neuroscience of psychotherapy: Rebuilding the human brain*. New York, NY: W. W. Norton.

Cozolino, L. J. (2006). *The neuroscience of human relationships: Attachment and the developing social brain*. New York, NY: W. W. Norton & Company.

Cozolino, L. J. (2016). *Why therapy works: Using your mind to change your brain*. New York, NY: W. W. Norton & Company.

Davidson, R. J. (2001). Toward a biology of personality and emotion. *Annals of the New York academy of sciences, 935*, 191–207.

Davidson, R. J., Kabat-Zinn, J., Schumacher, J., Rosenkranz, J., Muller, D., Santorelli, S. F., ... Sheridan, J. F. (2003). Alterations in brain and immune function produced by mindfulness meditation. *Psychosomatic Medicine, 65*, 564–570.

Davidson, R. J., & McEwen, B. S. (2012). Social influences on neuroplasticity: Stress and interventions to promote well-being. *Nature Neuroscience, 15*(5), 689–695.

Fishbane, M. D. (2015). Couple therapy and interpersonal neurobiology. In A. S. Gurman & N. S. Jacobson (Eds.) *Clinical handbook of couple therapy* (3rd ed., pp. 681–701). New York, NY: Guilford Press.

Fuchs, E., & Flügge, G. (2003). Chronic social stress: Effects on limbic brain structures. *Physiology and Behavior, 79*, 417–427.

Glaser, R., Kiecolt-Glaser, J., Speicher, C., & Holliday, J. E. (1985). Stress, loneliness, and changes in herpes virus latency. *Journal of Behavioral Medicine, 8*, 249–260.

Goldberg, S. B., Tucker, R. P., Green, P. A., Davidson, R. J., Wampold, B. E., Kearny, D. J., & Simpson, T. L. (2018). Mindfulness-based interventions for psychiatric disorders: A systematic review and meta-analysis. *Clinical Psychology Review, 59*, 52–60.

Gottman, J. M. (1999). *The marriage clinic.* New York, NY: W. W. Norton.

Gottman, J. M. (2011). *The science of trust: Emotional attunement for couples.* New York, NY: W. W. Norton.

Haley, J. (1980). *Leaving home: The therapy of disturbed young people.* New York, NY: McGraw-Hill.

Hostinar, C. E., Davidson, R. J., Graham, R. J., Graham, E. K., Mrocek, D. K., Lachman, M. E., … Miller, G. E. (2017). Frontal brain asymmetry, childhood maltreatment, and low-grade inflammation at midlife. *Psychoneuroendocrinology, 75*, 152–163.

Hughes, D. A. (1997). *Facilitating developmental attachment.* Northvale, NJ: Jason Aronson.

Jacobs, B. L., van Praag, H., & Gage, F. H. (2000). Depression and the birth and death of brain cells. *American Scientist, 88*, 340–345.

Jaremka, L. M. (2017). Close relationship, immune function, and health: Understanding the clinical importance of distressed relationships. In J. Fitzgerald (Ed.), *Foundations for couple therapy: Research for the real world* (pp. 197–205). New

York, NY: Routledge.

Jaremka, L. M., Lindgren, M. E., & Keicolt-Glaser, J. E. (2013). Synergistic relationships among stress, depression, and troubled relationships: Insights from psychoneuroimmunology. *Depression and Anxiety, 30*, 288–296.

Johnson, S. M. (2002). *Emotionally focused couple therapy with trauma survivors: Strengthening attachment bonds*. New York, NY: Guilford Press.

Kandel, E. R. (1998). A new intellectual framework for psychiatry. *American Journal of Psychiatry, 155*(4), 457–469.

Kiecolt-Glaser, J. K., Bane, C., Glaser, R., & Malarkey, W. B. (2003). Love, marriage, and divorce: Newlyweds' stress hormones foreshadow relationship changes. *Journal of Consulting & Clinical Psychology, 71*(1), 176–188.

Kiecolt-Glaser, J. K., McGuire, L., Robles, T. F., & Glaser, R. (2002). Psychoneuroimmunology: Psychological influences on immune function and health. *Journal of Consulting and Clinical Psychology, 70*(3), 537–547.

Kiecolt-Glaser, J. K., & Newton, T. L. (2001). Marriage and health: His and hers. *Psychological Bulletin, 127*(4), 472–503.

Kiecolt-Glaser, J. K., & Wilson, S. J. (2017). Lovesick: How couples' relationships influence health. *Annual Review of Clinical Psychology, 13*, 421–443.

Kirkpatrick, L. A., & Davis, K. E. (1994). Attachment style, gender, and relationship stability: A longitudinal analysis. *Journal of Personality and Social Psychology, 66*, 502–512.

Kirkpatrick, L. A., & Hazan, C. (1994). Attachment styles and close relationships: A four-year prospective study. *Personal Relationships, 1*, 123–142.

Krause, A. M., & Haverkamp, B. E. (1996). Attachment in adult child-older parent relationships: Research, theory, and practice. *Journal of Counseling & Development, 75*(2), 83–92.

Lapate, R. C., Samaha, J., Rokers, B., Hamzah, H, Postle, B. R., & Davidson, R. J. (2017). Inhibition of lateral prefrontal cortex produces emotionally biased first impressions: A transcranial magnetic stimulation and electroencephalography study. *Psychological Science, 28*(7), 942–953.

Lekander, M. (2002). Ecological immunology: The role of the immune system in psychology and neuroscience. *European Psychologist, 7*(2), 98–115.

Lieberman, A. F., & Pawl, J. H. (1988). Clinical applications of attachment theory. In J. Belsky & T. Nezworski (Eds.), *Clinical implications of attachment* (pp. 327–351). Hillsdale, NJ: Lawrence Erlbaum.

Martire, L. M., Schultz, R. Helgeson, V. S., Small, B. J., & Saghafi, E. M. (2010). Review and meta-analysis of couple-oriented interventions for chronic illness. *Annals of Behavioral Medicine, 40*(3), 325–342.

Masuda, M., & Duck, S. (2002). Issues in ebb and flow: Management and mainte-nance of relationships as a skilled activity. In J. H. Harvey & A. Wenzel (Eds.), *A clinicians guide to maintaining and enhancing close relationships* (pp. 13–42). Mahwah, NJ: Lawrence Erlbaum.

Miller, G. E., & Cohen, S. (2001). Psychological interventions and the immune sys-tem: A meta-analytic review and critique. *Health Psychology, 20*(1), 47–63.

Miller, G. E., Cohen, S., & Ritchey, A. K. (2002). Chronic psychological stress and the regulation of pro-inflammatory cytokines: A glucocorticoid-resistance model. *Health Psychology, 21*(6), 531–541.

Naumova, O. Y., Lee, M., Rychkov, S. Y., Vlasova, N. V., & Grigorenko, E. L. (2013). Gene expression in the human brain: The current state of the study of specificity and spatio-temporal Dynamics. *Child Development, 84*(1), 76–88.

Nemeroff, C. B. (2013). Psychoneuroimmunoendocrinology: The biological basis of mind–body physiology and pathophysiology. *Depression and Anxiety, 30*, 285–287.

Nohlen, H. U., van Harreveld, F., Rotteveel, M., Lelieveld, G. J., & Crone, E. A. (2013). Evaluating ambivalence: Social-cognitive and affective brain regions associated with ambivalent decision-making. *Social Cognitive Affective Neuroscience, 9*(7), 924–931.

Peluso, P. R., Peluso, J. P., Buckner, J. P., Kern, R. M., & Curlette, W. L. (2009). Measuring lifestyle and attachment: An empirical investigation linking individual psychology and attachment theory. *Journal of Counseling and Development, 87*, 394–403.

Peluso, P. R., Peluso, J. P., White, J. F., & Kern, R. M. (2004). A comparison of attachment theory and individual psychology: A review of the literature. *Journal of Counseling and Development, 82*(2), 139–145.

Ploog, D. W. (2003). The place of the triune brain in psychiatry. *Physiology and Behavior, 79*, 487–493.

Rabellino, D., Densmore, M., Harricharan, S., Jean, T., McKinnon, M. C., & Lanius, R. A. (2018). Resting-state functional connectivity of the bed nucleus of the stria terminalis in post-traumatic stress disorder and its dissociative subtype. *Human Brain Mapping, 39*, 1367–1379.

Ray, O. (2004). How the mind hurts the body. *American Psychologist, 59*(1), 29–40.

Robles, T. F., & Kiecolt-Glaser, J. K. (2003). The physiology of marriage: Pathways to health. *Physiology and Behavior, 79*, 409–416.

Robles, T. F., Slatcher, R. B., Trombello, J. M., & McGinn, M. M. (2014). Marital quality and health: A meta-analytic review. *Psychological Bulletin, 140*, 140–187.

Sagi, A., Donell, F., van Ijzendoorn, M. H., Mayseless, O., & Aviezer, O. (1994). Sleeping out of home in a kibbutz communal arrangement: It makes a difference for infant-mother attachment. *Child Development, 65*, 992–1004.

Sapolsky, R. M. (2003). Altering behavior with gene transfer in the limbic system. *Physiology and Behavior, 79*, 479–486.

Sims, L. J. (2002). The application of attachment theory to individual behavior and functioning in close relationships: Theory, research, and practical applications. In J. H. Harvey & A. Wenzel (Eds.), *A clinicians guide to maintaining and enhancing close relationships* (pp. 63–80). Mahwah, NJ: Lawrence Erlbaum.

Sperry, L. (2002). The relevance of the biological dimension and biopsychosocial therapy in maintaining and enhancing close relationships. In J. H. Harvey & A. Wenzel (Eds.), *A clinicians guide to maintaining and enhancing close relationships* (pp. 313–320). Mahwah, NJ: Lawrence Erlbaum.

Sperry, L., & Carlson, J. (1999). *The disordered couple.* Philadelphia, PA: Brunner/ Mazel.

Sroufe, L. A. (1988). The role of infant-caregiver attachment in development. In J. Belsky & T. Nezworski (Eds.), *Clinical implications of attachment* (pp. 18–38). Hillsdale, NJ: Lawrence Erlbaum.

Story, L. B., & Bradbury, T. N. (2004). Understanding marriage and stress: Essential questions and challenges. *Clinical Psychology Review, 23*, 1139–1162.

Urry, H. L., Nitschke, J. B., Dolski, I., Jackson, D. C., Dalton, K. M., Mueller, C. J.,... Davidson, R. J. (2004). Making a life worth living: Neural correlates of well-being. *Psychological Science, 15*(6), 367–372.

Vangelisti, A. L., & Maguire, K. (2002). Hurtful messages in family relationships: When the pain lingers. In J. H. Harvey & A. Wenzel (Eds.), *A clinicians guide to maintaining and enhancing close relationships* (pp. 43–62). Mahwah, NJ: Lawrence Erlbaum.

Verschueren, K., Marcoen, A., & Schoefs, V. (1996). The internal working model of the self, attachment, and competence in five-year-olds. *Child Development, 67*(5), 2493–2511.

Wylie, M. S., & Simon, R. (2003). Discoveries from the black box: How the neuroscience revolution can change your practice. *Psychotherapy Networker, 27*, 1–5. Need rest of this reference.

第三章

功能正常和功能不良的伴侣关系

> **学习目标**
>
> 　　在本章中，读者将学习以下内容。
>
> 1. 健康有效的关系所具有的特质。
> 2. 健康有效的关系中的技能和原则。
> 3. 随时间推移的幸福感、生活满意度和关系满意度。
> 4. 特定精神疾病对关系功能的影响。

　　在上一章中，我们描述了生物学和神经科学对伴侣健康和关系功能的影响。在本章中，我们会继续描述健康和不健康的伴侣关系。然后，我们会考察有效能的伴侣所展现出的基本素质和技能，并将其与功能普通的伴侣如何适应重大生活事件进行比较。然后，我们会研究影响关系功能的 DSM-5 中所列的特定障碍，并考虑适合这些伴侣的治疗选项。

健康有效的关系

　　健康和高功能家庭及伴侣的特质是什么？这个问题对于研究者和伴侣

治疗师都非常重要。拥有健康关系的家庭存在承诺、互相欣赏且沟通良好；能够在彼此身上花时间；精神上健康；并且具有良好的应对能力（Stinnet & DeFrain，1985）。最近，一项反映美国人群的全国性调查（由 2000 年人口普查测得）描述了已婚、离异和同居伴侣的沟通方式、冲突和关系承诺（Stanley，Markman & Whitton，2002）。调查发现，不回避冲突（建设性地解决问题）和彼此有积极互动（交流）的伴侣往往拥有质量更好、更满意的关系。此外，那些承诺程度较高的伴侣会更少考虑更换伴侣或结束关系，他们不会感到被关系所困，并报告了更高的满意度。

我们认为，了解建立和保持良好关系的因素对于治疗师来说很重要。专业人士通常接受的培训是识别和治疗病理问题，而不是促进一段成功和令人满意的婚姻。伴侣治疗师如果不能清楚地了解良好关系的成分，就无法阐明维持长期关系的治疗目标。因此，我们在本章开头概述了成功建立一段关系所需要的技能。缺乏技能的伴侣双方会遇到许多问题，随着技能的发展，这些问题会得到解决。

健康伴侣的特质

成功维持长期满意关系的伴侣具有某些特征。根据 Beavers（1985）的研究，健康的伴侣持有的信念具有以下特征：（1）相对而非绝对的真理；（2）对主观现实的理解；（3）基本中性或良性的人性动机；（4）人际交往是有益的；（5）系统的观点；（6）在人类事业中的价值和意义。表 3.1 总结了每个特征。

Beavers（1985；Hampson & Beavers，2012）也认为，依据可观察的模式能够区分健康伴侣与不健康伴侣。这些模式包括适度的、明显的权力差异，建立明确界限的能力，主要立足于当下，尊重个人选择，谈判技能以及积极情感的分享。

表 3.1　健康伴侣的特征

1. **相对而非绝对的真理。**成功的伴侣相信，人是受限且有限的，因此永远不会拥有不可挑战的真理。

2. **对主观现实的理解。**这些伴侣意识到，不同个体对同一事件的看法可能有所不同。

3. **基本中性或良性的人性动机。**成功的伴侣有一个基本的信念，即与他们亲近的人具有良好的、健康的动机。

4. **人际交往是有益的。**这些伴侣认为，即使是悲惨的处境也会变得更好。

5. **系统的观点。**成功的伴侣认为，任何人都需要团队和系统来实现个人意义、和谐和满意度；因果是可以互换的；任何人类行为都是许多变量带来的结果；由于人类的局限性，绝对权力或完全无助的社会角色阻止了人们在交往中获得许多需要的满足。

6. **在人类事业中的价值和意义。**健康的伴侣抱有一种信念，即有些事情比自己更重要。它可能来自传统宗教，也可能来对某些充满激情的事业的承诺。内容似乎不重要，有一个能引导能量和提供与家庭以外的其他人联结的信念，是至关重要的。

来源：改编自 Beavers（1985）。

　　John Gottman 及其实验室开展的工作支持 Beavers 的许多研究，以及其他人关于成功健康婚姻和不健康婚姻的观点（Driver，Tabares，Shapiro，Nahm & Gottman，2003；Gottman，2011；Gottman & Gottman，2017；Gottman & Levenson，2002）。Gottman 及其同事以其独特的工作对这些关系品质进行了实证观察和验证，并向治疗师提供了关系及其过程的有力信息。我们将在此处概述他的临床发现，然后在第八章中详细讨论他的研究和结果发现。简而言之，他们发现，"婚姻的成功或失败并不取决于是否存在冲突，而是取决于冲突发生时的处理方式"（Driver et al.，2003，p.493）。成功处理冲突的伴侣可以分为三种典型类型，即确认型（validators）、多变型（volatiles）和回避型（avoiders）。

　　如表 3.2 所示，确认型伴侣倾向于更加支持对方、强调伴侣关系（"我们"）以及通过妥协解决冲突。多变型的伴侣往往会爆发激烈的争吵。然而，这些争吵并不会变得丑陋或个人化，而是充满活力和激情（与我们稍后将描述的不健康伴侣的争吵相比）。此外，他们之间的互动仍然充满亲切和热情，并经常具有建设性的幽默感。第三类是回避型伴侣，他们忽视或淡化负面互动，更强调关系的积极品质。当他们必须承认彼此的差异时，这些伴侣往往会"求同存异"并继续前进（Driver et al.，2003；Gottman，1994，1999）。这些健康的关系冲突的另一个标志是，每出现一个否定陈述或行为，就会相应地出现五个肯定陈述或行为。即使在意见相左的时候，这些成功的伴侣也会保持这个比例，这个比例传达了对另一方的尊重和感情（Gottman，1994；Gottman & Gottman，2017；Gottman & Levinson，2002）。

表 3.2　健康伴侣冲突方式的描述

---

1. **确认型伴侣**。愿意把问题说出来，互相支持，确认对方的立场／感受／意见，具有强烈的相互尊重意识，通过妥协解决冲突。
2. **多变型伴侣**。倾向于爆发激烈的争吵，充满活力和热情，以同等的激情表达爱意和温暖，平等地看待对方，并试图通过争论说服对方。
3. **回避型伴侣**。倾向于忽视或淡化负面互动，更强调关系的积极品质，往往会"求同存异"并继续前进。

来源：改编自 Driver 等（2002），Gottman（1994），Gottman（1999）。

相比之下，Gottman 和他的同事还观察了不健康伴侣的特质和互动（Driver et al.，2003）。当这些伴侣发生冲突时，他们经常表现出"末日四骑士"的特征。Gottman 认为，这些特征可预测关系困难（Gottman，1999）。这"四骑士"为批评、鄙视、防卫和筑墙（见表 3.3）。批评不同于抱怨，抱怨是每种关系中都有的，但抱怨通常只限于特定事件（例如，"我很沮丧，因为你忘记了我们的结婚周年纪念日"），并且仍然保有对他人的尊重。批评则是更广泛和全面的人格攻击，通常包含"总是"和"从不"等字眼（例如，"你很自私，从不为别人着想"）。

表 3.3　Gottman"末日四骑士"的描述

---

1. **批评**：广泛而全面的人格攻击，这些攻击对配偶是不公平的，并通常包含"总是"和"从不"等字眼。
2. **鄙视**：具有慢性伤害，含有敌意和不尊重。它可能通过非言语行为（如翻白眼、皱眉、厌恶的表情）传递出来，也可能通过言语行为（如嘲笑、侮辱、讽刺）直接传递出来。它通常会引发防卫反应或报复，并阻碍了他人试图和解或缓和局势的尝试。
3. **防卫**：这是关系陷入僵局的标志，双方都在保护自己免受对方的轻蔑攻击。防卫总是导致更多的报复和升级行动，并让人有借口将恶性循环归咎于对方（而这又将引发更多的攻击行为）。
4. **筑墙**：此时伴侣一方完全不与另一方进行任何互动。通常这是一个信号，表明一方或双方都感到不知所措或被情绪淹没，必须为了自我保护而将对方拒之门外（即使不是消极的）。

来源：改编自 Driver 等人（2002），Gottman（1994），Gottman（1999）。

下一个骑士是鄙视，鄙视更具有慢性伤害，因为它比批评含有更多的敌意和不尊重。它可能通过非言语行为（如翻白眼、皱眉、厌恶的表情）传递出来，也可能通过言语行为（如嘲笑、侮辱、讽刺）直接传递出来。例如，"哟，看看您这饮食，您确实是在减肥啊。减了多少？过去四个月您减了 1 千克还是 2 千克？"由于这些蔑视行为通常会引起防卫反应或报复，因此阻碍了他人试图和解或减少冲突的尝试（Driver et al.，2003；Gottman，1999）。

第三个骑士是防卫，这也是关系陷入僵局的标志。即使伴侣双方运用防卫似乎只是在保护自己免受对方的攻击，但防卫总是会导致更多的报复和攻击升级。它让人有借口将恶性循环归咎于对方，但这将引发更多的攻击行为。"恭喜！您因为喝酒又把工作搞丢了。""恭喜我？如果你不那么懒惰，在一些无用的东西上花那么多钱，我就不必喝那么多酒了！"

最后一个骑士是筑墙。此时伴侣一方完全不与另一方进行任何互动。这传达出"我不想与你有任何关系"的信息。这通常表示伴侣一方或双方感到不知所措或被情绪淹没，并加剧了两者之间的两极分化。如果伴侣双方在任何层面上都无法沟通，且没有外界的帮助（即伴侣治疗），那么伴侣关系将很难缓和。Gottman（2011）报告，当四骑士都出现在某段关系中时，他有 90% 的把握预测该伴侣会离婚（Carrere，Buehlman，Coan，Gottman，& Ruckstuhl，2000；Gottman & Levinson，2002）。诸如伴侣互动中的情感疏离和消极互惠（negative reciprocity）等其他因素也给陷入困境的伴侣关系增加了消极氛围（Driver et al.，2003；Gottman，1994）。

婚姻技能

与 Gottman 的工作类似，Carlson 与 Dinkmeyer（2003）也认为，一段关系的成败在一定程度上取决于某些关系技能的运用。在开始一段关系时伴侣双方会使用各种技能，其中有些有效，有些可能无效。表 3.4 中列出了增进感情所需的技能。

健康的冲突方式中蕴含着某些技能，包括共情、鼓励和接纳（表 3.2），与"四骑士"（表 3.3）截然不同。很多时候，伴侣的问题在于他们缺乏这些关键技能，这需要通过治疗来弥补。尽管伴侣间存在的这些问题尚未达到临床诊断的水平，但确实需要引起注意，否则关系将会受到损害。然而，在提高这些技能之前，伴侣必须对改变有足够的准备。下列五条关于技能培养和改变的原则是必需的：（1）建立和维持良好的关系需要时间投入；（2）建立健康关系所需的特定技能是可以学习的；（3）伴侣双方都有促进改变的责任；（4）一旦行为发生改变，曾经减少或消失的爱与关怀的感觉常常会恢复；（5）小的改变对于引起大的改变非常重要（Carlson & Dinkmeyer，2003）。请参阅表3.5。

表 3.4　健康婚姻的技能

1. 对自己的行为和自尊负责。

2. 确定并协调个人目标和婚姻目标。

3. 互相鼓励。

4. 以诚实和开放的态度表达自己的感受。

5. 当配偶表达情感时，会感同身受地倾听。

6. 了解影响他们关系的因素。

7. 表达对彼此的接纳和相互珍视。

8. 选择那些支持婚姻积极目标的想法、言语和行为。

9. 共同解决婚姻冲突。

10. 持续致力于维持平等婚姻。

来源：改编自 Carlson 和 Dinkmeyer（2003）。

　　遗憾的是，由于父母的糟糕榜样或人际关系方面的负性经历，许多来访者都持有相反的观念。许多伴侣期望对方做出改变，或者认为一旦爱的感觉消退，关系就结束了。成功的伴侣治疗师对这些原则了如指掌，并努力在治疗中改变这些观念。在接下来的章节中，这些技能将在各种伴侣治疗方法中以多种方式得到详细阐述。

表 3.5　关系成功改变的原则

1. **建立和维持良好的关系需要时间投入**。任何关系要想成功，都必须被置于重要的优先地位。伴侣双方都要做出决定，包括如何定义这段关系，如何确立这段关系的优先级。对某些伴侣来说，"优先"意味着大量的共处时间。对某些伴侣来说，这可能意味着高质量的共处时间。然而，在关系的不同阶段（如婚姻早期、家庭、空巢），伴侣可用的共处时间可能会减少或增多。

2. 建立健康关系所需的特定技能是可以学习的。一旦伴侣双方了解了如何建立成功的关系，就可以培养建立积极、有益关系的技能。与大多数学习情境一样，不确定的是习得这种技能需要多长时间，而不是是否有可能习得。一些伴侣可以很快掌握技能，有些伴侣则需要更长的时间。但是，所有伴侣都可以学习到这些技能并得以成长。

3. 伴侣双方都有促进改变的责任。改变关系首先要伴侣做出愿意改变的承诺。伴侣双方都需要了解自己在婚姻中的作用，了解自己需要做些什么让关系改变。有用的一点是对不同程度改变保持耐心和宽容。我们通常很难看到自己如何参与到糟糕关系中，却很容易看出对方做了什么或没有做什么。

4. 一旦行为改变，曾经减少或消失的爱与关怀的感觉常常会恢复。在一段关系中，浪漫的感觉、亲密感和爱往往会消退。当失去这些感觉时，许多伴侣认为关系就结束了。事实未必如此。感觉上的改变通常意味着双方没有得到支持，同时这段关系应该得到更高的重视。在这个时候重要的是要表现得好像一切都很好。保持这种表现，新的行为和感觉就可能会出现。

5. 小的改变对于引起大的改变非常重要。幸福的关系源于许多小的改变。人们常常试图通过聚焦于宏大任务或重大成就来实现改变。尽管这可能有所帮助，但通常并非必须如此。微小的改变会产生同样大的结果。每天我们都面临成百上千种选择，这些选择都会对关系产生微小的改变。

来源：改编自 Carlson 和 Dinkmeyer（2003）。

随着时间推移的幸福感、生活满意度和关系满意度

在经历结婚、离婚、生子和失业等重大生活事件后，伴侣双方的幸福感和生活满意度如何变化？许多研究正在为这个问题提供有用的答案，其中有一项针对 188 个前瞻性研究进行的大型元分析（Luhmann，Hofmann，Eid，& Lucas，2012）。我们对该元分析的结果进行了回顾，并阐述了这一研究对伴侣治疗的意义（Luhmann et al.，2012）。

这项大型研究跟踪调查了 65 911 名被试，评估了他们对上述重大生活事件的适应情况，大多数研究持续几年，每位被试平均接受 5 次评估。某些研究的跨度甚至超过了 10 年。这些研究从以下方面对幸福感进行了询问：（1）幸福感或情感层面的幸福感，即他们的幸福感和不愉快的感觉，如情绪低落，但不是临床上的抑郁；（2）生活满意度或认知层面的幸福感，即对自

已生活的满意度；（3）关系满意度，即对与伴侣关系的满意度。

元分析的主要发现是，功能正常的人在开始时会感觉有点糟，但随着时间的推移，他们每次被问到时的感觉都变好一些。不同类型的事件带来的影响有所不同。在结婚和幸福感方面，研究者发现，人们对婚礼的期待会让他们变得更快乐。后来，这些已婚者报告，他们婚后的满足感降低了，回到了婚前的水平。平均而言，随着时间的推移，人们的幸福感并没有改变，这意味着在婚姻过程中人们并没有变得更快乐或更不快乐。人们对生活的满意度则从婚前到婚后在持续增加。但是随后，随着时间的推移，生活满意度不断下降。关系满意度也是从婚前到婚后有所下降。在婚姻过程中，关系满意度继续轻微下降，其下降速度与整体生活满意度大致相同（Luhmann et al.，2012）。

其他方面，如离婚、生子或失业，人们在离婚或生子后可能会感觉好一点，但失业却并非如此。幸福的程度取决于人们被问到的具体问题。然后，随着时间的推移，人们要么感觉没有什么不同，要么感觉更糟（Luhmann et al.，2012）。

对于离婚的调查结果则有所不同。研究者发现，那些即将离婚的人的幸福感水平已经在下降。这一点毫不奇怪，考虑到婚后逐年增加的痛苦，离婚会让他们更快乐（Luhmann，2012）。

那么，这一元分析对伴侣治疗师有什么意义呢？例如，长期来看，婚姻并没有让人更快乐或更满意？事实上，人们的生活满意度和人际关系满意度随着时间的推移还趋向于降低。第一，我们需要指出这是标准数据，这意味着它反映的是普通个体和伴侣的功能，而非健康和高功能的关系。第二，与为增进伴侣感情有所投入的人相比，那些没有为此投入的伴侣可能会经历不同的幸福感、生活满意度和关系满意度轨迹。第三，也是最重要的一点，那些参加过伴侣治疗、研讨会或活动的伴侣，如果继续实践这些技能以增进感情，那么他们更有可能体验幸福、生活满意度和关系满意度的提升，而非降低。

精神障碍对关系功能的影响

我们将注意力从亚临床人群转移到由于某一方患有严重疾病（例如抑郁

症、躁狂症、恐惧症、酗酒或精神分裂症）而导致关系功能不良或不和谐的伴侣身上。如果伴侣患有严重的 DSM-5 所述症状的障碍（如重度抑郁症、躁郁症或精神病）或人格障碍（American psychiatric Association，2013），伴侣关系可能变得紧张。这些疾病发作之前、之中和之后的伴侣关系受许多因素影响，并且不同伴侣间的差异很大。另外，关于伴侣互动引起或导致配偶产生精神障碍和症状的假设，通常是没有根据的。

在某些情况下，伴侣互动既不会导致配偶的精神障碍，也不会加剧配偶的精神障碍，即便该配偶在生理上存在这种倾向。在其他情况下，伴侣互动是一个压力源，助长了易感配偶的症状发作。有时，伴侣互动最初不会给易感配偶带来压力，但是随着症状的出现，关系互动会变得功能不良，从而导致易感配偶有更多的困扰和症状。最后，在某些关系中，精神症状确实与伴侣双方的互动模式有关，能够被充分地解释。无论如何，精神障碍伴侣的诊断和症状描述、配偶的特点与婚姻互动中的症状存在关联，治疗计划应该考虑到这些方面。随着本章的深入，我们将讨论个体病理的诊断系统，以及伴侣治疗中常见的精神疾病。

关系功能不良 – 个体障碍分类模型

由于个体动力和关系动力两方面的原因，接受治疗的伴侣可能存在相当大的差异。除了关系功能不良以外，双方都患有符合 DSM-5 诊断障碍的伴侣日益增多。在 DSM-5 中，关系功能不良和症状障碍、人格障碍都有特定的诊断标签和代码。治疗师通常在首次访谈中就能辨识这些差异。关系功能不良 – 个体障碍分类模型（Sperry，出版中）是理解个体障碍和关系功能不良并进行分类的一种有用方法，特别是，该方法能够帮助受训者了解个体和关系动力与精神病理的相互作用。本质上，伴侣关系通常可以分为下列四类。

第一类：仅关系功能不良

在该类关系中，伴侣双方都没有被诊断出 DSM-5 症状或人格障碍。因此，治疗师可以识别配偶或亲密伴侣的关系困扰（V61.10）或配偶（伴侣）虐待（995.82），并对其编码（APA，2013）。针对该类关系的伴侣治疗主要聚焦于关系功能不良。

第二类：与个体障碍有关的关系功能不良

在这种情况下，伴侣治疗的主要重点仍然是关系。部分原因是，关系问题很可能导致伴侣一方产生了更严重的问题。如果治疗师同时发现了关系功能不良和个体障碍，我们推荐使用下列诊断标准：如与配偶或亲密伴侣的关系困扰（V61.10）和边缘型人格障碍（BPD；301.83）（APA，2013）。

第三类：很少或不受关系影响的个体障碍

在这种情况下，当前问题的核心是个体障碍。例如，伴侣一方罹患重度抑郁症（296.33）（APA，2013），只需短暂住院或药物治疗，其症状即可得到有效控制。

第四类：受关系因素强烈影响的个体障碍

在这种情况下，个体障碍是治疗的重点，并需要被持续关注，但是，额外的伴侣治疗是必需的，这会促进患病一方快速和完全地康复。例如，患有双相I型障碍的伴侣在躁狂发作（296.42）（APA，2013）时，会给配偶带来相当大的痛苦，这会持续数天，直到该阶段结束，这种痛苦才会消失。

DSM-5 诊断系统

过去，伴侣治疗师和家庭治疗师对诊断分类系统感到不满意，认为该分类系统侧重于个体动力，忽略了家庭和环境动力。现在，诊断方面的考量获得了重视。诊断系统为治疗师提供了有关来访者功能的重要信息，并指导治疗师与其他健康专业人士合作。事实上，诊断能力的提高有助于伴侣治疗师识别并解决包括个体动力和精神病理在内的所有伴侣问题（Sperry，出版中）。

在本节中，我们将介绍一些常见诊断，包括症状障碍和人格障碍。某些描述中伴侣一方患病，而某些描述中双方都患病。篇幅所限，我们没有给出每个诊断（或诊断组合）的详尽列表，也无法给出详细的治疗手册，那需要更深入的论述。然而，我们提供了与常见诊断和治疗考量相关的一个潜在动力截面。治疗师应该将这些动力与第九章和第十章介绍的评估和治疗方法结合起来。

伴有症状障碍的伴侣

双相情感障碍

1%～2%的美国人患有双相情感障碍（或躁狂－抑郁症），其特征是周期性的躁狂或情绪高涨，发作期间说话速度加快、思维浮夸、睡眠需求减少（APA，2013；Glick，Berman，Clarkin & Rait，2000）。躁狂期通常可以持续大约一周或更长时间，然后是抑郁期。抑郁的情绪表现为活动的乐趣丧失、精力不济、无价值感和情绪低落。两个周期之间的时间间隔可能从几个月、几天到几小时、几分钟不等。就人格结构而言，患有双相情感障碍的个体似乎倾向于表达强烈的情感、对成就高度需求，并强调或锐化他们对体验的感知（Peven & Shulman，1998）。

显然，双相情感障碍的情绪动荡给伴侣生活带来困难，会对伴侣关系产生深远的影响（Milkowitz & George，2002）。配偶的反应取决于患病一方情绪和行为的严重程度、人格特征的表现。如果症状较轻，双方可能愿意维持关系，但如果伴侣互动产生的压力过大，并导致了情绪的波动，关系就可能会结束。在大多数情况下，如果首次症状发作是在伴侣关系期间发生的，双方仍然会维持关系，"通常，非双相障碍的配偶一方学会识别症状发作的某些迹象，并迅速为患病的配偶寻求帮助，而患病一方则往往认识不到干预的必要性"（Peven & Shulman，1998，p.18）。

在治疗方面，诸如心境稳定剂之类的药物是有效的；然而，考虑到用药不依从率特别高（超过50%），所以还需要其他治疗干预。Glick等

（2000）提出了一种侧重心理教育的伴侣干预方法。此方法基于四个前提：
（1）用药依从性；（2）心理教育性质的伴侣干预治疗；（3）改变消极态度；
（4）提高解决问题的能力。上述每个前提都包含了促进关系稳定和减少疾病
发作的因素。Milkowitz 和 George（2002）报告了一个心理教育疗程对改善双
相情感障碍伴侣功能的治疗效果。他们的结论是，"下列知识的学习都能够改
善症状发作后配偶的功能，包括患病一方的哪些行为可以归因于双相情感障
碍，哪些行为不能归因于双相情感障碍，以及在发作后加强伴侣双方的沟通
和问题解决的行为"（Milkowitz & George，2002，p.681）。对那些患有更严重
疾病或伴有人格障碍的伴侣来说，这种方法似乎尤其有效。

焦虑障碍

　　DSM 中的焦虑相关障碍包括惊恐障碍、广场恐惧症、其他恐惧症和广
泛性焦虑障碍（APA，2013）。每种障碍都伴随着神经系统的过度活跃和某
种形式的精神运动兴奋。在许多此类疾病中，焦虑发作（对某些事物的恐
惧）都有特定的诱因。触发事件可能是真实的（如看到蜘蛛），也可能是想象
中的（如想象蜘蛛），然而来访者仍然感受到恐惧和压倒性的失控感。在某
些情况下，恐慌或焦虑发作似乎是"突如其来"的，且没有明显的诱因。最
近，神经科学家已开始证明某些焦虑障碍之间存在密切的家族联系，这可能
暗示了该疾病的生物学或遗传因素（Cozolino，2002；Grisel，Rasmussen，
& Sperry，2006）。然而，在大多数情况下，焦虑障碍可以通过药物（抗焦
虑药）得到成功治疗。此外，认知行为疗法也被证明在治疗焦虑障碍方面
具有显著的辅助作用，特别是思维中断技术（thought-stopping）和系统脱敏
（Carter & Shultz，1998）。

　　与那些配偶患有双相情感障碍的伴侣一样，焦虑障碍也会给伴侣关系带
来巨大的压力。此外，关系模式实际上可能会强化某些行为。例如，

　　关系中可能存在一个相互强化的系统，例如患有广场恐惧症的一方被重
要他人（通常是配偶）控制在一种依赖状态，以掩盖后者的愤怒和依赖。患

病一方则采用一种象征性的、功能不良的沟通方式，并控制配偶（例如，妻子拒绝离开家，因此迫使丈夫留在家中照顾她）。

（Glick et al.，2000，p.499）

　　因此，治疗师必须做出决定，是先让患者接受药物治疗、开始个体治疗、开始伴侣和家庭治疗，还是把这些结合起来。在治疗早期对伴侣进行全面的评估，可以帮助治疗师确定干预的方式。是否需要伴侣治疗，取决于来访者所患具体疾病的类型、症状严重程度和疾病对关系的破坏程度。就焦虑障碍的治疗效果而言，伴侣治疗结合药物治疗比个体治疗更能有效地改变行为，因为疾病和伴侣关系的相互作用常常被忽视。

　　针对焦虑障碍的伴侣治疗，包括对伴侣进行心理教育，以便他们了解疾病的性质和进展，以及提供支持以帮助伴侣应对症状。治疗还可能包括修通伴侣双方的沟通和问题互动，这些可能与焦虑症状的维持有关。伴侣治疗的最后一个指标是患病伴侣的进步对非患病伴侣的影响。通常，新的模式和行为可能"改变"伴侣和关系，迫使非患病的伴侣适应一种不熟悉的应对方式。治疗师在此时应提供支持，以预防由于治疗进展而引起的系统性阻抗（Carter & Shultz，1998）。

抑郁症

　　据估计，到 2020 年，重度抑郁症将成为全球第二大致残原因（Gollan，Friedman，& Miller，2002）。高达 20% 的成年人一生中可能至少会经历一次重度抑郁症。抑郁症的症状包括情绪低落、快感缺乏（愉悦感丧失）、睡眠障碍（过多或过少）和难以集中注意力（APA，2013）。重度抑郁症可能缓慢发展，也可能迅速发展，之前表现出良好情绪和社交功能的人可能会开始出现人格改变，并在社交场合出现应对困难。个体一旦出现首次抑郁发作，再次出现的可能性就会显著增加。如果不加以治疗，重度抑郁症的发作可持续 6 ~ 12 个月。然而，"社区中大多数抑郁症患者仍未得到治疗或仅在初级保健机构接受治疗"（Coyne，Thompson，& Palmer，2002，p.27）。因此，Palmer 和 Coyne（2003）倡导医生使用准确的筛查和评估工具对抑郁症进行常规筛查。

　　尽管人们早已认识到抑郁症往往与关系困扰有关，但二者关联的确切性质却很复杂（Coyne et al., 2002）。关于"先有鸡还是先有蛋"存在许多争论，并没有真正取得共识。是罹患抑郁症的一方给伴侣关系带来了痛苦，还是糟糕的伴侣关系让人变得抑郁？Coyne 等人（2002）认为，个体人格的某些方面（即有缺陷的人际模式）不仅可能导致关系困扰，也可能进而导致了抑郁症的发展。对比研究了至少一方患有抑郁的伴侣和双方都没有抑郁的伴侣后，Coyne 等人（2002）发现，患有抑郁的一方存在更多的关系困扰，并以更具破坏性的方式处理冲突。此外，双方的情感交流似乎越来越少，对性的不满也越来越多，经济方面的分歧也越来越多，双方对感情更加容易产生厌倦。Glick 等人（2000）和 Gollan 等人（2002）也提到了关系中的背景因素（如伴随的物质滥用或暴力）在抑郁症的发展和持续中所起的作用。因此，当来访者处于亲密关系中时，让伴侣参与治疗能够显著促进治疗师理解和治疗抑郁症（Coyne et al., 2002；Gollan et al., 2002）。我们通过下面的例子来进一步说明这一点。

　　贾尼丝是一位 29 岁的女性，被诊断患有（严重的）抑郁症。她目前与 28 岁的伴侣克里斯住在一起有四年了。贾尼丝在过去两年半的时间里一直在接受抑郁症的个体治疗，原因是她母亲在诊断出乳腺癌后三个月便去世，此后她曾试图自杀，并短暂住院治疗。最近，贾尼丝的情况相对稳定，但她担心克里斯花在工作和朋友上的时间越来越多，而不是和她在一起。她的个体治疗师建议，伴侣治疗可能有助于解决贾尼丝的问题。

　　在治疗中，克里斯对贾尼丝的病情表示担忧，尽管她的病情已经有所好转。具体来说，克里斯担心贾尼丝会很快再次陷入抑郁："她总是过不了多久情况就会恶化。"克里斯还表达了自己在贾尼丝情绪低落时，作为她的主要照料者而感受到的沮丧，以及贾尼丝患病的压力对两人关系的影响："一开始并不是这样，但是现在一切都变了，我总是担心接下来会发生什么。"此外，克里斯开始承认对这段关系的未来感到矛盾和内疚，他说："我只是不确定这是否是我想度过余生的方式。但如果我现在离开，就是在抛弃她，对她来说那将是毁灭性的。"

在该案例中，抑郁症的发生与关系有关，但不是其结果。抑郁症的主要诱因是贾尼丝母亲的死亡以及她对此的反应。贾尼丝可能有一些诱发抑郁症的因素，但她和克里斯都没有意识到。伴侣治疗师需要对贾尼丝的病情持续进行管理，并关注贾尼丝的改变对关系的影响，以及克里斯对关系的投入程度。具体来说，在伴侣治疗中要处理的问题包括是否继续维持关系，如果继续保持关系，则重新平衡双方的情感需求。

抑郁症是治疗效果最常被研究的疾病之一。作为当今最常见的处方药之一，抗抑郁药在治疗重度抑郁症方面取得了一定的成功。然而，对不同流派的心理治疗、药物管理以及两者的结合进行直接对比（head-to-head comparisons）的研究结果始终表明，心理治疗和药物在改善方面没有区别，但两种模式的结合通常比成分模型（constituent models）更有效。美国国家抑郁症心理健康治疗合作研究项目对认知行为疗法（CBT）、药物加临床管理（IMI-CM）和人际疗法（IPT）进行了比较，在症状减轻程度方面没有发现以上疗法有任何差异（Elkin et al.，1989）。进一步的数据分析表明，与接受药物治疗的患者相比，患者对 IPT 的满意度更高，并且，接受 IPT 和 CBT 治疗的患者比接受药物治疗的患者更能识别和应对抑郁症状，并维持人际关系（Blatt，Shahar，& Zuroff，2002）。这是一个有趣的发现，尤其是考虑到 Kirsch、Moore、Scoboria 和 Nicolls（2002）的研究重新调查了食品和药物管理局（Food and Drug Administration，FDA）的抗抑郁药临床试验的原始数据，并质疑药物与安慰剂相比的一些治疗效果。

尽管对抑郁症的治疗有这么多研究，但它仍然是一种很难治疗的疾病（Grisel et al.，2006）。根据 Gollan 等人（2002）的研究，30%～40% 的患者对治疗没有完全反应。此外，在得到成功治疗的患者中，大约有一半人在两年内经历了抑郁症状的复发。一些从业者尝试开发基于伴侣关系的治疗方法来治疗抑郁症。抑郁症的伴侣治疗基于这样的前提，即适应不良的关系过程会导致抑郁，而抑郁也会损害关系健康。由于抑郁症和人际关系会相互干扰和影响，所以治疗的目标是改变关系模式，以缓解抑郁症（Gollan et al.，2002，p.656）。某些研究将基于伴侣的治疗与基于个体的治疗进行了比较，研究发现：将认知行为技术结合用于伴侣治疗时，治疗效果优于个体 CBT （Gollan et al., 2002）。因此，Coyne 等人（2002）建议，如果伴侣双方都愿意参与治疗，伴侣治疗就应该是主要的治疗方式。

精神病性障碍

DSM-5 中的精神病性障碍的范围被划分为"精神分裂症谱系和其他精神病性障碍"，包括精神分裂症、分裂情感障碍、妄想症、紧张性精神分裂症、由于一般医学状况引起的精神病性障碍，以及其他特定的精神分裂症谱系和精神病性障碍。所有这些行为都具有共同的精神病性成分，包括产生幻觉的倾向、一定时期的功能严重受损、现实检验的损害、被证实的妄想思维以及处理人际关系的困难（Maniacci & Sperry，出版中）。该类障碍是一种大脑器质性障碍，既与家族（遗传）密切相关，也与可能增强精神病性障碍发作易感性的环境因素有关。

精神病性 – 控制型伴侣和精神病性 – 依赖型伴侣是功能最糟糕的两种伴侣，这两种关系中的动力与个体疾病同样有害（Maniacci & Sperry，出版中）。精神病性 – 控制型关系的动力反映的是控制欲很强的一方配偶，他很可能曾是一个"小大人"，因此照顾"生病"伴侣会让其获得成就感。然而，由于伴侣无法满足他的需求，他也因此缺乏满足感。患有精神病性障碍的一方生活在一种"习得性无助"中，因为在管理自己的生活方面，不能胜过那个控制欲很强的配偶。因此，有效治疗的关注点是权力、成就和责任感。

精神病性 – 依赖型关系的动力围绕着一个依赖性很强的伴侣对与"特别的人"建立关系的需要，以及对配偶的精神病性表现的特殊认识。与控制欲强的伴侣一样，依赖性强的伴侣有一种照顾好精神病性配偶的需求，但不太容易对精神病性配偶提出太多的要求（这一点与控制欲强的伴侣不同）。这类伴侣之间的冲突更多地与可依赖性、忠诚度和亲密度等问题有关，因为患有精神病性障碍的一方越来越无法满足配偶对关注和情感的依赖需求，这让依赖型的一方配偶感觉受到了欺骗。无论哪种类型的伴侣关系，当冲突达到一定的阈值时，情绪的表达都会变得有害，并可能引发严重的精神病性危机。

以下是处理精神病性障碍发作时的伴侣干预治疗五步骤（Maniacci &

Sperry，出版中）。治疗过程包括管理精神病性障碍、与非精神病性伴侣合作、探索关系动力、调整个体动力及重新审视精神病性障碍的管理。随着治疗的进展，急性问题会被更深层次的潜在伴侣问题和个体问题所取代，特别是精神病性－控制型和精神病性－依赖型的伴侣。即使在治疗精神病性－非精神病性伴侣的情况下（此时精神病性障碍的发作通常成为治疗重点），此过程也可能有用。

伴有人格障碍诊断的伴侣

出现在伴侣治疗中的两种常见类型是表演－强迫型伴侣和依赖－自恋型伴侣（Nurse & Sperry，2012）。一方患有边缘型人格障碍（Boderline Personality Disorder，BPD）的伴侣越来越普遍（Sperry，2011）。本节首先讨论边缘型人格障碍。

边缘型人格障碍

根据 DSM-5，BPD 患者的特征是自我意象不稳定、无法维持人际关系、自我伤害的冲动（性、消费、物质滥用等）、强烈和不恰当的愤怒表现以及长期的空虚感（APA，2013）。BPD 的确切病因尚不清楚，尽管一些研究者已指出可能存在生物学因素，特别是考虑到 BPD 患者中约有 75% 是女性（Lockhart，1998）。但是，到目前为止，尚无确切的研究可以支持这一点。家庭病理似乎促进了 BPD 的发展，特别是那些存在酗酒、情感障碍或其他人格障碍家庭成员的家庭，或者过早失亲（父母分居或死亡）或性虐待的家庭（Sperry，2011）。

BPD 的所有行为在亲密关系中都会呈现出来。患有 BPD 的伴侣可能卷入紧张、情绪化和不稳定的关系中。不良的现实检验能力使罹患 BPD 的来访者往往在伴侣选择方面没有足够的辨识力，而是会很快陷入亲密关系，尤其是在性方面。通常，他们会被那些由于环境原因而在情感上不可得的伴侣（如与已婚男性的关系），或是那些本质上无法回应他们情感的伴侣（如自恋人格障碍的人）所吸引（Lockhart，1998；Solomon，1998）。

这导致的结果是，BPD 患者的潜在被遗弃感、投射性认同和分裂得以继续（请参阅第四章中在客体关系理论的背景下对这些术语进行的全面解释）。这些来访者具有一种"全或无"的思维方式（提示分裂的存在），且常付诸行动。他们要么认为伴侣非常出色，而自己令人讨厌且毫无价值，要么认为自己受到了严重虐待（如果伴侣以某种方式令人失望），伴侣是可怕和残忍的。这通常伴随着他们对伴侣无法控制的愤怒且呈现自杀姿态（suicidal gestures）。通常就是在这一时刻，他们被转介来接受伴侣治疗（Sperry，2011）。

由于 BPD 患者普遍存在情绪不稳定、对拒绝的敏感和愤怒反应，因此这类患者的个体治疗对许多从业者来说都是一种挑战。在伴侣治疗中，BPD 患者即使只是感到治疗师稍微站在配偶一边，就很可能会被激怒，并威胁要结束治疗。BPD 患者会在治疗过程中攻击治疗师，并质疑治疗师的能力，这往往会造成双重的（有时是压倒性的）移情和反移情问题（Solomon，1998）。

避免陷阱或三角关系的治疗建议包括：与伴侣双方一起见面、不承诺个人信息的保密性、尊重每个人的挣扎（尊重伴侣的独特个性，理解伴侣表达焦虑的独特方式）、慢慢建立治疗关系与处理 BPD 特有的具体问题（面质来访者的攻击性、避免自我暴露和指导来访者）。治疗师必须能够保持清晰的界限，并有足够的耐心经受治疗中的情绪风暴。幸运的是，治疗关系的建立和维持能够促进伴侣双方提升信任和问题解决能力，大大增加未来治疗成功的概率（Solomon，1998）。

表演－强迫型伴侣和依赖－自恋型伴侣

表演－强迫型伴侣和依赖－自恋型伴侣有着惊人的相似之处：伴侣双方是"为彼此量身定做的"，他们"像拼图一样"互相契合（Nurse & Sperry，2012；Sperry & Maniacci，出版中）。以下风格代表了在伴侣治疗中呈现出的典型关系动力：伴侣一方有需要，会采取各种精心设计的行为来让配偶满足他们的需求，但配偶却冷漠且疏远，无法满足其情感要求。当然，这两类伴侣的模式又存在重要的区别。表演型人格以自我为中心，关注自我；依赖型人格以他人为中心，缺乏自信。另一方伴侣的差异也很明显。强迫型人格的配偶僵化、固执、专注于控制，而自恋型人格的配偶则浮夸、自我关注、傲慢、缺乏共情（Nurse & Sperry，2012；Sperry & Maniacci，出版中）。然而，这两种关系模式的相似点似乎多于不同点，尤其是关系伊始，强迫型和自恋型的一方看起来非常冷静和自信，而表演型和依赖型的一方看上去非常专注和深情。每个人都用这些特质吸引着对方，但这些特质最终会对伴侣关系产生巨大的负面影响。

随着时间的推移，操纵和不诚实的破坏性人格特征（来自双方）会在关系中产生怨恨和距离。在表演 – 强迫型伴侣关系中，表演型的一方会感到愤怒和受伤，因为强迫型的一方无法做到真实可靠，无法满足其对更深层次联结的需求。与此同时，强迫型的一方感知到配偶的欲望，却无法满足。表演型伴侣对关注的持续需求，可能导致强迫型配偶进一步退缩，或将时间和注意力投入其他事情上（Sperry & Carlson，2000）。当表演型伴侣感觉到这种退缩时，通常会以愤怒或增加亲密需求的方式做出反应，而这会使破坏性的循环持续下去。

在依赖 – 自恋型伴侣关系中也会出现类似的动力，依赖型伴侣意识到，他们想要得到自恋型伴侣更多的关注，却得不到满足；然而，与表演型人格者不同的是，依赖型伴侣通常不会采取不断升级的行为，而是选择保持冷静。自恋型伴侣如果被依赖型伴侣拒绝，只会简单地耸耸肩，因为他们知道对方不会离开（Nurse & Sperry，2012）。然而，最终的代价是伴侣双方缺乏亲密感，双方维持着一段不满意的关系。我们通过下面的例子来说明这一点。

艾伦和玛格丽特来接受伴侣治疗时已结婚 15 年。艾伦（43 岁）因为疑心而开始治疗，因为他的妻子（39 岁）在教堂里花费了大量的时间帮助最近丧偶的牧师。艾伦抱怨，玛格丽特"没有和我共度任何时光"，她还在"逃避"跟两个孩子（分别是 12 岁和 10 岁）在一起的责任。玛格丽特反对艾伦的指责，说她曾一直抱怨艾伦在婚姻中的冷漠，她曾几次试图让他来接受治疗，现在他却说"有问题的是她"，而不是他自己。玛格丽特为自己的行为辩护，说艾伦嫉妒她，因为她为自己找到了一个"神职"，这意味着艾伦每周至少有一天晚上要和孩子们在一起（吃饭、睡觉等）。

玛格丽特否认与她的牧师有任何暧昧关系，但确实承认她喜欢他"像一个人而不是一个女仆那样对待我"这一事实。玛格丽特解释，艾伦最近变得不安并口出恶言，因为她没有时间去干洗店取他的衬衫，这导致了双方长时间的争吵，以及艾伦对她有外遇的指责。

事实上，艾伦被玛格丽特吸引是因为她"很性感"，他们有"完美的性爱"。玛格丽特也帮了艾伦很大的忙，让他在职业生涯的早期就井井有条。现在，艾伦的事业非常成功，这令玛格丽特得以不必外出工作，而主要承担抚养孩子的责任。艾伦曾期望玛格丽特会一直在家里负责自己无暇或不愿去做的事情，这可以使他能够专注于自己的工作。玛格丽特最初被艾伦吸引是因为他看起来自信且傲慢，而现在，艾伦的冷漠、自我中心的生活方式和控制行为让她很反感。

在双方各自想从对方那里得到的东西和各自事实上得到的东西之间，存在着相当大的差距。艾伦需要玛格丽特做他的干事，帮他安排好各种事宜。当她因参与其他活动而威胁到这一点时，艾伦感到自己成了"次等"，这让他很害怕。因此，他试图利用她的内疚，来让她回到以前的角色。玛格丽特希望艾伦成为她的"靠山"和安全港，但这个"靠山"很少是温暖和细心的。结果，她的抱怨和被他关注的需要并没有打动他，后来她渴望成长和自由尝试新事物，也没有打动他。对伴侣治疗师来说，最大的挑战是避免落入偏袒任何一方的陷阱中。如果治疗师对玛格丽特过于同情，艾伦可能会中止治疗，而如果治疗师看上去站在艾伦一边，玛格丽特可能会感到被贬低、不被欣赏，并认为治疗无法帮助他们。

Sperry 和 Maniacci 为患有人格障碍的伴侣（尤其是表演－强迫型伴侣）推荐一种伴侣治疗的方法，该方法包括三个阶段，每个阶段都有特定的治疗目标。这些目标是：（1）建立一个有效的治疗联盟；（2）重新平衡伴侣关系；（3）改变伴侣关系中的个体动力。此外，如果伴侣在沟通或其他关系技能方面存在重大缺陷，则可以在第二阶段之后专门安排一个技能培养阶段。第一个治疗阶段的具体目标与伴侣关系中的几个关键假设相关，这些假设旨在修正伴侣双方通常持有的颇具破坏性的观念。这些假设包括：伴侣双方都不是疯子，也不是问题的唯一原因。这样，伴侣双方就能让治疗师参与进来，避免使用一些方法来疏远彼此或离开治疗。第二阶段是重新平衡关系，治疗目标集中在边界、权力和亲密等问题上。治疗师使用从结构式家庭治疗和策略家庭治疗中借用的技术，有效地创造治疗成功所必需的系统性改变。治疗的最后阶段更多地转向心理动力问题，目的是帮助伴侣双方在相互交流中更加诚实和直接，不歪曲、不夸张、不试图操纵或控制对方（Sperry & Manacci，出版中）。为了实现这一目标，治疗师可以采用阿德勒疗法或认知行为疗法（Sperry，2011；Sperry & Carlson，2000）。这种方法同样适用于依赖 – 自恋型伴侣。

将家庭纳入治疗的考量

通常，当个体被诊断出患有精神或医学疾病时，家庭（或重要他人）便成为主要照料者。不久以前，这些关键的支持系统还没有被认为是治疗方案的一部分，也不参与治疗计划。这些人甚至通常不被包括在治疗或干预之内。随着心理健康治疗中消费者运动的到来，这种情况已经开始改变，家庭成了干预的对象，以引导他们应对和照顾家人。Glick 等人（2000）提出了家庭中存在患病成员时的共同治疗目标。这些目标包括以下 6 点。

1. 接受疾病的现实，理解当前的状况。
2. 确定当前的压力事件。
3. 确定家庭内部和外部潜在的未来压力源。
4. 澄清有压力的家庭互动。
5. 为管理或减少未来的压力制定策略。
6. 接受继续治疗的需要。

我们相信，家庭系统可以提供一个健康的环境，使从医疗机构（医院等）获得的治疗得以扩展。此外，通过针对家庭系统开展治疗和提供支持，任何可能影响康复的不适应模式都可以得到解决和修复。

结束语

我们介绍了功能正常和功能不良的伴侣关系的特征、技能和作用。由于伴侣双方会罹患影响伴侣功能的身体疾病或精神疾病，所以治疗师对这些疾病的过程有扎实的了解是很重要的。遗憾的是，医疗从业者往往只关注病理，对疾病如何影响关系却了解有限。此外，治疗师对有效的婚姻关系的构成要素缺乏认识。幸运的是，有效的治疗师会了解健康关系的决定因素和破坏因素。治疗师的技能得到了扩展，既包括治疗功能不良的关系，也包括培育健康的关系。该过程包括利用现有的优势，发展新的技能以创造涵盖身心的健康关系。接下来，本书将讨论影响伴侣关系的某些行为因素和生物学因素。

参考文献

American Psychiatric Association. (2013). *Diagnostic and statistical manual of mental disorders* (4th ed.). Alexandria, VA: American Psychiatric Association.

Beavers, W. R. (1985). *Successful marriage: A family systems approach to couple therapy*. New York, NY: Norton.

Blatt, S. J., Shahar, G., & Zurhoff, D. C. (2002). Anaclitic/sociotropic and introjective/autonomous dimensions. In J. C. Norcross (Ed.), *Psychotherapy relationships that work* (pp. 315–334). New York, NY: Oxford University Press.

Carlson, J., & Dinkmeyer, D. (2003). *TIME for a better marriage*. Atascadero, CA: Impact Publishers.

Carrere, S., Buehlman, K. T., Coah, J., Gottman, J. M., & Ruckstuhl, L. (2000). Predicting marital stability and divorce in newlywed couples. *Journal of Family Psychology, 14*(1), 42–58.

Carter, M. M., & Schultz, K. M. (1998). Panic disorder with agoraphobia: Its impact on patients =and their significant others. In J. Carlson & L. Sperry (Eds.), *The Disordered Couple* (pp. 29–56). Bristol, PA: Brunner/Mazel.

Coyne, J. C., Thompson, R., & Palmer, S. C. (2002). Marital quality, coping with conflict, marital complaints, and affection in couples with a depressed wife. *Journal of Family Psychology, 16*(1), 26–37.

Cozolino, L. J. (2002). *The neuroscience of psychotherapy: Rebuilding the human brain*. New York, NY: W. W. Norton & Co.

Driver, J., Tabares, A., Shapiro, A., Nahm, E. Y., & Gottman, J. M. (2003). Interactional patterns in marital successes and failure: Gottman laboratory studies. In F. Walsh (Ed.), *Normal family processes* (3rd ed., pp. 493–513). New York, NY: Guilford Press.

Elkin, I., Shea, T., Watkins, J. T., Imber, S. D., Sotsky, S. M., Clooins, I. F., & Glass, D. R. (1989). National institute of mental health treatment of depression collaborative research program: General effectiveness of treatments. *Archives of General Psychiatry, 46*(11), 971–982.

Glick, I. D., Berman, E. M., Clarkin, J. F., & Rait, D. S. (2000). *Marital and family therapy* (4th ed.). Washington, DC: American Psychiatric Press.

Gollan, J. K., Friedman, M. A., & Miller, I. W. (2002). Couple therapy in the treatment of major depression. In A. S. Gurman & N. S. Jacobson (Eds.), *Clinical handbook of couple therapy* (3rd ed., pp. 653–674). New York, NY: Guilford.

Gottman J. M. (1994). *What predicts divorce? The relationship between marital processes and marital outcome.* Hillsdale, NJ: Lawrence Erlbaum.

Gottman, J. M. (1999). *The marriage clinic.* New York, NY: W. W. Norton & Company, Inc.

Gottman, J. M. (2011). *The science of trust.* New York, NY: Routledge.

Gottman, J. M., & Gottman, J. S. (2017). The natural principles of love. *Journal of Family Theory and Review, 9,* 7–26.

Gottman, J. M., & Levinson, R. W. (2002). A two-factor model for predicting when a couple will divorce: Exploratory analysis using 14-year longitudinal data. *Family Process, 41*(1), 83–96.

Grisel, J., Rasmussen, P., & Sperry, L. (2006). Anxiety and depression: Physiological and pharmacological considerations. *Journal of Individual Psychology, 62,* 397–416.

Hampson, R., & Beavers, W. R. (2012). Observational assessment. In L. Sperry (Ed.). *Family assessment: Contemporary and cutting-edge strategies* (2nd ed., pp. 83–114). New York, NY: Routledge.

Kirsch, I., Moore, T. J., Scoboria, A., & Nicholls, S. S. (2002). The emperor's new drugs: An analysis of antidepressant medication data submitted to the U.S. food and drug administration. *Prevention & Treatment, 5*(23).

Lockhart, J. (1998). Narcissistic/borderline couples: A psychodynamic approach to conjoint treatment. In J. Carlson & L. Sperry (Eds.), *The disordered couple* (pp. 259–284). Bristol, PA: Brunner/Mazel.

Luhmann, M., Hofmann, W., Eid, M., & Lucas, R. E. (2012). Subjective well-being and adaptation to life events: A meta-analysis on differences between cognitive and affective well-being. *Journal of Personality and Social Psychology, 102*(3), 592–615.

Maniacci, M., & Sperry, L. (in press). The psychotic couple. In L. Sperry, K. Helm, & J. Carlson (Eds.). *The disordered couple* (2nd ed.). New York, NY: Routledge.

Milkowitz, D. J., & George, E. L. (2002). Couple therapy with a biologically based psychiatric disorder. In A. S. Gurman & N. S. Jacobson (Eds.), *Clinical handbook of couple therapy* (3rd ed., pp. 677–698). New York, NY: Guilford.

Nurse, R., & Sperry, L. (2012). Standardized assessment. In L. Sperry (Ed.). *Family assessment: Contemporary and cutting-edge strategies* (2nd ed., pp. 53–82). New York, NY: Routledge.

Palmer, S. C., & Coyne, J. C. (2003). Screening for depression in medical care pitfalls, alternatives and revised priorities. *Journal of Psychosomatic Research, 54*(4), 279–287.

Peven, D. E., & Shulman, B. H. (1998). Bipolar disorder and the marriage relationship. In J. Carlson & L. Sperry (Eds.), *The disordered couple* (pp. 13–28). Bristol, PA: Brunner/Mazel.

Solomon, M. F. (1998). Treating narcissistic and borderline couples. In J. Carlson & L. Sperry (Eds.), *The disordered couple* (pp. 239–258). Bristol, PA: Brunner/ Mazel.

Sperry, L. (2011). Family therapy with personality-disordered individuals and families: Understanding and treating borderline families. *Journal of Individual Psychology, 67*, 222–231.

Sperry, L. (in press). Assessment, diagnosis and case conceptualization with couples. In L. Sperry, K. Helm, & J. Carlson (Eds.). *The disordered couple* (2nd ed.). New York, NY: Routledge.

Sperry, L., & Carlson, J. (2000). Couple therapy with a personality-disordered couple. *Family Journal-Counseling & Therapy for Couples & Families, 8*(2), 118–123.

Sperry, L., & Maniacci, M. (in press). The histrionic-obsessive couple. In L. Sperry, K. Helm, & J. Carlson (Eds.). *The disordered couple* (2nd ed.). New York, NY: Routledge.

Stanley, S. M., Markman, H. J., & Whitton, S. W. (2002). Communication, conflict and commitment: Insights on the foundations of relationship success from a national survey. *Family Process, 41*(4), 659–675.

Stinnet, N., & DeFrain, J. (1985). *Secrets of strong families*. Boston, MA: Little, Brown.

第二部分
伴侣治疗理论

第四章

伴侣治疗的精神分析方法

学习目标

在本章中，读者将学习以下内容。

1. 精神分析思想对伴侣治疗发展的贡献。
2. 客体关系伴侣治疗的临床实践。
3. 意象关系疗法的临床实践。
4. 关系精神分析伴侣治疗的临床实践。

　　尽管精神分析是最古老的心理治疗体系之一，但直到最近治疗师们对运用它来解决婚姻困扰的兴趣一直不大。然而，精神分析是唯一强调个体人格力量影响婚姻功能的主流取向。有人指出，"精神分析伴侣治疗作为精神分析理论和技术的一种有价值的应用，往往被忽视了"（Scharff，2001，p.350）。但是，与其他心理咨询或心理治疗体系相比，精神分析的教授和学习可能更加困难且更具挑战性。因此，即使本章谈及了一些精神分析的基本概念和原则，但掌握这些内容仍需要付出大量的努力和学习。

　　本章首先讨论了与伴侣治疗发展相关的精神分析思想的演变。然后，我们描述了客体关系伴侣治疗的当前临床实践。接下来，我们描述了意象关系疗法（imago relationship therapy，IRT），该疗法将心理动力学理论重新引入了伴侣治疗实践中。最后，我们介绍了新发展的、前景颇好的关系精神分析伴侣治疗。

心理动力学观点和伴侣治疗

早在 1931 年，一些分析师就开始考虑关系对个体神经症及其内在心理的影响（Gurman & Fraenkel，2002）。对于传统分析师来说，这相当于异端邪说，但有一小部分分析师试图将传统的分析技术（内部动力是导致疾病的唯一原因）与关系视角（与他人的互动也是导致问题的因素）牵线搭桥（双关语）。一些勇敢的分析师甚至敢于同时会见伴侣双方（尽管通常只是在万不得已时为之），而这种做法是最佳实践准则所禁止的。但是，到了 20 世纪六七十年代，由于精神分析无法克服两个重要的挑战，因此它作为伴侣治疗的主要力量而逐渐消失：第一个挑战是缺乏从精神分析角度发展出的有效干预措施，这些干预需要把重点放在关系层面（他们继续关注移情）；第二个挑战来自家庭治疗师的攻击，他们贬低任何精神分析（或心理动力学）方法（Gunnan & Fraenkel，2002）。

然而，尽管早期的精神分析师和家庭治疗师之间存在嫌恶，但精神分析和心理动力学思想在伴侣治疗的发展中发挥了关键作用，并作为伴侣治疗中有影响力的力量重新出现。具体而言，受过心理动力学训练的理论家（如 David & Jill Scharff，Stephen Mitchell，Nancy Chodorow et al.）已经完善了前面提到的理论缺陷，并创造了同时关注个体内部动力和外部关系动力的方法。最引人注目的是斯蒂芬·米切尔的著作。他的关系精神分析为精神分析师开辟了新的渠道，将经典精神分析的思想与更多的后现代、情境和人际概念联系起来（Mitchell，1986，1992，1997）。心理动力学思想复兴的另一个原因是理论整合趋势。整合理论的发展产生了"理解无意识沟通和行为是维持人际过程的需要，这些人际过程是所有亲密关系的特征，而在冲突不断的伴侣关系中，这些人际过程具有不适应的僵化特征"（Gurman & Fraenkel，2002，p.226）。整合论者开始借用现代分析师和客体关系理论家的理论来填补这些空白，这带来了心理动力学方法的重新觉醒（或重新定位）。

"心理动力学的""精神分析性的"和"领悟取向的"这三个术语经常被作为同义词使用，但这并不精确，它们需要被澄清。心理动力学是指一种广泛的人类行为理论，通常认为一个人的思想、感觉和行为是心理、身体和外部环境之间复杂相互作用产生的功能。此外，心理动力学理论认为，人类的行为可以通过特定的构想（constructs）得到最佳理解和预测，其中两个构想是行为的无意识动机和早期生活经历的影响。精神分析是指由弗洛伊德及其后继者提出的、关于心理功能的构想和原理以及治疗和学术研究的一系列技术。领悟取向的方法研究人的一生中早期关系的内在动力，并视其为其他关系冲突的基础，但也将人际动力作为冲突的平等推动者（Gunnan & Fraenkel，2002）。更具体地说，精神分析性理论和方法是心理动力学思想的一个子集，而领悟取向的方法可以看作是对心理动力学方法的扩展，其中也包含了其他方法（Gurman & Fraenkel，2002；Polonsky & Nadelson，2003；Snyder，1999）。

精神分析疗法的演变

自从西格蒙德·弗洛伊德以来，精神分析理论和治疗方法已经有了长足的发展。我们可以辨别出经典精神分析之后发展出的五个不同阶段。这些阶段可以用以下关键术语来概括：驱力、自我、客体、自体和关系（Sperry，2010）。

经典精神分析

最早的由弗洛伊德发展起来的方法被称为经典精神分析。它强调分析师（治疗师）从被分析者（来访者）的口头表达、自由联想、幻想和梦中识别出的无意识驱力。分析师的干预包括面质、澄清、解释和修通，新的觉知通过该过程可以推广到来访者生活的其他方面。

精神分析性心理治疗

另一种基于驱力的动力方法是精神分析性心理治疗。它是经典精神分析的一种修改形式，比当代的经典精神分析得到了更广泛的实践。它的张力没有那么强，也不太关注来访者人格结构的重大改变，而是关注来访者当前的困难以及这些困难与早期冲突的联系。

自我心理学

自我心理学是在弗洛伊德后期思想的基础上发展起来的，在20世纪70年代之前一直是精神分析的主导形式。弗洛伊德的女儿安娜·弗洛伊德在其发展过程中发挥了重要作用（Freud，1936）。它关注于自我的正常和病理发展及对现实的适应。与经典精神分析对力比多和攻击性冲动的关注不同，自我心理学直接关注自我及其防御。通过澄清、面质和解释来访者常用的防御机制，帮助来访者获得对这些机制的掌管。

客体关系理论

自20世纪70年代以来，出现了对精神分析的重大重构。其中之一是客体关系理论，它强调人际关系，特别是母婴之间的关系。客体是指重要的他人，是某个人的情感或意图的对象。关系指的是人际关系，也指过去关系的残余（仍在对现在的人产生影响）。客体关系理论关注的是自我和他人的内部意象或表征，以及它们在人际关系中的表现。这种疗法关注的是来访者将先前的客体关系投射到与治疗师的关系中的方式。目标是通过矫正性情感体验帮助来访者解决过去关系的病理性质。尽管治疗师可能应用一些解释和面质，但主要的干预策略是患者情感世界和客体的原始病理成分的修通。

自体心理学

另一种重构是自体心理学，它强调通过与重要他人（即自体客体）的共情接触，来发展一种稳定的、有凝聚力的或整合的自体感（Kohut，1977）。自体客体满足发展中的自体对镜映、理想化和孪生的需要，并有助于巩固发展中的自体。治疗是通过转变内化（transmuting internalizations）进行的，在此过程中，来访者逐渐内化了治疗师提供的自体客体功能。

关系精神分析

这是基于关系主题对精神分析的一种重构。关系精神分析强调人际互动的微妙变化，尤其是个体通过与他人建立共谋互动来保护自己免受焦虑的方式。它结合了人际精神分析、客体关系理论和主体间性理论，强调个体的人格是如何通过与他人的真实和想象的关系来塑造的，以及这些关系模式是如何在治疗师和来访者之间的互动中得到再现的。

读者会注意到，在这六个阶段中，目前没有基于自我心理学或精神分析性心理治疗的伴侣治疗方法。本章的其余部分将描述三种与伴侣工作的方法：客体关系伴侣治疗、IRT 伴侣治疗和关系精神分析伴侣治疗。我们首先讨论经典精神分析的基本概念和实践。

经典精神分析与伴侣

核心概念

如前所述，这种方法将婚姻或关系的困难视作配偶一方或双方的精神病理的结果。关系不和被认为是内部冲突在人际情境中的一种见诸行动（acting out）。这些冲突是伴侣在儿童早期经历的发展事件的结果。

用精神分析的术语来说，冲突具有三个要素：防御、焦虑和隐性的冲动（Malan，1986）。分析治疗的目标是澄清这些元素。分析师首先解释防御和焦虑，这有助于来访者对隐藏的、令人恐惧的冲动产生有意识的觉知。对冲动的有意识体验可能是可怕的或具有威胁性的，所以来访者使用防御机制来回避这种体验。愤怒和性冲动是不被社会接受的，所以它们受到高度的防御（Mitchell，1992）。

这些元素可以在三种人际关系中找到：婚姻、治疗情境和遥远的过去（最初的关系，通常是和父母的关系，冲突最初产生于这种关系中）。来访者的行为是可预测的，这些强迫性重复（一系列可预测的问题行为）的内部根源可以得到探索。因此，通过分析治疗，来访者能够理解和体验这三种关系，在治疗结束后能够识别这些力量，并自我纠正（见表 4.1）。简而言之，分析治疗使来访者能够有意识地体验自己的冲突。

表 4.1　精神分析核心术语的定义

强迫性重复	一系列可预测的问题行为，其内部根源是可以被分析的。通过分析治疗，来访者能够理解、识别这些要素，并自我纠正。
治疗联盟	个体、配偶和分析师之间的工作关系。治疗联盟的目的是帮助个体与分析师结盟，以使个体能够更好地理解不可避免地影响婚姻关系的冲突。
解释	分析师用来阐明梦、阻抗、移情和其他心理现象中的无意识意义的交流形式。解释的目的是使无意识内容意识化，这被称为领悟。解释是分析师的主要干预工具，也是治疗过程中的主要活动。
显梦	梦的表面内容（例如，一只黑熊攻击做梦者的妻子）。
隐梦	梦的伪装和象征性层面，由于这种内容可能是痛苦和具有威胁性的，因而被转化为更可接受的显梦（例如，攻击妻子的熊代表了患者控制、惩罚或毁灭妻子的欲望）。分析师通过分析和解释显梦，来揭示隐梦。
移情	个体在治疗情境中对分析师的动机和感受的误解。移情是精神分析的一个核心治疗元素，分析师通过它可以获得关于来访者内部冲突的信息。
移情性神经症	分析师和个体对移情的澄清和理解使个体可以避免在婚姻冲突中表现出强迫性重复。经典疗法的一个基本要素是允许指向分析师的移情得到充分发展。
反移情	分析师对来访者移情的无意识反应。
阻抗	来访者试图阻碍治疗目标和过程。阻抗与其说是治疗的障碍，不如说是个体显露其困难和冲突本质的一种方式。

治疗过程

对于经典精神分析师来说，治疗单元只涉及配偶中的一个。两个基本治疗策略是治疗联盟，以及对移情和阻抗的解释（Malan，1986；Zeitner，2003）。"治疗联盟"是个体、配偶与分析师之间的工作关系。治疗联盟的目的是帮助个体与分析师结盟，以使个体能够更好地理解不可避免地影响婚姻关系的冲突。只有当个体能够认同分析师的解释，从而使个体的情况得到恰当的分析时，治疗过程才会发生。

"解释"是分析师用来阐明梦、阻抗、移情和其他心理现象中的无意识意义的交流形式。解释的目的是使无意识内容意识化，这被称为领悟。解释是分析师的主要干预工具，也是治疗过程中的主要活动。

梦的工作是解读无意识材料的重要手段。分析师认为梦有两个层次的内容和（或）意义：显梦和隐梦。显梦是梦的表面内容。隐梦是梦的伪装和象征性层面，由于这种内容可能是痛苦和具有威胁性的，因而被转化为更可接受的显梦。分析师通过分析和解释显梦来揭示隐梦。

在治疗情境中，"移情"是指个体对分析师的动机和感受的误解（Zeitner，2003）。类似的误解以前是由父母形象造成的，而现在常常是由另一方配偶造成的。经典疗法的一个基本要素是允许指向分析师的移情得到充分发展。这被称为移情性神经症。分析师和个体对移情的澄清和理解使个体可以避免在婚姻冲突中表现出强迫性重复。"反移情"是分析师对来访者移情的无意识反应。"阻抗"指的是来访者试图阻碍治疗目标和过程。阻抗与其说是治疗的障碍，不如说是个体显露其困难和冲突本质的一种方式（Mozdzierz，Peluso，& Liseckei，2014；Zeitner，2003）。

除了前面提到的精神分析思想的哲学转变之外，精神分析伴侣治疗实践中最明显的改变也许是从个体治疗向联合治疗的转变。Dare（1998）运用了其他取向的许多干预措施（从沟通训练、问题解决策略到后现代家庭治疗干预）。伴侣以一种联合的形式参与治疗，其中解释被用来中和和整合攻击性和力比多需要，从而激发行为。通过联合工作，移情主要发生在配偶之间，而非发生在伴侣一方和分析师之间。虽然像 Zeitner（2003）这样的当代分析师并不提倡所有的精神分析从业者都成为伴侣治疗师，但他强调了解伴侣关系动力的重要性："对于所有执业精神分析师来说，必不可少的是对伴侣互动、伴侣的相互依赖、通过投射性认同的发展在婚姻和伴侣关系形成中发生的相互塑造过程，有扎实的知识基础和精神分析性理解"（p.361）。

客体关系和客体关系伴侣治疗

也许没有人比 Jill Scharff 和 David Scharff 在客体关系伴侣治疗的发展、培训和实践方面做得更好。他们一起（Scharff & Scharff，1991）和分别（Scharff，2001，2003；Scharff & Bagnini，2002；Sharffde & Wrela，2000）写

了大量关于客体关系伴侣治疗的文章。他们借鉴了 Dicks（1967）的研究成果，改编了客体关系理论的团体模型来解决伴侣问题，这为许多治疗师提供了一个跨界桥梁，使他们得以在实践中与伴侣工作。这为现代伴侣治疗提供了心理动力学和领悟取向的构想和技术。本章的这一部分将详细介绍他们的工作。

核心概念

在经典精神分析中，基本动机是驱力减少，而在客体关系视角中，基本动机是客体寻求。在描述客体关系的方法之前，回顾一些基本的术语可能会有所帮助（见表 4.2）。"自我"指的是个体，"客体"指的是另一个人被内摄（这里是指象征性地被个体吸收）的某些方面或品质。因此，客体关系是指先前人际关系的内摄性表征。客体关系可以进一步描述为个体与他人之间的情感联结。因此，这个术语暗含了个体爱他人和与他人建立适当关系的能力。每种客体关系都含有一个自我表征、一个客体表征和一个情感成分。此外，客体关系被吸收成为发展中的自我的一部分（Kemberg，1996；Scharff & Bagnini，2002）。

表 4.2　客体关系伴侣治疗的基本术语及其定义

自我	个体。
客体	另一个人被内摄的某些方面或品质。
内摄物	被个体象征性地吸收的客体。
客体关系	先前人际关系的内摄性表征，这也被吸收成为发展中的自我的一部分。这种关系代表着个体与他人之间的情感联结。每种客体关系都含有一个自我表征、一个客体表征和一个情感成分。
投射性认同	伴侣双方的互动方式，它代表了先前关系的重演，该关系被投射到伴侣身上。客体（伴侣）的行为必须定期与主体投射在他身上的行为相似（即接受并认同投射）。
共谋	一种非言语的过程，通过这种过程，伴侣选择安排（即投射性认同）在一段关系中得以维持。

来源：根据 Scharff 和 Bagnini（2002）而做的总结。

母婴之间的最初客体关系塑造了后来的人际关系模式，包括与配偶的关系。客体关系理论认为，婴儿主要是在寻求与母亲的关系，而不是仅仅寻求本能的满足（Fairbairn，1952）。这种早期的联结是很重要的，因为如果没有"足够好的母爱"（母亲适应孩子的需要而不让孩子窒息或退缩），随后的人格发展将受到损害（Winnicott，1965）。

由于母亲试图为孩子提供食物、保护、情感养育及爱和纪律，因此，原始联结的形成具有不同程度的矛盾特征。一开始，儿童会认为所有客体都是全好或全坏的，因为他无法在情感上或观念上体验到它们是好或坏的混合。正常情况下，这会发展为一种矛盾心理的整合，它使得儿童能够将客体体验为兼具好的特征和坏的特征。随着这一点在自我和他人身上都能被容忍，儿童不再将客体原始地分裂为对立的部分或表征。当感知到的消极体验可以被容忍和掌控时，儿童就发展出了内在的客体恒常性（Mahler，Pine，& Bergman，1994；Scharff & Bagnini，2002）。

基于客体关系理论，客体关系伴侣治疗将人格理解为一种动态关系中自我部分和客体部分组成的系统，这种动态关系形成于早年与重要养育者之间的关系，并在伴侣关系中重演。通过投射性认同，我们在配偶身上找到了自我丢失的部分，这些丢失的部分被重新整合进自我或被掌控。伴侣关系为重塑自我各部分的动态关系提供了背景，自我各部分通过伴侣双方的无意识互动而被修改。客体关系伴侣治疗的目标是创造一个空间，鼓励伴侣为彼此提供一个更好的抱持环境。这可以提高伴侣双方容纳彼此投射的能力，使关系中的投射和内摄系统在更关心对方和尊重自我的情况下运作（Siegel，2013）。

伴侣选择

客体关系治疗师将人际关系（包括婚姻关系）理解为个体试图寻找自己以外的人和事物，并在情感上依恋于此。婚姻满意度的基础是配偶接受伴侣的需求，因为他能够像一个好父母那样，投射性地认同或容忍这些需求。伴侣选择理论——婚姻伴侣选择的原因及其与婚姻冲突的关系——也许是精神分析观点最重要的遗产。

根据经典精神分析的观点，需求代表了一种理想化形式，其中的客体是未实现的自我理想的替代品（Scharff，2001）。因此，举例来说，有强烈支配欲的人会选择有强烈顺从需要的配偶。遗憾的是，经典理论不能充分地将伴侣选择解释为相互交换，而客体关系理论却可以。

伴侣的客体关系视角是建立在投射性认同和共谋的基础上的。投射性认同是配偶之间的一种互动方式，代表了先前关系的重演。儿童通过内摄（象征性地吸收）父母之间的关系（包括冲突双方）来处理与父母的冲突。在投射性认同中，自我的某些内摄部分被分裂或拒绝，然后投射到符合这种分裂的配偶身上（Scharff，2003）。换句话说，一个深层无意识的"想法"被设定，其中伴侣双方交换对对方的固定看法。例如，"只要你认为我没有性欲，我就认为你不性感。"投射性认同要得以发生和继续，客体必须不时地表现出主体投射在他身上的行为。换句话说，只有配偶双方愿意在无意识的水平上接受并认同投射，这种关系才能继续。

根据 Dicks（1967/1993）的观点，共谋是一种非言语的过程，通过这种过程，伴侣选择安排（即投射性认同）在一段关系中得以维持。这种无意识的契约有一个有趣的矛盾元素：每一方都承诺他将帮助另一方修通早年的冲突和伤痛，但同时又保证这些冲突不会被解决，什么也不会改变（Dicks，1967/1993）。

此外，这一契约减轻了双方成长的责任，并使双方不必为改变和发展而感到焦虑和付出努力。简而言之，共谋是伴侣双方的一种协作，在这种协作中，我们不仅选择了配偶，还达成一种默契，即会满足对方未被满足的需求。契约的另一个特点是，即使面对冲突或相反的信息，伴侣双方都会支持和维持对方的自我认知。有人说，选择配偶更像是重新找到一个旧的爱的客体，而不是找到一个新的客体（Friedman，1980）。因此，从客观关系的视角来看，"我想嫁给一个像亲爱的老爸一样的男人"这句歌词中包含了更多的真理。

关系冲突

维持一段爱情关系需要相当高的成熟度。根据 Kernberg（1976）的说法，维持爱情关系需要伴侣双方建立一种完整客体的关系，而不是一种部分客体的关系。婚姻/关系满意度是配偶双方都拥有足够分化的客体关系的结果。这种成熟是明确的性别角色、有效的沟通、处理问题时负责任的行为以及相互满意的合作能力的结果。对于大多数伴侣来说，这样的成熟需要花费大量时间和精力，其中很大一部分涉及原来共谋的改变。当投射性认同系统因痛苦而产生不平衡时，就会导致关系中的困扰和不满。Scharff 和 Bagnini（2002）列出了这种不平衡的几个原因：

（1）投射和内摄过程不再是相互满足的；（2）容纳配偶的投射变得不可能；（3）客体关系的固化而非可修改；（4）生殖区非唤起的投射性认同无法被性经验修改；（5）所爱客体的各个层面必须被分裂，以便在不太危险的情境中体验，这导致了三角关系（涉及孩子、爱好、工作、朋友、父母或情人）。

（p.63）

随着投射性认同系统的崩溃和隐性共谋的终结，每个配偶可能会开始看见对方，这就像第一次真正的看见。通常，伴侣双方不喜欢他们所看到的。因此，从分析的角度来看，婚姻冲突是由于不适当的需求和无意识的期望，以及无法应付失望和幻灭而造成的。

矛盾的是，最初吸引伴侣的特质反而成为他们困扰的中心点。例如，妻子最初可能会被丈夫吸引，因为她认为他"沉着冷静，知道他的生活将走向何方"。她对这些品质感到敬畏，因为她自己并不具备这些品质。所以这段关系的发展是基于一种有点不合理的观念，即她只要和他在一起，就能以某种方式分享那些令人钦佩的品质。但是，随着婚姻中发生的冲突和不满，她开始意识到那些曾经具有吸引力的品质所具有的消极方面。现在她认为他专横、过分控制、心胸狭窄。

只要配偶被无意识地理想化，那么对于该配偶的任何矛盾情绪都会被压抑。但是，随着所爱客体的理想化形象变淡，矛盾的情绪逐渐增强，这不仅会导致人际间的冲突，也会导致内在的冲突。简而言之，问题的关键不是丈夫无法满足妻子的需要，而是妻子心理内在结构中的矛盾和对立。这些对立使得满足妻子的需求变得不可能，婚姻的不满和冲突持续增加（Scharff，2003）。

评估策略

分析性伴侣治疗师可以通过多种方式收集和组织一对伴侣的信息（Siegel，2013）。虽然对于问题的诊断是在治疗的相对早期进行的，但是评估是贯穿始终的一个持续过程。经过几次会谈过程，治疗师分析移情和反移情，可以获得有关伴侣关系的详细信息。Martin（1976）提出了一个三步程序，包括开场陈述、每对配偶的个人历史和婚姻关系的历史。

在开场陈述中，治疗师核查每一方对当前关系的不满之处，通常包括孩子、财务、性和姻亲。"在你们的关系中需要增加什么，需要减少什么"成为中心主题。治疗师试图阐明伴侣选择时的积极力量和消极力量，这些力量仍然影响着婚姻的满意度。

然后，伴侣治疗师开始在五个方面评估每一方的个人生活史：最早的记忆、后来的童年和青春期记忆、当前的和反复出现的梦、幻想和白日梦及病史（应当区分导致身体症状的心理问题和生理问题）。治疗师以配偶的个人生活史作为理解的基础，开始对伴侣关系进行评估。治疗师将探索伴侣初次相遇的细节、有意识和无意识的吸引力及婚姻契约（每个配偶关于关系中的义务和获益方面的已表达和未表达的期望与信念）。治疗师也将研究与婚姻阶段（婚姻生命周期）相关的发展因素与婚姻冲突的关系。治疗师会了解详细的性史，以澄清性方面的困难在多大程度上掩盖了个体问题和关系问题（Scharff & de Varla，2000）。

评估阶段的最后一步，是对治疗合同的讨论。正如婚姻契约有其有意识和无意识的方面，伴侣双方与治疗师订立的治疗协议也是如此。因此，治疗师需要了解双方对治疗结果的信念和期望，以及他们所认为的自己在治疗过程中的角色。然后，治疗师和伴侣双方协商治疗协议的细节。澄清治疗协议的过程，不仅有助于治疗师了解伴侣并指导治疗，还可以作为伴侣在制定可行的婚姻契约时效仿的榜样（Siegel，2013）。

治疗过程

客体关系理论认为，婚姻冲突是有意识和无意识需求的相互满足失败的结果，因此客体关系伴侣治疗的主要目标是重构伴侣的感知和期望，使它们的现实基础更牢靠。心理觉察能力的增强和伴侣双方的成长是改善婚姻功能的先决条件（Siegel，2013）。

尽管也可以安排单独的治疗（尤其是在评估阶段），但伴侣治疗通常会要求伴侣双方一起参加治疗。治疗师的作用是澄清和解释配偶之间客体关系的功能失调。这是通过治疗师作为移情客体的功能实现的，其中冲突被重新体验、再现（reenacted），然后得到解决。伴侣双方也可以作为彼此的移情客体，治疗师会提供澄清和解释。

治疗阶段

有研究确定了客体关系伴侣治疗本质的 11 个组成部分（Scharff & Bagnini，2002），如表 4.3 所示。第一个部分是设置框架，客体关系伴侣治疗师管理初始访谈的焦虑、设置治疗结构并进行诊断性访谈。这包括传达一种对治疗需要什么的清晰理解，以及获得来访者的合作。倾听无意识指的是治疗师倾听那些没有被言说的内容，并注意对患者反应和非语言行为的无意识反应。在卷入偏好方面保持中立是治疗师的首要态度，即不站在伴侣任何一方。心理空间的创造与治疗师提供的安全环境有关，在这里，当来访者解决他们的问题时，他们的焦虑可以得到涵容（即心理上的"抱持"）。使用治疗师的自我：负性能力是指治疗师将自己作为一个中立的观察者引入来访者的故事。它与心理空间有关，其中"我们不会以某种方式……被过去的记忆所束缚，也不会被对与来访者关系的渴望所蒙蔽"（Scharff & de Varela，2000，p.85）。客体关系的伴侣治疗还要处理必要的移情和反移情工作。

表 4.3 客体关系伴侣治疗的组成部分

---

1. 设置框架
2. 倾听无意识
3. 在卷入偏好方面保持中立
4. 创造心理空间
5. 使用治疗师的自我：负性能力
6. 利用移情和反移情工作
7. 解释对亲密的防御和焦虑："因为从句"
8. 利用幻想和内部客体关系工作
9. 对梦的工作
10. 修通
11. 治疗结束

来源：改编自 Scharff 和 Bagnini（2002）。

　　当客体关系伴侣治疗师利用移情和反移情工作时，有多个治疗维度在起作用。具体来说，治疗师意识到两种层次的移情：个体的聚焦移情和源于伴侣的移情（或称情境移情，Siegel，2013）。

　　情境移情（或伴侣双方对治疗师的共同感受）揳入治疗师的反移情。这种反移情并不被视为治疗师的病理表现，而是一种深入伴侣双方情感问题核心的重要手段（Siegel，2013）。

　　对移情和反移情的分析，使治疗师解释来访者对亲密的防御和焦虑成为可能。一旦对伴侣的投射性认同过程有了好的理解（通过前面阶段的修通），治疗师就可以确定"回避的关系"是什么（例如，"我之所以变得像我妈妈那样霸道，是因为一再对你失望，因为你破坏了关系并使我失去了客体"），以及呈现的行为（通过焦虑和防御）如何保护伴侣不被回避的关系所伤害（这称为"因为从句"）。然而，具有讽刺意味的是，阻止关系变成这样的防御本身，就以一个自我实现、自我挫败的预言对伴侣造成了巨大的破坏。当治疗进入下一个阶段后，治疗师利用幻想和内在客体关系工作，能够理解原始客体关系在原生家庭中的起源，以及它如何导致投射性认同系统的发展，并导致对回避的关系的恐惧（Scharff & Bagnini，2002）。

　　对于客体关系伴侣治疗师来说，"对梦的工作"是治疗过程的重要方面。

在这里，治疗师可以对伴侣潜在的心理冲突、压抑的情绪和无意识的客体关系进行解释（Siegel，2013）。通常，对于伴侣必须做的事情，意象或解释可能是一个强有力的隐喻。

"修通"阶段意味着重复前一阶段的探索和解释工作，直到伴侣双方的防御被理解和解决。这个过程一直持续到伴侣内化了治疗空间，可以亲密地联结、互相理解，并在心理上抱持对方（Scharff & de Varela，2000）。作为修通防御和焦虑的结果，伴侣双方都意识到了自己的投射性认同过程，并意识到自己必须对此负责（而不是期望对方去完成它）。此时，治疗结束是适当的。在治疗结束阶段，治疗师与伴侣一起哀悼治疗关系的丧失，承认已做的工作以及关系发生的改变——无论是积极的还是消极的（Scharff & Bagnini，2002）。

干预策略

客体关系伴侣治疗师采用与上一节相同的精神分析方法：治疗联盟的发展、对梦的工作以及对阻抗和移情的分析／解释。然而，在与伴侣工作时，其中一些策略的应用有所不同，特别是对阻抗和移情的解释（Siegel，2013）。

阻抗代表了伴侣在日常生活中对焦虑的防御。阻抗也是一种花招，会干扰配偶在婚姻关系中获得满足的能力。阻抗通过阻止伴侣和治疗师碰触那些令人痛苦的、激发焦虑的无意识想法，在伴侣治疗中起作用（Scharff，2001）。通过对阻抗的解释和修通，伴侣双方获得了领悟、减少了适应不良的行为并提高了婚姻满意度（Scharff & Bagnini，2002）。

对于客体关系伴侣治疗师来说，对移情的分析和解释尤为重要。当负面的形象和想法被投射到配偶身上时，该配偶很可能会以一种源于早期内化客体的扭曲的方式做出反应。这就导致了一种无意识的共谋，这种共谋可以无限期地维持功能失调的婚姻冲突。通过理解和解释这种共谋过程，治疗师可以帮助伴侣对自己的心理冲突有所了解。在这个过程中，伴侣开始理解过去的内化客体是如何影响现在的功能的。此外，这些类型的解释有助于伴侣双方修通阻碍婚姻满足的早期的适应不良模式。由此，伴侣双方通常都能从因对方的反应而自责所导致的内疚、困惑或沮丧中解脱（Siegel，2013）。

辅助技术

客体关系伴侣治疗师也使用其他治疗取向的方法。仔细阅读客体关系伴侣治疗师的著作，你会发现这些治疗师在阐述伴侣婚姻冲突的本质时，主要是分析性的，但在描述治疗干预时，往往是行为的、策略的和系统的（Siegel，2013）。

自体心理学和意象关系疗法

"意象（imago）"是英语"意象（image）"的拉丁文单词，弗洛伊德最初用该词来描述一个人对父母的无意识理想化的心理表征，这种心理表征是在生命早期形成的，并在成年后保留下来（Love & Shulkin，2001）。Harville Hendrix 扩展了弗洛伊德关于意象的概念，并使其成为功能正常和功能失调的关系的核心特征。1988 年，他出版了一本畅销书，名为《得到你想要的爱：伴侣指南》（*Getting the Love You Want: A Guide for Couples*）。他和其他几位作者创造了一种动力取向伴侣疗法，并将该系统疗法命名为意象关系疗法，这重新激发了人们对心理动力疗法的兴趣（Hendrix，1988，1992；Love & Shulkin，2001；Luquet，1998）。IRT 是自体心理学的延伸，自体心理学本身是精神分析传统中的一个相对较新的理论（Luquet，1998），由海因茨·科胡特（Heinz Kohut）倡导和开创。在许多方面，自体心理学实际上是对客体关系理论的一种改进，但在重点和干预方面有所不同。我们将首先介绍自体心理学对 IRT 的一些重要影响，然后讨论使用意象伴侣疗法进行的治疗。

自体心理学

自体心理学的基本概念是自体客体。从一开始，儿童就将某些个体（尤其是母亲）体验作为自体的一部分。这些个体在儿童的头脑中是如此紧密地交织在一起，以至于自体和客体合二为一，融合为一个自体客体。儿童在这一早期阶段的体验在很大程度上决定了儿童的自体是相对健康的，还是功能失调的（Livingston，1998）。

按照功能和性质，我们可以将自体客体分为三种（Kohut，1977）。第一种是镜映自体客体。这有点像自豪的父母，通过鼓励和赞美来培养儿童的掌控感、活力和成就感（自尊）。第二种是理想化的父母意象。这指的是父母的在场（presence）为儿童提供了一种平静和自信。这种父母意象帮助儿童发展出一种感觉——世界基本上是可预测的、安全的。第三种是另我/孪生功能，其特征是："你像我一样，我也像你一样，我们共同分享技能和能力"。儿童的自体客体就是为儿童提供这些功能的人（通常是父母），而成年以后，配偶或伴侣就成了我们的自体客体（这是 IRT 中的重要概念）。

父母通常具有根基牢固且独立的自我，他们能够为儿童提供镜映的、共情性的养育，以及利于成长和发展的内聚环境。这种类型的体验使儿童表现出父母可以接受的骄傲和自我表现欲。儿童因此能够发展出一种安全、有活力和内聚的自体感。然而，当父母的自体本身脆弱或不牢固时，儿童的自体客体体验往往会被扭曲。对儿童所取得的成就习惯性地忽视或拒绝鼓励，可能会增强父母原本的低自尊，其代价却是儿童无法发展出健康和连贯的自体感。如果在实现或维持内聚、活力和协调方面存在重大失败，儿童就可能出现自体障碍，特别是自恋或边缘型人格障碍（Kohut，1977）。早期自体客体关系中的扭曲体验造成的后果是，发育不良的自体在自尊受到威胁的情况下极易出现碎片化（自体内聚力的丧失），这被称为自恋损伤。

科胡特（1971）用镜映移情和理想化移情来描述自恋需求。在镜映移情中，个体的自体感是通过一个理想化的或夸大的自体维持的，这个自体需要另一个人持续且完全的欣赏。在理想化移情中，个体的自体感通过他人的理想化形象（理想化的父母意象）得以维持，而且这个理想化的"他人"要持续并完全地保持着对个体的关注。科胡特指出，有镜映期望的个体往往对实际或想象的反对和批评非常敏感，而有理想化期望的个体往往对疏忽或忽视非常敏感。在 IRT 中，当关系中出现问题时，这两个过程都会发生并成为治疗的焦点（Love & Shulkin，2001；Luquet，1998）。

IRT 的核心概念

IRT 认为，无意识因素在伴侣选择和亲密关系冲突发展中起着重要作用。无意识的伴侣选择创造了一个机会，让人们可以通过增加与成年恋人的共情、理解和沟通来修复在童年时失去的联结。在治愈童年创伤这方面，IRT 强调在关系范式中成长，关注"关系中的自体"而非"独立的自体"。成长被认为是通过关系来实现的，而不是通过个体化和分离——有些人认为这是人格发展的目标（Gehlert，Schmidt，Giegerich，& Luquet，2017）。

"关系中的自体"首先是在婴儿期发生在儿童和养育者之间。在这最初的亲密关系中，儿童通过行动和言语来定义自己，而这些行动和言语要么得到早期养育者的确认，要么被忽视。随后，这些互动促进了一个成长过程，该过程要么带来了联结和共情，要么导致了防御性的隔离。如果在亲密关系中有持续的侵害行为，儿童就会学习并实施自我保护。IRT 可以通过重建伴侣双方的联结来纠正这种童年期的不良体验。

治疗过程

IRT 治疗师采取一种指导的立场，包括传授技能、鼓励冒险和监控进展。伴侣通过双方同意的家庭作业来承担起改变的责任，这些作业的基础是治疗过程中的发现（即意象）。IRT 的最终目标是教给伴侣必要的技能，以便他们运用关系的自愈特性，减少对治疗师的需要（Gehlert et al.，2017）。

评估

IRT 中的主要评估策略是使伴侣双方的意象呈现出来（见表 4.4）。通过回答一系列有关童年经历（正面和负面）的问题，可以实现这一点。此外，伴侣双方也可以讨论他们的特殊挫折及其处理方式。然后，这些信息被概括成一个整合的整体，构建出伴侣双方的意象，其中包含了与配偶冲突的关键元素。

治疗干预

在 IRT 伴侣工作中有四种策略：（1）伴侣对话和情感安全的创造；（2）意象心理教育；（3）挫折的重构；（4）使关系重新浪漫化。在第一种策略——伴侣对话和情感安全的创造——中，伴侣双方学习如何减少他们之间的紧张关系。一般认为，在治疗的开始阶段，双方都处于高度防御的状态，不太能接受对方说的话。而治疗中的伴侣对话是一种有结构的交流工具——每个人轮流发言，然后不加评判地倾听对方。接下来，伴侣双方学习如何确认对方的观点（这与同意对方不同），以建立信任和相互尊重。最后，在伴侣对话中，每个人都学会了如何共情对方。一旦完成了这一步，并营造了一个安全的环境，那么就可以对每个人的意象进行探索，并对意象所带来的影响进行心理教育（见表 4.4）。接下来，伴侣双方会回顾他们表达和处理挫折的方式。Luquet（2000）阐述了 IRT 的核心原则，他说："挫折中蕴含着个人成长的种子。自然界设置亲密关系，是为了帮助人们从童年关系挫折所导致的创伤中疗愈，这是通过成年关系中积极的互动而实现的"（p.119）。最后，伴侣双方开始"使关系重新浪漫化"，这是一种重新开始培养关系中新的、积极的习惯的方式。这包括行为改变的请求，这些请求遵循着伴侣对话中尊重的沟通模式，遵循着关爱行为清单，即双方各自列出一张清单，上面写着对方可以做哪些事情来表达自己的爱和关注，而这些事对方也能识别并做出回应。这就开启了一个与伴侣相互疗愈和有益互动的积极循环，从而促进双方成长和关系和谐。

表 4.4　意象练习

拿一张纸并将其分成标记为 A、B、C、D 和 E 的五个部分。

在纸张的指定区域内回答以下问题。

A. 思考一下自己的童年（从出生到 18 岁），列出养育你或对你的生活有影响的人的至少三个突出的负面特征（如愤怒、刻薄、冷漠、悲伤、沮丧等）。

B. 现在列出这些人的三个正面特征（例如关心、慷慨、快乐、聪明、有趣等）。

C. 回想你的家庭成长过程，你最需要或最想从你身边的人那里得到什么——你内心的渴望是什么（例如，我需要感到安全，我需要感到自己是重要的，等等）？

D. 现在，回想一下童年最快乐的记忆。这些记忆可以是与你的家人或朋友在一起，在学校内或校外，等等。然后列出你在这些时刻的感受（如快乐、安全、被爱等）。

E. 最后，回想一下你小时候受到的挫折，不只是和你的家人，而是和任何人（如朋友等），并描述你是如何应对这些挫折的（如生气、大喊大叫、工作更努力、独处、责怪他人等）。

完成之后，请返回并在每个回答之前写以下语句：

1. 我被一个……的人所吸引。

2. 而且，我期望他变得……

3. 这样我就可以获得……

4. 并感觉到……

5. 但是，由于……我阻碍了自己得到这些。

一旦所有这些都填好了，你就可以得到关于伴侣双方的意象的描述。

来源：改编自 Hendrix（1988）和 Luquet（1998）。

伴侣治疗师通过一些具体的干预措施，积极帮助伴侣学习和应用建立联结的技能。这包括伴侣对话、亲子对话、行为改变请求对话和意象检查（Imago Relationships International，2014）。以下案例将说明如何在临床环境中综合使用这些策略。

第三章介绍了艾伦和玛格丽特的案例。当他们来接受伴侣治疗时，他们已经结婚 15 年了。艾伦抱怨玛格丽特"没有时间和我在一起"，而且她"忽视了自己对两个孩子的责任"，因为她花时间在教会里协助牧师。玛格丽特则主要抱怨艾伦冷漠，且控制欲强。如果他们正接受一个意象关系治疗师的治疗，他们可能会开始一些重新联结的练习，以恢复一定程度的安全和信任关系。接下来，他们可能会完成"我的意象"练习（见表 4.4），可能如下所示：

艾伦的意象

A. 我被令人窒息、过度保护和有需要的人所吸引。

B. 而且，我期望她变得有能力、有奉献精神、有爱心。

C. 这样我就能获得稳定、舒适和安宁。

D. 并感觉成功且有力量。

E. 但是，由于我发火和苛求，反而阻碍了自己得到这些。

玛格丽特的意象

A. 我被自大、冷酷、控制欲强的人所吸引。

B. 而且，我期望他变得稳定，知识渊博。

C. 这样我就能获得安全感和照顾。

D. 并感觉自己是特别的和被需要的。

E. 但是，由于我逃避冲突和取悦他人，反而阻碍了自己得到这些。

在他们生命中的这个阶段，我们可以看到，基于他们的意象，每个人的确都在某些地方满足了对方的一些需求。但是，这也开始出现问题，并导致了冲突，从而让他们进入治疗。回想一下，艾伦曾期望玛格丽特会一直照管家里的事情，自己没有时间或不愿去做，这样他就能够专注于自己的事业。他需要玛格丽特成为自己的干事，而她参与其他活动威胁到了他的成功。结果，他发脾气，以设法使她适应自己的需要，这种方法以前通常有效，但现在不行了。玛格丽特最初被艾伦吸引，是因为他看起来是那么自信，而现在，她对他的冷漠、自私的生活方式和控制行为感到愤怒。因此，当他对她的抱怨和需要他的关注无动于衷时，她会更加努力地向他展示她是多么有用，并停止唠叨。

对艾伦和玛格丽特的 IRT 治疗，将包括获取意象信息和重新建立联结的练习。重点将放在每个人在关系中的挫败感以及他们如何以破坏性的方式应对（例如，发脾气，回避冲突等）上。伴侣双方将学习一些策略，以理解自己的需求和挫折感信号，并理解伴侣的需求和挫折感表达。然后，伴侣双方将学习如何帮助对方满足需求，并治愈过去的挫折感，而不会对双方的关系产生负面影响。最后，从 IRT 的角度来看，这对伴侣将致力于使关系浪漫化，从而用积极的互动取代消极的互动。IRT 治疗师经常使用的一个练习是，帮助每一个伴侣创建一个关爱行为清单，另一个伴侣可以通过这些清单上的行为来表达爱和尊重，这样对方就能很快识别。伴侣的意象信息可以帮助他们制定这个清单，使清单上的行为对对方而言不止可行，且做起来并不困难。对于许多伴侣来说，这些目标通常可以和 IRT 治疗师通过 10 ~ 12 次的治疗来实现（Luquet，2000）。

研究支持

虽然坊间报道和案例研究表明，IRT 改善了伴侣关系，但为证明该方法的有效性和疗效，实验研究是必要的。许多准实验设计研究证明了 IRT 的有效性。其中一项研究发现婚姻满意度发生了显著变化。该研究的研究对象是超过 200 名意象伴侣工作坊参与者，对其进行了为期三个月的跟踪研究，时间从婚前持续到婚后。从工作坊的开始到结束，为期两天的强化培训使伴侣双方的婚姻满意度和沟通方式发生了显著变化（Schmid，Luquet，& Gehlert，2016）。另一项针对低收入拉美裔伴侣的研究发现了类似的变化（Muro & Holliman，2014）。一项关于意象疗法短期培训的研究表明，正如经过训练的观察者所指出的那样，伴侣双方的共情行为显著增加（Holliman，Muro，& Luquet，2016）。

证明方法有效性的黄金标准是随机对照试验研究。最近，一项此类研究的结果被报道出来（Gehlert et al.，2017）。这项研究涉及 14 对因痛苦来寻求治疗的伴侣，他们完成了 12 次 IRT 治疗，该研究调查了在治疗后和随后的 12 周内，治疗对他们的婚姻满意度的影响。对照组由 16 对正处于痛苦中的伴侣组成。接受治疗的伴侣的婚姻满意度有统计学意义上的显著提高，而对照组的伴侣则没有。尽管从治疗结束到随访期间，婚姻满意度呈显著下降，但仍显著高于治疗前。值得注意的是，虽然在统计学上有显著性差异，但治疗组的改善在临床上却并不显著。研究者得出结论，将治疗限制在 12 次对大多数伴侣来说并不足以产生有意义的改变，尽管对三分之一的参与者来说已经足够了（Gehlert et al.，2017）。

关系精神分析和关系精神分析取向伴侣治疗

一段时间以来，在思考伴侣治疗的实践方面，当代精神分析一直缺乏一种全面的关系方法。诚然，关系精神分析为早期的精神分析观点提供了另一种立场，后者认为心理结构在先天上是由驱力组织的，人类的发展是基于这些驱力的。关系精神分析有力地挑战了早期的精神分析实践，这些实践强调中立、节制，当这些原则被严格地使用时，会让来访者感觉被病态化和被误解。无论是在临床工作还是在写作方面，关系精神分析师都更具有互动性、更直接，并公开了他们在治疗过程中的亲身体验。显然，关系精神分析对一些基本的精神分析理论进行了崭新的、令人振奋的重新诠释，从而产生了新的思维、实践和培训方式。

但是直到最近，在解决伴侣治疗问题上，当代的精神分析还没有发展出一种关系方法。关系精神分析是精神分析中最可能有所发展的流派，因为它明确关注个体与他人的关系。因此，关系精神分析似乎最适合伴侣治疗。然而，这并没有转化为一种全面和系统的伴侣治疗方法。Philip A. Ringstroni 出版的《伴侣治疗的关系精神分析方法》(A Relational Psychoanalytic to Couple Psychotherapy，Ringstroni，2014）改变了这一切。

该疗法分为六个步骤，按照 Ringstroni 的描述，这是非线性的、无层次的步骤或阶段。他强调，这并非必须严格遵循的治疗过程。相反，六个阶段是递归的（即它们是重复并循环的）。治疗并非沿着一条清晰的轨迹，而是一段进入无意识的未知世界的旅程。在这一点上，该疗法不同于其他步骤明确的、众所周知的方法。

影响治疗过程的三个治疗目标（Ringstroni，2014）：

1. 在亲密关系的背景下促进自我的实现。
2. 伴侣双方都能具备相互认可而不是相互否定的能力。
3. 关系具有自己的智慧。

伴侣关系中普遍存在的问题是：责备、难以相互认可，以及在亲密关系中难以获得一定程度的自我实现，因此，这种方法已被与伴侣一起工作的精神分析治疗师所接受。

这三个目标是治疗过程六个步骤的基础，具体反映在治疗师的六项任务中，这提供了贯穿整个治疗过程的治疗目标。表4.5列出了这六个步骤。

表 4.5　治疗过程六步法

1. 协调伴侣双方的主体性。
2. 帮助伴侣谈出自己对现实的看法。
3. 探索当前问题与双方各自的成长史有怎样的渊源。
4. 关注移情并探索其传达的意义。
5. 使伴侣以促进性的而非破坏性的方式看待对方。
6. 增强伴侣双方与他人相处的能力，共同克服困难。

这些步骤中，首要的是治疗师要对伴侣不同主体性进行协调，其中，每个人对他们同处的"现实"的看法非常重要。通过探索他们的成长史，尤其是对性别、年龄和文化的重点关注，伴侣双方的这些看法被栩栩如生地呈现出来。由此，治疗师可以考察伴侣双方的过往冲突是如何在解离的自我状态（dissociated self-states）中表现出来的。这种觉知，提高了伴侣双方相互认可和更真诚地重新协调彼此关系的能力，并进一步促进了双方的自我实现。

结束语

本章考察了基本的精神分析概念（包括经典精神分析、客体关系、自体心理学 /IRT 和关系精神分析等）在伴侣治疗中的应用，并描述了相应的治疗方法和过程。其中，我们之所以详细阐述了客体关系方法，是因为它更成熟、更广泛，并且更好地结合了系统理论。我们也对意象伴侣治疗进行了详细介绍，它是伴侣治疗中最常用的精神分析方法。它还获得了相当多的研究支持，这将增加它获得循证地位的机会。最后，精神分析取向的治疗师对关系精神分析方法产生了极大的兴趣。不幸的是，与经典精神分析和客体关系伴侣治疗一样，除非获得研究支持和循证地位，否则它的未来仍然堪忧。

在第五章中，我们将介绍认知行为疗法取向的伴侣治疗理论。

参考文献

Dare, C. (1998). Psychoanalysis and family therapy: The old, old story? *Journal of Family Therapy, 20*(2), 165–176.

Dicks, H. (1967/1993). *Marital tensions*. London, England: Routledge and Kegan Paul. (Reprinted 1993 by Karnac Books.).

Fairbairn, W. (1952). *An object-relations theory of personality*. New York, NY: Basic Books.

Framo, J. L. (1982). *Explorations in family therapy: Selected papers of James L. Framo*. New York, NY: Springer.

Framo, J. L. (1990). Integrating families-of-origin into couple therapy. In R. Chasin, H. Grunebaum, & M. Herzigs (Eds.), *One couple, four realities: Multiple perspectives on couple therapy*. New York, NY: The Guilford Press.

Framo, J. L. (1992). Integrating families of origin into couple therapy. In R. Chassin, H. Grunebaum, & M. Herzigs (Eds.), *One couple, four realities: Multiple perspectives on couple therapy* (pp. 49–57). New York, NY: Guilford Press.

Framo, J. L. (2013). *Family-of-origin therapy: An intergenerational approach*. New York, NY: Routledge.

Freud, A. (1936). *The ego and the mechanisms of defense*. New York, NY: International Universities Press.

Friedman, L. (1980). Integrating psychoanalytic object-relations understandings with family systems interventions in couple therapy. In J. Pearce & L. Friedman (Eds.), *Family therapy* (pp. 63–79). New York, NY: Grune and Stratton.

Gehlert, N., Schmidt, C., Giegerich, V., & Luquet, W. (2017) Randomized controlled trial of Imago relationship therapy: Exploring statistical and clinical significance, *Journal of Couple & Relationship Therapy, 16*(3), 188–209.

Gurman, A. S., & Fraenkel, P. (2002). The history of couple therapy: A millennial review. *Family Process, 41*(2), 199–260.

Hendrix, H. (1988). *Getting the love you want: A guide for couples*. New York, NY: Henry Holt.

Hendrix, H. (1992). *Keeping the love you find: A guide for singles*. New York, NY: Pocket Books.

Hendrix, H. (1996). The evolution of Imago relationship therapy: A personal and theoretical journey. *Journal of Imago Relationship, 1*(1), 1–17.

Imago Relationships International. (2014). *Clinical training in Imago relationship therapy: Training manual text*. Lexington, KY: Author.

Johnson, S. M. (2003). Couple therapy research: Status and directions. In G. P. Sholevar (Ed.), *Textbook of family and couple therapy* (pp. 797–814). Alexandria, VA: American Psychiatric Publishing.

Johnson, S. M., & Whiffen, V. E. (Eds.). (2003). *Attachment processes in couple and family therapy*. New York, NY: Guilford Press.

Kernberg, O. (1976). *Object-relations theory and clinical psychoanalysis*. New York, NY: Jason Aronson.

Kernberg, O. (1996). Object-relations, affects and drives: Toward a new synthesis. *Psychoanalytic Inquiry, 21*(5), 604–619.

Kohut, H. (1971). *The analysis of the self*. New York, NY: International Universities Press.

Kohut, H. (1977). *The restoration of the self*. New York, NY: International Universities Press.

Lanman, M., Grier, F., & Evans, C. (2003). Objectivity in psychoanalytic assessment of couples relationships. *British Journal of Psychiatry, 182*(3), 255–260.

Livingston, M. S. (1998). Conflict and aggression in couple therapy: A self-psychological vantage point. *Family Process, 37*(3), 311–321.

Love, P., & Shulkin, S. (2001). Imago theory and the psychology of attraction. *The Family Journal: Counseling and Psychotherapy for Couples and Families, 9*(3), 246–249.

Luquet, W. (1998). The relational paradigm. In W. Luquet & M. T. Hannah (Eds.), *Healing in the relational paradigm: The Imago relationship casebook* (pp. 1–18). New York, NY: Brunner/Mazel.

Luquet, W. (2000). Imago relationship therapy. In F. M. Dattilio & L. J. Bevilacqua (Eds.), *Comparative treatments for relationship dysfunction* (pp. 116–133). New York, NY: Springer.

Mahler, M., Pine, E., & Bergman, A. (1994). Stages in the infant's separation from the mother. In G. Handel & G. G. Whitechurch (Eds.), *The psychosocial interior of the family* (4th ed.). Hawthorne, NY: Aldine DeGruyter.

Malan, D. (1986). Beyond interpretation: Initial evaluation and technique in short-term psychotherapy. Part I. *International Journal of Intensive Short-Term Psychotherapy, 1*, 59–82.

Martin, P. (1976). *A marital therapy manual*. New York, NY: Brunner/Mazel.

Mitchell, S. A. (1986). The wings of Icarus: Illusion and the problems of narcissism. *Contemporary Psychoanalysis, 22*(1), 107–132.

Mitchell, S. A. (1992). True selves, false selves, and the ambiguity of authenticity. In N. J. Skolnick & S. C. Warshaw (Eds.), *Relational perspectives in psychoanalysis* (pp. 1–20). Hillsdale, NJ: Analytic Press, Inc.

Mitchell, S. A. (1997). *Influence and autonomy in psychoanalysis*. Hillsdale, NJ: The Analytic Press.

Muro, L., Holliman, R., & Luquet, W. (2016). Imago relationship therapy and accurate empathy development. *Journal of Couple & Relationship Therapy, 15*(3), 232–246.

Muro, L., & Holliman, R. (2014). Relationship workshop with high-risk, Hispanic couples. *North Carolina Perspectives, 9,* 51–62.

Offenkrantz, W., & Tobin, A. (1974). Psychoanalytic psychotherapy. *Archives of General Psychiatry, 30*(5), 593–606.

Polonsky, D. C., & Nadelson, C. C. (2003). Psychodynamic couple therapy. In G. P. Sholevar (Ed.), *Textbook of family and couple therapy* (pp. 439–460). Alexandria, VA: American Psychiatric Publishing.

Ringstrom, P. (2014). *A relational psychoanalytic approach to couples psychotherapy.* New York, NY: Routledge.

Scharff, D. E. (2001). Applying psychoanalysis to couple therapy: The treatment of a couple with sexualized persecutory internal objects resulting from trauma. *Journal of Applied Psychoanalytic Studies, 3*(4), 325–351.

Scharff, D. E. (2003). Psychoanalytic models of the mind for couple and family therapy. *Journal of Applied Psychoanalytic Studies, 5*(3), 257–267.

Scharff, D. E., & Scharff, J. S. (1991). *Object relations couple therapy.* Northvale, NJ: Jason Aronson.

Scharff, J. S., & Bagnini, C. (2002). Object-relations couple therapy. In A. S. Gurman & N. S. Jacobson (Eds.), *Clinical handbook of couple therapy* (3rd ed., pp. 59–85). New York, NY: Guilford.

Scharff, J. S., & deVarela, V. (2000). Object-relations therapy. In F. M. Dattilio & L. J. Bevilacqua (Eds.), *Comparative treatment for relationship dysfunction* (pp. 81–101). New York, NY: Springer.

Schmidt, C. D., Luquet, W., & Gehlert, N. C. (2016). Evaluating the impact of the "getting the love you want" couples workshop on relational satisfaction and communication patterns. *Journal of Couple & Relationship Therapy, 15*(1), 1–18.

Segraves, R. (1982). *Marital therapy.* New York, NY: Plenum.

Siegel, J. (2013). Object relations couple therapy. In A. Gurman, J. Lebow, & D. Snyder (Eds.), *Clinical handbook of couple therapy* (5th ed., pp. 224–245). New York, NY: Guilford Press.

Snyder, D. K. (1997). *Marital satisfaction inventory, revised* (MSI-R). Los Angeles, CA: Western Psychological Services.

Snyder, D. K. (1999). Affective reconstruction in the context of a pluralistic approach to couple therapy. *Clinical Psychology: Science and Practice, 6*(4), 348–365.

Snyder, D. K., & Schneider, W. J. (2002). Affective reconstruction: A pluralistic, developmental approach. In A. S. Gurman & N. S. Jacobson (Eds.), *Clinical handbook of couple therapy* (pp. 151–179). New York, NY: Guilford Press.

Snyder, D. K., & Wills, R. M. (1989). Behavioral versus insight-oriented marital therapy: Effects on individual and inter-spousal functioning. *Journal of Consulting and Clinical Psychology, 57*, 39–46.

Snyder, D. K., Wills, R. M., & Grady-Fletcher, A. (1991). Long-term effectiveness of behavioral versus insight-oriented marital therapy: A 4-year follow-up Study. *Journal of Consulting and Clinical Psychology, 59*(1), 138.

Sperry, L. (2010). *Core competencies in counseling and psychotherapy: Becoming a highly competent and effective therapist.* New York, NY: Routledge.

Winnicott, D. (1965). *The maturational processes and the facilitating environment.* New York, NY: International Universities Press.

Young, J. E. (1999). *Cognitive therapy for personality disorders: A schema-focused approach* (rev. ed.). Sarasota, FL: Professional Resource Press.

Zeitner, R. M. (2003). Obstacles for the psychoanalyst in the practice of couple therapy. *Psychoanalytic Psychology, 20*(2), 348–362.

第五章

伴侣治疗的认知行为方法

学习目标

在本章中，读者将学习以下内容。

1.认知和行为在关系功能障碍中的作用。

2.伴侣治疗的四种主要认知行为方法。

3.这些方法在临床应用和研究支持方面的新进展。

4.一个很有前途的在线伴侣治疗项目。

如前一章所述，关系互动的心理动力学观点强调了功能失调的内在心理过程，这些过程在关系中结合在一起会导致功能障碍。个体经常发现，自己的关系重现了早期（原生家庭）关系的未解决的冲突。从这个意义上说，治疗的主要焦点是伴侣双方的历史材料而非当前的互动。相比之下，认知行为方法更多地关注伴侣此时此地的因素。历史（原生家庭）材料、过去的亲密关系（友情和爱情）经历、一般思维方式、源自整体文化的关系信念，以及伴侣间当前互动的性质，这些都是评估和治疗的重要对象，但只是治疗的一部分（Baucom，Epstein，Kirby，& LaTaillade，2015）。

本章向读者介绍伴侣治疗的四种主要认知行为方法：认知行为伴侣疗法（cognitive behavioral couple therapy，CBCT）、传统的伴侣行为疗法

（traditional behavioral couple therapy，TBCT）、整合伴侣行为疗法（integrated behavioral couple therapy，IBCT）和辩证行为伴侣疗法（dialectic couple behavior therapy，DCBT）。

本章着重介绍了这些方法的一些重大进展。首先，这些方法拓展了新的临床应用范围，特别是 CBCT。其次，新的研究提供了对这些方法的支持。最后，本章描述了一个有前途的在线伴侣治疗项目。本章从认知行为方法的基本前提和特征入手。

认知行为方法的前提和特征

认知行为疗法（cognitive behavioral therapy，CBT）是一种强调认知在感觉和行为中的作用的心理治疗方法。CBT 有几种方法，包括认知疗法、行为疗法、图式疗法、辩证行为疗法（dialectic behavior therapy, DBT）、认知行为分析系统疗法（cognitive behavior analysis system of psychotherapy, CBASP）和基于正念的认知疗法。治疗伴侣功能障碍的认知行为方法是，同时使用行为干预和认知干预来改变行为和认知。

这种方法的一个主要前提是，在伴侣关系中，双方功能失调的行为和情感反应受到不适当或错误的信息处理的影响，在这种信息处理中，对事件的认知评价要么是扭曲的，要么是极端的，或者是根据一段关系应该怎样用极端或不可靠的标准来评估（Baucom et al.，2015）。行为的改变被用来促进认知的改变，反之亦然。此外，该方法还假设，一旦个体理解并改善了他们的信息处理和认知方式，其行为和情绪也会随之发生积极的变化（Baucom et al.，2015）。

虽然不同的认知行为方法存在差异，但它们都具有一些共同的特征。基于对文献的实证回顾，我们发现以下因素可以描述所有认知行为疗法（包括伴侣治疗）的共性（Blagys & Hilsenroth，2002）（表 5.1，改编自 Blagy's 和 Hilsenroth，2002）。

表 5.1　认知行为疗法的共同特征

- **聚焦于认知和行为。**这些方法的基本假设是，来访者的情绪和行为受其信念或思维的影响。由于大多数的情绪和行为反应都是习得的，所以治疗的目标是帮助患者摆脱不当的反应，并学习新的反应方式。因此，治疗的重点是识别这些不适应的信念和行为。通过评估、挑战和修改它们，来访者能够掌控那些原本无法克服的问题。

- **强调当前和未来。**CBT 强调当前的不适应思维对当前和未来功能的影响。这将其与精神动力方法和领悟疗法区分开，后两者侧重于过去经历对当前功能的影响。

- **指导性。**CBT 是一种指导性治疗方法，治疗师通过制定议程，在治疗前决定和计划要讨论的内容，并积极引导对特定主题和任务的讨论。他们还努力让来访者参与这些决策和治疗过程。同时，这些方法是协作性的，来访者被鼓励投入和参与到治疗过程中。

- **技能。**认知行为治疗师通常会教给来访者一些技能，帮助他们更有效地应对有问题的情况。来访者获得并保持治疗收益的关键，是直接改变缺乏技能和过度的行为。

- **心理教育。**认知行为治疗师向来访者提供信息，并讨论他们治疗的明确理由和使用的具体技术。为此，他们向来访者提供具体的信息（文章、书籍或讲义），以达到以下目标：（1）使来访者熟悉治疗过程；（2）增强来访者对治疗的信心；（3）增强来访者处理问题的能力。

- **家庭作业。**家庭作业和治疗间隙的活动是这种方法的另一个关键特征。这样的活动为来访者提供了机会，使其练习在治疗过程中所学到的技能，并将治疗中的收益迁移到他们的日常生活中。这些活动还可以促进和维持症状的减轻。

伴侣认知行为疗法

目前，有四种公认的基于 CBT 的伴侣疗法获得了相当多的实证支持。它们是 CBCT、TBCT、IBCT 和 DCBT。

基于 CBT 的伴侣疗法中的关键人物是当今这些主要学派的创始人和拥护者，包括 Andrew Christiansen、Norman B.Epstein、Neil Jacobson、Brian Doss、Donald Baucom 和 Alan Fruzzetti。应该补充的一点是，一些人认为 John Gottman 的方法［戈特曼伴侣治疗（Gottman method couple therapy）］是基于 CBT 的。我们同意这一观点，但我们将在第八章"伴侣治疗的整合疗法和第三浪潮"中讨论这一方法。

本章接下来的四个部分将对每种疗法进行描述和说明。

传统的伴侣行为疗法

TBCT 也被称为伴侣行为疗法。

该疗法由各种基于学习的程序组成，用于帮助伴侣双方掌握关系技能，并降低伴侣双方的嫌恶交流（aversive exchanges）比例。TBCT 的目标是通过为新的学习创造特定的环境条件，从而改变个体的问题行为（Christensen et al.，2004）。TBCT 的治疗师识别出那些影响个体调节的缺失行为和过度行为（Wheeler，Christensen，& Jacobson，2001）。一些基本技能（如沟通、解决问题、主见和谈判等）的缺乏，阻碍了来访者让配偶了解自己的需求，也阻碍了解决可能出现的冲突。大量的研究证据支持下面的临床观察，即陷入困境的伴侣双方过度使用嫌恶刺激（aversive stimulation）来影响对方，如批评和威胁，这种过度行为通常被作为治疗目标（Epstein，2003）。

传统的伴侣行为治疗师力求精确地识别问题，采用量化方法来评估发生的改变，并进行进一步的研究来验证他们的结果。他们设计的程序强调评估（对伴侣的困难行为进行分析），运用许多直接和实用的治疗技术以减轻症状，并教会伴侣提高沟通和自我管理能力。TBCT 治疗师感兴趣的是增加伴侣双方的积极互动，改变阻碍积极互动的环境条件，并训练伴侣双方保持促进改善的行为（Baucom et al.，2015）。他们不试图推断动机，揭露无意识冲突，猜测需要、驱力或诊断产生多余行为的内部病理。治疗师无须帮助伴侣双方深入了解当前问题的根源。相反，治疗的重点放在影响行为的环境、情境和社会因素上。几乎所有行为都是后天习得，而非天生的，因此，新的学习能够用来改变行为。因此，TBCT 治疗师试图训练来访者的行为，而非（依据其他模型）探究行为背后的人格。

TBCT 自创立开始就被广泛研究。"目前，它获得了空前的成功，超过20 项研究证明了它的功效"（Christensen，Dimijian，& Martell，2015，p.61）。然而，尽管有如此出色的研究记录，临床医生和研究者对它的成功越来越持怀疑态度，原因是许多伴侣在完成治疗后会复发。对数据的进一步研究发现，TBCT 尤其适用于那些"痛苦程度低、情感疏离不严重的年轻伴侣，那些不伴随个人问题（如抑郁）的伴侣，以及那些不是基于僵化的关系结构和传统的性别角色的伴侣"（Christensen et al.，2015，p.62）。但是，TBCT 对那些在合作、妥协或迁就等议题上挣扎的伴侣没那么有效。此外，如果伴侣双方存在本质上不可调和的差异，也不太适合这种方法。上述问题促进了一种新的方法——IBCT 的诞生。

　　下面的例子说明了 TBCT 的典型实践方式。

> 　　当马克和亚历克丝进入伴侣治疗时，他们已经恋爱了大约六个月。大约两个月前，他们搬到了一起，在度过了没有任何分歧的四个月之后，他们发生了第一次争吵。双方都很伤心，因为这对关系来说是个坏兆头，他们也担心同居是个重大错误。他们都承认自己对对方有很深的感情，并真心想让这段关系继续下去，但是双方都严重怀疑对方对这段关系的承诺。
>
> 　　传统的伴侣行为治疗师不会满足于对问题的一般陈述，而是会探究导致争吵或问题的行为过程的具体细节。在马克和亚历克丝的案例中，他们的争吵主要发生在晚上和周末，在这些时间里，他们没有规定要做的事情。马克通常对这些"停工期"很满足，他用来长时间在电视上观看电影或体育比赛。亚历克丝更喜欢户外活动或社交。显然，在同居之前，他们都能短期忍受对方喜欢的事情，然后回家做自己放松的事情。然而，在同居之后，他们便无法平衡他人的需求和自己的放松需求。这让他们感觉压力很大，感觉自己被迫去做对方喜欢的事情，继而引发争吵，最终他们要么是让步和怨恨，要么是分离和内疚。
>
> 　　针对马克和亚历克丝的治疗计划解决了他们某些方面的技能缺乏问题，包括如何适当地沟通他们各自对亲密和独立的需求，以及如何合作性地解决他们的问题。三次治疗后，他们练习了肯定和相互协商技巧，并制订了一个可以单独完成或共同参与的活动计划。

整合伴侣行为治疗

　　整合伴侣行为治疗（IBCT）由 Andrew Christensen 和 Neil Jacobson 在 20 世纪 90 年代提出（Christensen et al.，2015），是在 TBCT 的基础上发展出

来的。IBCT 扩展了伴侣问题的定义，超越了 TBCT 所用的"积极交流和消极交流的比率"，也扩展了干预的概念，不再局限于 TBCT 的"通过沟通和问题解决技能来关注积极的行为改变"。在这一节中，我们简要描述了 IBCT 的理论基础，描述了它如何评估和概念化伴侣问题，以及具体的干预措施。我们对 IBCT 的实证支持进行了回顾，并着重介绍了最近在临床应用方面的一些创新。

IBCT 认为，伴侣问题通常涉及几个普遍的议题，如该多大程度上依赖或独立。为了理解这些议题，IBCT 借鉴了亲密关系研究中的两个中心思想：第一，关系的核心是伴侣互动；第二，存在三个影响伴侣互动的主要因素，即伴侣双方各自的特征和互动发生的背景。

IBCT 通过简单的助记符将这些因素概念化，即关系问题的 DEEP 分析或 DEEP 理论（Christensen & Doss，2017）。

D（differences）= 伴侣双方在个性、兴趣、目标和其他方面的差异。

E（emotional sensitivities）= 伴侣双方带给关系的情绪敏感性或脆弱性，这可能使双方的差异成为一种重大困扰。例如，试想如果杰夫比辛迪更渴望亲密和相互依赖的关系，但辛迪需要更多的独立性，这种差异就可能会变得特别突出，因为当辛迪对杰夫不那么亲密时，杰夫会感到被忽视。同样，如果杰夫想要与辛迪有更多联系时，辛迪感到被控制或内疚，这也带来了困扰。

E（external circumstances）= 外部环境，特别是有压力的环境，这可能会加剧由差异和情绪敏感性造成的问题。例如，如果辛迪的工作压力很大，或者他们的居住地离杰夫的朋友和家人很远，这些背景因素可能会使伴侣双方的差异成为更大的问题。

P（patterns of interaction）= 伴侣双方在解决由上述三个因素造成的问题时的互动模式。例如，杰夫抱怨他们的关系太疏远，而辛迪则以工作需要为由为自己辩解。虽然他们的初衷都是解决问题，但这些无意识互动模式往往会使问题变得更糟。辛迪不愿再与杰夫共处，因为他总是抱怨，而杰夫对辛迪的回避感到生气。这称为"要求–退缩"互动模式，我们将在第九章中与其他模式一起介绍。

前提

IBCT 的干预观基于这样一个前提：所有的关系问题都是由一个触发行为（或不作为）和一个敏感的反应共同造成的。因此，关系问题可以通过改变触发行为或改变脆弱的反应来解决。当然，也可能同时解决这两个方面。TBCT 专注于改变触发行为或某种不作为，而 IBCT 则更强调改变脆弱的反应（代之以情绪接纳），这是因为，导致关系困扰的行为或不作为通常并非像暴力或言语虐待等行为那么过分。

IBCT 的第二个前提是，要改变触发事件和情绪反应，最好是通过"偶然形成"而不是通过"规则控制"来实现。TBCT 鼓励伴侣做出更多积极行为，并教给他们交流和解决问题的策略，而 IBCT 中的偶然性变化（contingency shaped change）是自发的，是环境变化以及由此产生的情绪和认知反应的结果。例如，如果伴侣一方理解到配偶的情绪痛苦或他们陷入的恶性循环互动，便可能会减少对配偶的责怪，并且更支持对方。虽然 IBCT 同时采用这两种策略，但它更侧重于后者，因为偶然性变化更持久（Christensen & Doss，2017）。

IBCT 整合了接纳策略和改变策略（Johnson，2003）。改变策略旨在消除或减少消极互动（如批评），并增强情绪接纳。根据 Christensen 等人（2004）的观点，IBCT 之所以关注情绪接纳，是基于以下几个假设："所有关系都存在某些不兼容的部分，我们对问题行为的反应通常与问题行为本身一样有问题，直接的改变既是一个解决办法，也通常会带来问题"（p.180）。接纳策略旨在改变来访者体验消极行为和情绪的方式。这包括增强对配偶的理解和共情。当来访者更能接纳配偶时，对方往往更愿意做出改变；反之亦然，当来访者做出了改变时，他们的行为更容易被配偶接纳。这不等于顺从或屈服。这些策略的目的是，帮助双方意识到他们是如何陷入由互动模式和/或个人历史所带来的共同陷阱中的。IBCT 理论家认识到，伴侣之间的许多冲突是无法解决的，伴侣所能期望的最好结果就是接纳彼此的差异（Dimidjian，Martell，& Christensen，2002）。

IBCT 以行为治疗为基础，但也包含了策略疗法中的某些耐受干预

（tolerance interventions），以及来访者中心疗法和情绪聚焦疗法（emotion focused therapy，EFT）中的共情联结。该方法既关注行为的施动者，也关注行为的接收者。关系环境的改变不仅源自一方改变了行为频率或强度，还源自另一方接纳了配偶行为方式的差异。

IBCT 的治疗目标是帮助伴侣双方更好地理解和接纳彼此是独立的个体，并发展出协作，双方都愿意做出必要的改变以提高关系质量和满意度。治疗目标的基础，是在下列评估阶段进行的个案概念化。

评估

IBCT 治疗师首先对伴侣进行全面的评估。评估包括最初的联合会谈、与伴侣双方单独进行的会谈和具体的调查表。该阶段旨在回答六个问题：

1. 这对伴侣痛苦程度如何？
2. 这对伴侣有多坚定地要继续这段感情？
3. 双方存在哪些分歧？
4. 为什么这些问题对他们来说如此敏感？
5. 关系中有什么优势能够促进他们继续努力？
6. 治疗（伴侣治疗或其他干预）能做些什么来帮助他们？

DEEP 分析也被包含进来（Christensen & Doss，2017）。IBCT 将每个问题分为三部分：主题、极化过程和共同陷阱（mutual trap）。主题是对伴侣关系中潜在的主要问题的概括。这包括多种类型，如亲密／距离，僵化／灵活，储蓄／支出。主题体现了伴侣双方的差异（而非相似点）。极化过程发生在一方不断试图改变另一方的时候。伴侣双方均对该过程感到绝望和沮丧，觉得问题永远不会得到解决，并陷入了共同陷阱。双方都感觉被卡住了，无法改变（Dimidjian et al.，2002）。

一旦评估完成，就会进入一次反馈性的治疗。治疗师描述伴侣的满意度水平、对伴侣的概念化（问题所在、这些问题是如何处理的、这些问题对他们来说为何如此困难）、优势，最后是治疗过程（Dimidjian et al.，2002）。

治疗

IBCT 的干预分为三类：接纳技术、宽容技术和改变技术。接纳技术包括两种策略：共情联结（empathic joining）和融洽超然（unified detachment）。这些策略试图为伴侣提供一种解决当前问题的新体验，旨在帮助伴侣双方将他们的问题转化为增进亲密关系的工具。相比之下，宽容技术试图让伴侣双方放弃改变彼此的努力，不像共情联结和融洽超然策略那样追求更高的目标。治疗师指出伴侣双方消极行为的积极方面，伴侣双方在治疗中练习消极行为，在治疗间隙制造消极行为假象，通过自我照顾来提高容忍力（Jacobson & Christensen，1996）。最后，改变技术旨在直接促进伴侣行为的改变，主要包括行为交流和沟通 / 问题解决的训练。治疗将持续进行，直到伴侣的当前问题得到解决，治疗合同完成。通常，IBCT 将持续 6 ~ 12 次治疗（Dimidjian et al.，2002）。

IBCT 治疗师根据治疗的情境发挥不同的作用。治疗师通常是积极的和指导性的。有时，治疗师可能是教师或教练，并帮助伴侣双方学习或提高现有技能。有时，治疗师可能需要成为富有同情心的倾听者，或解释行为对关系的作用（Christensen et al.，2004）。最重要的是，治疗师需要持续关注对伴侣关系的概念化。

我们将从 IBCT 的视角重新讨论马克和亚历克丝的案例。首先，我们看看如何回答评估问题：

1. 这对伴侣的痛苦程度如何？
   - 马克和亚历克丝对目前的冲突的痛苦感是中等的。
2. 这对伴侣有多坚定地要继续这段感情？
   - 他们彼此承诺，并将继续这段关系。
3. 双方存在哪些分歧？
   - 如前所述，这些问题主要是关于保持距离和待在一起，以及在不引发对方焦虑的情况下，允许对方独立。
4. 为什么这些问题对他们来说如此敏感？

> - 这些问题之所以带来困扰，是因为它们会让马克和亚历克丝担心对方的承诺、抛弃和犯错。
>
> 5. 关系中有什么优势能够促进他们继续努力？
> - 他们的优势是真诚地关心对方，他们都不愿意放弃这段关系。因此，他们会有参与治疗和尝试新行为的动力。
>
> 除了上述行为元素和认知元素外，IBCT 还通过在治疗中引入情感元素来帮助马克和亚历克丝。具体来说，IBCT 治疗师会强调接纳技术（"我接纳马克……""我接纳亚历克丝……"），增加共情（"因为我爱马克，我可以接纳……""因为我爱亚历克丝，所以我可以接纳……"），并通过关注消极行为的积极方面来增加对问题行为的容忍度（"我现在明白了，马克的行为意味着……""我现在明白了，亚历克丝的行为意味着……"），IBCT 的基本信念是，如果没有情感因素，行为的改变将不会持久。

如前所述，IBCT 代表了 TBCT 的进化式飞跃。尽管传统认知行为伴侣疗法是一种成功的治疗方法，能够帮助有不同困难的伴侣，但相比之下，IBCT 是更好的改进（Christensen et al.，2004；Johnson，2003）。最近的"疗效研究表明，IBCT 的疗效与 TBCT 的疗效相当或优于 TBCT 的疗效，特别是在疗效的维持方面"（Christensen & Doss，2017，p.112）。

认知行为伴侣治疗

IBCT 强调 CBT 的行为方面，而认知行为伴侣治疗（Cognitive Behavioral Couple Therapy，CBCT）强调认知方面。它关注认知、情感反应和伴侣双方的行为互动。它包括运用认知干预来解决伴侣的认知和情绪反应，以及运用行为干预来促进伴侣的沟通、问题解决和带来愉悦而非痛苦的行为互动。CBCT 是一个系统的关系模型，它追踪伴侣双方不断相互影响的互动循环。例如，伴侣 A 可能没有回应伴侣 B 的问题。结果，B 将 A 的行为解释为漠不关心，并对 A 表达愤怒。A 将 B 的行为视为不可理喻，然后转身离开；而 B 将 A 的离开解释为不尊重，这个循环一直持续。

最初，CBCT 的发展是为了通过减少伴侣双方的嫌恶行为，增加愉悦的行为，减少导致关系冲突的扭曲认知和不恰当认知，从而改善亲密关系。它旨在提高伴侣双方调节负面情绪（如愤怒）的能力。它还关注破坏性的互动模式。例如，它试图识别和改变要求 – 退缩型关系模式，或者双方都升级言语或身体攻击的关系模式。此外，CBCT 还注重培养沟通技能和问题解决技能（Epstein & Zheng，2017）。后续研究证明，CBCT 有效地创造了积极的行为变化，并提高了关系满意度（Belanger，Laporte，Sabourin，& Wright，2015）。CBCT 确定了五种与关系困扰相关的认知类型（Simpson，Atkins，Gattis，& Christensen，2008）。前三种是意识思维流中的"自动思维"，另两种是源自成长经历的固定图式和固有信念。

1. **选择性注意**（selective attention）是指注意关系事件的特定方面，却忽略了其他方面。
2. **归因**（attributions）是我们对影响自己或他人行为的原因的推论。例如，伴侣一方可能因为配偶没有回应自己的问题，而推断对方不关心自己。
3. **预期**（expectancies）是我们对某一特定事件发生的可能性或概率的预测。例如，伴侣一方试图让配偶参与沟通，但同时预期这会导致配偶的退缩。
4. **假设**（assumptions）是我们关于个人和关系的本质特性的信念。例如，一位男性可能会认为婚姻在本质上是不稳定的，因为他的父母在他很小的时候就离婚了。
5. **标准**（standards）是我们关于个人和关系"应该"拥有的特征的信念。例如，一个常见的标准是，真正在乎对方的一方应该能够感觉到对方的感受，而不需要对方直接表达出来。

评估

评估是该疗法最重要的方面之一（Baucom et al.，2015）。该疗法会系统地对伴侣问题进行准确评估和诊断，包括伴侣双方的归因、预期、选择性注意和相关的标准。传统上采用的方法有临床访谈程序、观察伴侣的自发互动和潜在认知、探究特定的情绪和行为反应以及评估问卷（Baucom，Epstein，& LaTaillade，2002；Epstein，2003）。

临床访谈是治疗师用来获取来访者的信念、预期和归因的另一种方式。CBCT治疗师依靠临床访谈来收集有关关系互动的详细信息。这些访谈的目的是创建一个功能分析，以识别前因刺激和问题行为的后果。分析的结果会解释伴侣双方的行为如何刺激、强化了配偶的行为，或惩罚配偶，以及这种模式如何导致了循环因果。然而，重要的一点是，该分析必须限于具体的、可观察到的行为。

治疗师运用该访谈探究当伴侣一方对配偶感到生气时的自动思维（Beck，Freeman，& Davis，2004）。这些反应性思维基于很少的信息或根本不存在的信息而产生，背后的信念可能适合当前情境，也可能不适合当前情境。因此，当个体基于这些自动思维做出重要的关系决定时，往往会产生麻烦。治疗师运用一次访谈来评估伴侣双方对行为的选择性注意，包括询问他们对配偶的观察、这些选择性注意发生的情境、发生的频率和时间。治疗师也通过一些问题来引出其潜在信念和期望，例如"与你所希望的相比，你的伴侣如何（做了什么）？"根据Epstein（2003）的研究，治疗师通过认知和期望的访谈，能够识别出伴侣双方对配偶行为的短期预期和长期预期，这是很重要的一点。随着时间的推移，这些预期可能会有所不同。例如，当伴侣一方试图表达自己的需要时，配偶会认真倾听，但后来（在一天或一周内）可能会用这一点来对抗自己。治疗师的任务是观察伴侣双方的情绪和行为变化，询问这些变化发生时他们的想法。一些来访者最初并不擅长监控他们的认知，但通过练习，大多数人可以报告与功能失调的关系互动相关的想法。

对于熟练的CBCT治疗师来说，自发的情绪爆发或"偶然"的表达可能包含着关于信念或潜在认知的关键信息。选择性注意、错误归因、预测、假设等模式，关系的极端标准，很容易通过伴侣使用的语言类型识别出来。例如，伴侣可能会在随意的谈话中说"你总是/从不……""好的伴侣应该……"

"你总是最后说了算……"，他们可能不会在正式场合说出这些（Epstein，2003）。

治疗师也可以直接评估，以引出这些表达。通常情况下，治疗师要求伴侣双方就关系中值得关注的某个方面进行讨论，或要求双方分享一些关于伴侣关系的想法或感受。伴侣双方通常会以某种常见的模式进行沟通，这样治疗师就可以评估他们的特定沟通技能，他们能否完成任务，沟通方式造成的伤害程度。此外，治疗师可以确定以下两点：（1）伴侣双方与他人互动的能力；（2）伴侣双方可能持有哪些特定的潜在信念，正是这些信念导致了关系功能障碍（Baucom et al.，2002）。

在评估过程中，治疗师如果注意到伴侣双方呈现出某些信念或认知，或发现伴侣一方对配偶所说的话有反应，便会进一步探究关于该主题的更多信息。治疗师也可以利用伴侣双方的非言语行为，打断双方的谈话并询问具体反应。例如，如果伴侣一方对配偶的反应是翻白眼、消极的面部表情或转过脸，治疗师可能会说："刚才，乔说了 _____，你脸上的表情显示出 _____（一种感觉）。能谈谈你当时的想法和感受吗？"治疗师抓住机会，通过回应伴侣双方的言语和非言语反应，就能够获得下一阶段目标设定和治疗所需的关键信息。

治疗

认知行为伴侣治疗的重点是那些妨碍伴侣关系的错误认知和错误行为，主要聚焦当下，并认为领悟和现实检验是有效改变的必要条件。治疗师的作用是作为顾问，协助伴侣双方基于对证据的理性评估，产生新的认知和行为，要么接纳，要么拒绝。治疗师首先完成准确的整体评估，然后使用适当的策略，干预伴侣双方的认知和行为。

完成评估后，治疗师与来访者协商并设定治疗的具体目标。双方在治疗合同上达成一致，规定治疗时间和范围。除了充当指导和教育者，治疗师还监控治疗目标的进展。治疗师运用的基本干预包括辨别训练（discrimination training）、家庭作业、沟通和自信训练、问题解决训练、认知重建和苏格拉底式提问（Baucom et al., 2002）。这些干预并非相互排斥，治疗师通常需要将它们结合起来。

- **辨别训练**——一种技术，用来帮助伴侣双方监控他们的行为（包括积极的和消极的），以及对彼此客观的和主观的观察，以评估双方是否准确评价配偶的行为。
- **家庭作业**——一种典型的方式，供来访者练习在治疗中学习到的新策略，并监控来访者是否践行那些协商好的改变。
- **沟通训练**——一种技术，帮助来访者提高表达技能和倾听技能（如轮流、结构化倾听练习等）。
- **自信训练**——一种技术，教来访者以简洁直接的方式直接交谈，而非以咄咄逼人的或被动的方式交流。
- **问题解决训练**——一种循序渐进的技术，帮助伴侣双方商定一个双方都接纳的、有可能成功实施的解决方案。问题解决的一个典型步骤是：（1）明确问题的定义；（2）对问题的解决方案进行头脑风暴；（3）评估每个备选方案；（4）选择一个解决方案。
- **认知重建**——一些技术，旨在帮助来访者觉察那些带来痛苦和冲突的想法，并依据现实或其他替代解释，来检验这些想法的有效性或适当性，以拓宽伴侣双方对亲密关系的思考方式。
- **苏格拉底式提问**——认知行为伴侣治疗师使用的一种技术，用来帮助来访者认识和评估某些信念或观点的逻辑。

如前所述，CBCT 治疗是目标导向的，包括疗程。同样，当商定的治疗目标已经达成且疗程已完成时，治疗就会终止。如果初始评估是全面和准确的，并且治疗进展顺利，那么结束治疗并进行一些随访就是恰当的。但是，如果在治疗过程中出现了新的问题或原治疗合同之外的其他问题，则可以洽谈额外的伴侣治疗或个体治疗合同。

我们回到本章前面提到的马克和亚历克丝的例子，从一个更倾向于认知导向的角度来考察他们的动力。更倾向于认知导向的治疗师可能会做同样细致的评估（并得出许多相同的结论），但会更关注马克和亚历克丝的信仰、特质和对彼此的期望，以及这如何具体影响了他们对彼此行为的看法。双方都抱有这样的信念："如果我们真的是天生一对，我就应该时时刻刻想和对方共处。"该信念导致了这样的期望，即配偶也应该想要和我共处，这带来的结果是：如果配偶想独处、和其他人共处或做某些只有自己感兴趣的事情，便会产生怨恨。同样，这些信念和期望也影响了马克和亚历克丝对彼此行为的看法。他们无法把配偶的行为视为需要休息或独处，而是将其错误地归因为缺乏欲望或兴趣。此外，他们都没有认识到造成混乱的原因是缺乏时间安排，而是责怪对方不关心自己，或者开始寻找关系中的缺点。

从认知角度来看，针对马克和亚历克丝的治疗将包括前面描述的行为干预，但也可能包括辨别训练和认知重建。通过辨别训练，马克和亚历克丝将学习如何正确地将关于配偶行为的观察归类，而不去指责或妄下结论（例如，"他就是不想和我共处，他只是想和朋友共处"）。此外，通过认知重建训练，马克和亚历克丝将学习如何真实地检验或挑战自己关于配偶行为的最初想法和印象（基于他们的信念和期望），然后代之以无害的想法（例如，"他不是在拒绝我；他只是需要时间给自己充电。我爱他，我会允许他那么做"）。

新的应用

该方法适用于各种伴侣问题，相当引人注目。本节描述了 10 个关注点以及支持性研究。这些问题包括抑郁症、创伤后应激障碍（PTSD）、强迫症（OCD）、物质滥用、癌症、心脏疾病、经济压力、伴侣攻击、不忠和性功能障碍等。

抑郁症

关系困扰是抑郁发展的一个危险因素，抑郁同样是关系中的一个压力源。研究者发展出了基于 CBCT 的干预措施，旨在减少消极的关系互动，增加伴侣双方的情感支持（Whisman & Beach，2012）。治疗师提供有关抑郁危险因素的心理教育，也提供减轻抑郁、改善关系功能的干预措施。研究发现，这样的伴侣治疗可以减少抑郁和关系问题，而个体认知治疗则无法减少关系困扰（Beach & O'Leary，1992）。

创伤后应激障碍

患有创伤后应激障碍的来访者不仅自身表现出慢性症状，他们的人际关系也会表现出某些症状。这些症状包括交流受限、攻击性、逃避、焦虑、愤怒、抑郁和情感麻木，以及与创伤相关的信念和负罪感。研究者开发出一种基于 CBCT 的方法，它有助于增加配偶改善困扰的期待，即他们能够克服这个问题。该疗法聚焦于增强积极互动，改善沟通技能和问题解决的技能，减少情感麻木和回避。通过认知重建，使 PTSD 症状和关系困扰得以维持的不良信念减少了。研究发现，该方法在改善 PTSD 症状、与创伤相关的信念和关系困扰方面都有效（Macdonald，Pukay-Martin，Wagner，Fredman，& Monson，2016）。

强迫症

强迫症症状通常包括反复出现的侵入性想法、焦虑和强迫性仪式，如检查。除了干扰个体功能，强迫症也是伴侣关系的重要压力源。反过来，伴侣双方的冲突会加重强迫症的症状。研究者开发出一种伴侣取向的强迫症暴露和预防反应程序，强调 CBCT 原则。该程序通过心理教育、对强迫思维和仪式行为背后的信念进行认知重建，以及在配偶的协助下完成反应预防行为，从而解决伴侣双方的认知和焦虑。研究发现，强迫症症状会在 6 个月内得到缓解，并在 12 个月后的随访中仍能得到保持（Abramowitz et al.，2013）。

物质滥用

物质滥用会给伴侣双方和伴侣关系带来持续的困扰。其中包括否认物质使用是一个问题、不受管制的愤怒、攻击性、社会退缩或未能履行家庭职责。通常情况下，不使用物质的一方会无意中"启用"或维持另一方的物质使用状况。研究者制定了基于 CBCT 的干预措施，通过增强积极互动来应对变化，并最终解决冲突。在课程和家庭作业方面，伴侣治疗聚焦于增加关爱、行为互惠、增加共同的有益活动、提高沟通技能和问题解决技能，这些方式促进了建设性的伴侣互动（Birchler，Fals-Stewart，& O'farrell，2008）。针对一方存在物质滥用的伴侣，一项关于随机对照结果研究的元分析表明，伴侣治疗在减少物质使用和关系紧张方面比个体治疗更有效（Powers，Vedel，& Emmelkamp，2008）。我们将在第十二章讨论物质滥用及其治疗。

癌症

针对接受乳腺癌治疗的女性及其男性伴侣，一种基于 CBCT 的干预措施被开发出来。它包括关于癌症治疗如何影响性功能的心理教育、沟通技能训练和问题解决技能的培训。这些干预促进了伴侣双方的情感支持和有效决策（Baucom et al.，2009）。另一种基于 CBCT 的干预方法被应用于结直肠癌患者及其伴侣。认知行为取向的性治疗也被运用，包括感觉集中训练、性交流训练、与性有关的消极认知挑战和问题解决技能。这种治疗改善了患者的性功能，但对性困扰、亲密关系或性交流则没有帮助。然而，对于患者的配偶来说，在上述所有方面都有改善（Reese et al.，2014）。

心脏疾病

CBCT 疗法也被开发用于心脏病患者。它帮助伴侣双方应对与疾病相关的压力，并促进降低患病风险的健康行为，如运动和活动水平、营养和药物的管理。治疗利用伴侣关系的资源，如双方的情感支持和共同应对。研究发现，虽然对减肥和营养的影响都有限，但在改善运动和活动水平方面，伴侣干预比个体治疗更有效（Sheret et al.，2014）。

经济压力

经济压力是指失业或债务导致的负面主观评价和相关情绪困扰（Gale，Goetz，& Bermudez，2009）。当伴侣双方认为他们缺乏足够的财务来源用于满足需求时，情况会更加严重。经济压力会降低伴侣双方的关系满意度，尤其是当他们存在言语攻击或陷入要求 – 退缩型关系模式时（Falconier

& Epstein，2011）。由于财务紧张和关系动力是相互交织的，因此伴侣治疗和其他专业服务出现了一种新的趋势，即将财务咨询和伴侣治疗（尤其是CBCT）结合起来（Gale et al.，2009）。

伴侣攻击

这种攻击有两种类型：严重的身体暴力和普通暴力。严重攻击是指一方出于控制目的而对另一方实施的暴力。普通的攻击形式通常是双向的，包括心理攻击和轻度到中度的身体攻击（Epstein，Werlinich，& LaTaillade，2015）。实证研究表明，针对普通攻击的CBCT治疗是安全且有效的。治疗包括关于伴侣攻击的心理教育、愤怒管理训练以及用来改变认知的干预（包括为攻击辩解的认知、引发攻击的认知）。治疗还包括沟通技能训练和问题解决技能的培训（Epstein et al.，2015）。这一主题将在第十二章中深入讨论。

不忠

不忠是许多伴侣的主要压力源。被背叛的一方往往会产生创伤症状（Peluso，2018）。基于CBCT的项目（Baucom，Snyder，& Gordon，2009）帮助伴侣双方应对创伤症状，并了解导致背叛的因素。该项目聚焦于建设性的沟通，制定应对策略以减少后续不忠的风险，并做出对关系的未来有利的明智决定。初步研究发现，该项目改善了被背叛一方的关系满意度（Baucom，Gordon，Snyder，& Atkins，2006）。这一主题将在第十三章中详细讨论。

性功能障碍

CBCT也被用于治疗性功能障碍——这是许多伴侣关系的重要压力源。一项临床试验将艾力达（盐酸伐地那非）与认知行为性治疗结合起来，并将这种联合治疗与单独用药治疗勃起功能障碍患者及其女性伴侣进行比较。性治疗包括对性障碍的心理教育、沟通训练和性技能训练、感觉集中训练、避免对性功能的消极认知等。研究者发现，两种治疗都能改善勃起功能，但只有包含认知行为干预的联合治疗才能改善双方的性满意度和女性性功能

（Boddi et al.，2015）。这一主题也将在第十三章中讨论。

辩证行为伴侣治疗

一些伴侣由于高反应性的关系模式而存在高度的冲突，在这种关系模式中，他们很容易被引发消极的想法、言语或行为。随着时间的推移，失控的情绪开始支配他们的关系。虽然他们非常渴望摆脱这些痛苦的循环，但无法做到这一点。他们的高反应性使治疗变得很困难，大多数治疗方法似乎对他们不起作用（Fruzzetti & Fruzzetti，2009）。

不同于那些旨在改善沟通和建立亲密关系的伴侣，高冲突的伴侣需要首先控制情绪，然后学习处理痛苦和无效冲突的策略，才能努力改善他们的关系。治疗师要想与这类伴侣开展有效合作，需要对情绪和情绪失调有敏锐的理解。如果伴侣一方处于情绪系统失调状态，就不可能对情境做出有效的反应，这是由于大脑的某些部分被激活，干扰了来访者逻辑思维及有效解决问题和冲突的努力。所以在伴侣这一方看来，问题变得越来越难以解决。在这种情绪唤起的状态下，对配偶的肯定（validating）变得不可能，而这对于有效沟通是至关重要的（Fruzzetti & Wbrrall，2010）。幸运的是，这样的伴侣仍然有希望从 DBT 中受益。

DBT 最初由 Marsha Linehan 开发，用于治疗物质滥用、准自杀的女性边缘型人格障碍，现已被修改用于伴侣治疗。Linehan 从生物社会模型的角度对边缘型人格障碍进行了概念化，其中生物成分是情感反应，社会成分是父母抚养的失效（Linehan，2015）。

治疗过程

较好的一点是，DBT 治疗师在治疗过程中持续示范自己的非评判态度。这促进了伴侣双方的接纳和肯定（validation），这样他们就会发展出一种对自己当下体验的正念觉察（mindful awareness）。DBT 还关注所需的改变。这意味着摆脱对配偶的消极、无效的反应和评判，并提高情绪的自我调节能力和对痛苦的耐受力。DBT 的核心是开发必要的技能，以便将情绪失调转变为有效调节和有效沟通。

那么结合 DBT 的伴侣治疗是什么样的呢？首先也是最重要的一点是，重视技能。治疗师通常需要 60～90 分钟来传授这些技能。家庭作业也是重要组成部分。通常情况下，治疗过程包括练习新学习的技能，如一些阅读和持续写日志等。伴侣双方通过学习，掌握自我情绪调节、正念和耐受痛苦等方面的技能。他们也学习对需要、想法、关注和愿望的自我表达，以及有效的问题解决技能。描述该治疗过程的一本好书是《高冲突伴侣：寻找和平、亲密和肯定的辩证行为治疗指南》(*The High Conflict Couple: A Dialectical Behavior Therapy Guide to Finding Peace, Intimacy and Validation*，Fruzzetti，2006)。该方法针对高冲突伴侣的有效性获得了越来越多的研究支持（Fruzzetti & Payne，2015）。更多关于在伴侣治疗中使用 DBT 的细节，将在第八章中介绍。

我们再次回到马克和亚历克丝的问题上。虽然意见不合让这对伴侣感到苦恼，但他们并不是高冲突的一对伴侣。对于高冲突的伴侣来说，以伴侣为中心的 DBT 可能会成为治疗选择。然而，对于其他方法（CBCT 和 IBCT）只是部分有效的伴侣来说，DBT 仍然可能是一种治疗选择。考虑到他们的关系类型是反应性的，学习情绪自我调节、正念和压力耐受是有益的。这些技能都可以被纳入治疗过程。他们可以在治疗中学习和练习这些技能，然后在治疗间隙进行实践。

在线认知行为伴侣干预

在本章的最后部分，我们将简要描述一种针对伴侣的在线认知行为干预，这是我们自己开展的伴侣关系项目（Doss et al.，2016）。这是一个时长 8 小时的自助项目，伴侣双方需完成包括文本、音频、动画、图形和视频等形式的在线活动。他们会自主完成该三阶段项目的大部分工作。在课程结束时，伴侣双方会共同进行一项焦点对话。项目的第一阶段是"观察"。在这一阶段，他们完成相关的评估，并共同确定关注的核心话题或问题。在"理解"阶段，伴侣双方都要对问题进行 DEEP 分析。在随后的结构化对话中，伴侣双方分享各自的分析。最后，在"反应"阶段，他们阅读关于接纳、自我改变、沟通技巧和定制建议的资料，制订改进问题的计划。通过这些对话，伴侣双方分享改善沟通的策略，并参与针对核心话题的问题解决练习。除了这些在线活动，伴侣双方还可以参加总计4次、每次15分钟的电话或视频访谈，由项目教练给予指导。这些访谈会解答有关项目的一般问题，会根据伴侣双方的需要进行调整，并使伴侣双方在项目中不断进步。为了避免变成一次治疗，这些访谈只限于特定的主题。

对这个项目的初步研究是相当令人鼓舞的。300对出现困扰的伴侣被随机分配到在线项目或候补对照组中。值得注意的是，86%的人完成了这个项目，97%的人表示会把它推荐给朋友。与对照组相比，实验组的伴侣关系满意度显著提高（$d = 0.69$），抑郁（$d = 0.50$）和焦虑（$d = 0.21$）症状显著改善。此外，与定期接受 IBCT 或 TBCT 的伴侣相比，该项目的满意度（$d = 0.18$）略低（Christensen & Doss，2017）。

结束语

除了本章所述的认知行为伴侣疗法外，本书第二部分所述的伴侣治疗方法几乎没有获得实证支持。第八章中描述的情绪聚焦伴侣治疗和戈特曼伴侣治疗是两个例外。研究支持为何如此重要？因为关于问责制的要求越来越高，而且只有取得循证地位的疗法才有可能获得报销。在美国心理协会的循证心理治疗列表中，仅有的两种伴侣治疗方法都是 CBT 伴侣疗法。同样，学生和那些刚刚开始实践伴侣治疗的人都倾向于学习循证方法。

此外，自本书第二版于2006年出版以来，大多数方法的理论发展非常有限，也没有扩展其适用范围，即涵盖日益增多的心理障碍、身体健康问题和严重的关系问题。相比之下，本章中描述的认知行为伴侣疗法在理论发展上的进步显著，适用性也随之提高，并获得了研究支持，从而使其脱颖而出。简言之，认知行为伴侣疗法已被证明是一种多用途且有效的伴侣治疗方式，当其他疗法似乎难以生存时，该疗法却在蓬勃发展。

在下一章，我们将探讨伴侣治疗的各种系统取向方法。

参考文献

Abramowitz, J. S., Baucom, D. H., Wheaton, M. G., Boeding, S., Fabricant, L. E., Paprocki, C., & Fischer, M. (2013). Enhancing exposure and response prevention for OCD: A couple-based approach. *Behavior Modification, 37*, 189–210.

Baucom, D. H., Epstein, N. B., Kirby, J. S., & LaTaillade, J. J. (2015). Cognitive behavioral couple therapy. In A. Gurman, J., Lebow, & D. Snyder (Eds.). *Clinical handbook of couple therapy* (5th ed., pp. 23–60). New York, NY: Guilford Press.

Baucom, D. H., Epstein, N., & LaTaillade, J. J. (2002). Cognitive–behavioral couple therapy. In A. S. Gurman & N. S. Jacobson (Eds.), *Clinical handbook of couple therapy* (3rd ed., pp. 26–58). New York, NY: Guilford.

Baucom, D. H., Gordon, K. C., Snyder, D. K., Atkins, D. C., & Christensen, A. (2006). Treating affair couples: Clinical considerations and initial findings. *Journal of Cognitive Psychotherapy, 20*, 375–392.

Baucom, D. H., Porter, L. S., Kirby, J. S., Gremore, T. M., Wiesenthal, N., Aldridge, W., … Keefe, F. J. (2009). A couple-based intervention for female breast cancer. *Psychooncology, 8*, 276–283.

Baucom, D. H., Snyder, D. K., & Gordon, K. C. (2009). *Helping couples get past the affair: A clinician's guide.* New York, NY: Guilford.

Beach, S. R., & O'Leary, K. D. (1992). Treating depression in the context of marital discord: Outcome and predictors of response for marital therapy vs. cognitive therapy. *Behavior Therapy, 23*, 507–528.

Beck, A. T., Freeman, A., & Davis, D. D. (2004). *Cognitive therapy of personality disorders.* New York, NY: Guilford Press.

Belanger, C., Laporte, L., Sabourin, S., & Wright, J. (2015). The effect of cognitive-behavioral group marital therapy on marital happiness and problem solving self-appraisal. *American Journal of Family Therapy, 43*, 103–118.

Birchler, G. R., Fals-Stewart, W., & O'Farrell, T. (2008). Couple therapy for alcoholism and drug abuse. In A. Gurman (Ed.). *Clinical handbook of couple therapy* (4th ed., pp. 523–544). New York, NY: Guilford.

Blagys, M., & Hilsenroth, M. (2002). Distinctive activities of cognitive-behavioral therapy: A review of the comparative psychotherapy process literature. *Clinical Psychology Review, 22*, 671–706.

Boddi, V., Castellini, G., Casale, H., Rastrelli, G., Boni, L., Corona, G., & Maggi, M. (2015). An integrated approach with vardenafil orodispersible tablet and cognitive behavioral sex therapy for treatment of erectile dysfunction: A randomized controlled pilot study. *Andrology, 3*, 909–918.

Christensen, A., Atkins, D. C., Berns, S., Wheeler, J., Baucom, D. H., & Simpson, L. E. (2004). Traditional versus integrative behavioral couple therapy for significantly and chronically distressed married couples. *Journal of Consulting and Clinical Psychology, 72*, 176–191.

Christensen, A., Dimidjian, S., & Martell, C. (2015). Integrative behavioral couple therapy. In A. Gurman, J., Lebow, & D. Snyder (Eds.). *Clinical handbook of couple therapy* (5th ed., pp. 61–96). New York, NY: Guilford Press.

Christensen, A., & Doss, D. (2017). Integrative behavioral couple therapy. *Current Opinion in Psychology, 13*, 111–114.

Dimidjian, S., Martell, C. R., & Christensen, A. (2002). Integrative behavioral couple therapy. In A. S. Gurman & N. S. Jacobson (Eds.), *Clinical handbook of couple therapy* (3rd ed., pp. 251–277). New York, NY: Guilford.

Doss, B. D., Cicila, L. N., Georgia, E. J., Roddy, M. K., Nowlan, K. M., Benson, L. A., & Christensen, A. (2016). A randomized controlled trial of the web-based our relationship program: Effects on relationship and individual functioning. *Journal of Consulting and Clinical Psychology, 84*, 285–296.

Epstein, N. (2003). Cognitive–behavioral therapies for couples and families. In L. L. Hecker & J. L. Wetcher (Eds.), *Introduction to marriage and family therapy* (pp. 203–254). New York, NY: Hawthorne Clinical Practice Press.

Epstein, N. B., & Zheng, L. (2017). Cognitive-behavioral couple therapy. *Current Opinion in Psychology, 13*, 142–147.

Epstein, N. B., Werlinich, C. A., & LaTaillade, J. J. (2015). Couple therapy for partner aggression. In A. Gurman, J. Lebow, & D. Snyder (Eds.). *Clinical handbook of couple therapy* (5th ed., pp. 389–411). New York, NY: Guilford Press.

Falconier, M. K., & Epstein, N. B. (2011). Couples undergoing financial strain: What we know and we can do. *Family Relations, 60*, 303–317.

Fruzzetti, A., & Payne, L. (2015). Couple therapy and borderline personality disorder. In A. Gurman, J. Lebow, & D. Snyder (Eds.). *Clinical handbook of couple therapy* (5th ed., pp. 606–634). New York, NY: Guilford Press.

Fruzzetti, A. E. (2006). *The high conflict couple: A dialectical behavior therapy guide to finding peace, intimacy and validation.* Oakland, CA: New Harbinger.

Fruzzetti, A. E., & Worrall, J. M. (2010). Accurate expression and validation: A transactional model for understanding individual and relationship distress. In K. Sullivan & J. Davila (Eds.), *Support processes in intimate relationships* (pp. 121–150). New York, NY: Oxford University Press.

Fruzzetti, A. R., & Fruzzetti, A. E. (2009). Dialectics in cognitive and behavior therapy. In W. T. O'Donohue & J. E. Fisher (Eds.), *General principles and empirically supported techniques of cognitive behavior therapy* (pp. 230–239). Hoboken, NJ: Wiley.

Gale, J., Goetz, J., & Bermudez, M. (2009). Relational financial therapy. *Family Therapy Magazine, 8*, 25–29.

Jacobson, N. S., & Christensen, A. (1996). *Integrative couple therapy: Promoting acceptance and change.* New York, NY: Norton.

Johnson, S. M. (2003). Couple therapy research: Status and directions. In G. P. Sholevar (Ed.), *Textbook of family and couple therapy* (pp. 797–814). Alexandria, VA: American Psychiatric Publishing.

Linehan, M. (2015). *DBT skills training manual* (2nd ed.). New York, NY: Guilford.

Macdonald, A., Pukay-Martin, N. D., Wagner, A. C., Fredman, S. J., & Monson, C. M. (2016). Cognitive-behavioral conjoint therapy improves various PTSD symptoms and trauma-related cognitions: Results from a randomized controlled trial. *Journal of Family Psychology, 30*, 157–162.

Peluso, P. R. (2018). *A family systems guide to infidelity: Helping couples understand, recover from, and avoid future affairs.* New York, NY: Routledge.

Powers, M. B., Vedel, E., & Emmelkamp, P. M. (2008). Behavioral couple therapy (BCT) for alcohol and drug use disorders: A meta-analysis. *Clinical Psychology*

Review, 28, 952–962.

Reese, J. B., Porter, L. S., Regan, K. R., Keefe, F. J., Azad, N. S., Diaz, L. A.,... Haythornwaite, J. A. (2014). A randomized pilot trial of a telephone-based couples intervention for physical intimacy and sexual concerns in colorectal cancer. *Psychooncology, 23*, 1005–1013.

Reese, J. B., Porter, L. S., Regan, K. R., Keefe, F. J., Azad, N. S., Diaz Jr, L. A., ... & Haythornthwaite, J. A. (2014). A randomized pilot trial of a telephone-based couples intervention for physical intimacy and sexual concerns in colorectal cancer. *Psycho-Oncology, 23*(9), 1005–1013.

Sher, T. G., Braun, L., Domas, A., Bellg, A., Baucom, D. H., & Houle, T. T. (2014). The partners for life program: A couples approach to cardiac risk reduction. *Family Process, 53*, 131–149.

Simpson, L. E., Atkins, D. C., Gattis, K. S., & Christensen, A. (2008). Low-level relationship aggression and couple therapy outcomes. *Journal of Family Psychology, 22*, 102–111.

Wheeler, J. G., Christensen, A., & Jacobson, N. S. (2001). Couple distress. In D. H. Barlow (Ed.), *Clinical handbook of psychological disorders: A step-by-step treatment manual* (3rd ed., pp. 609–630). New York, NY: Guilford Press.

Whisman, M. A., & Beach, S. R. (2012). Couple therapy for depression. *Journal of Clinical Psychology, 68*, 526–535.

第六章

结构式和策略式伴侣治疗方法

学习目标

　　在本章中，读者将学习以下内容。

1. 系统取向伴侣工作所共有的历史视角和系统概念。

2. 结构式伴侣治疗方法。

3. 短程策略式伴侣治疗方法。

4. 系统式伴侣治疗方法。

5. 系统取向伴侣治疗的共同干预措施。

　　系统理论是伴侣治疗史上的一个重要组成部分，许多人认为系统思维是伴侣治疗实践的基础。因此，本章将介绍系统取向的伴侣治疗方法。我们首先介绍了伴侣治疗的简要历史，随后概述了适用于伴侣关系的基本系统概念。然后，我们介绍了主要的系统取向的方法，其中包括结构式伴侣治疗、短程策略式伴侣治疗，以及一些常见的系统式伴侣治疗方法。接下来，我们讨论了许多系统取向伴侣治疗师共同采用的几种常见临床干预措施。最后，我们通过一个简单的案例来说明这些要点。

伴侣治疗的历史视角

传统上，伴侣治疗被认为是家庭治疗革命的产物，这场革命始于 20 世纪五六十年代，并在 20 世纪八九十年代发展壮大。因此，在讨论伴侣治疗时，家庭系统理论通常被放在首位。然而，一项批判性的历史回顾表明，这并不能准确反映伴侣治疗或其实践的发展（Gurman & Fraenkel，2002）。事实上，大多数家庭治疗师的工作对象主要是伴侣，而不是整个家庭（Gurman，2015）。此外，大多数系统取向家庭治疗师对于伴侣问题的关注毫不逊色于对家庭问题的关注（Dattilio & Bevilacqua，2000）。

然而，伴侣治疗和家庭治疗的相似性是不容忽视且无可否认的，尤其是系统取向家庭治疗的贡献。这些方法为同时与多个来访者开展工作奠定了坚实的基础，虽然伴侣治疗在持续深化自身与家庭治疗的区别（Gurman，2015）。

值得注意的是，最近的四项发展深刻地改变了伴侣治疗领域（Gurman，2015）。首先是个体动力的重新纳入，这为伴侣动力提供了补充。其次是对精神疾病及其对相关功能的影响的承认。再次，该领域的进步主要来自心理科学的突破，而不是家庭治疗理论和研究。最后，伴侣治疗已经成为心理治疗领域的一股生力军。因此，"这些发展可以解释伴侣治疗为何已经渗透心理治疗的整体临床实践"（Gurman，2015，p.8）。

适用于伴侣关系的基本系统概念

策略式、结构式和系统式伴侣治疗方法，都关注伴侣双方如何安排、协调和开展沟通。尽管这些疗法存在一些差异，但它们有几个共同点。系统取向的方法都认为，在个体所处的系统背景中去理解个体才是最好的。系统中的成员需要按照系统的规则来发挥功能。治疗师对伴侣当前问题的审视，需要依据它在关系中所起的作用，并与规则加以比较（治疗师通过观察伴侣双方的互动来理解这些规则）。这些疗法都使用了一般的系统概念（如内稳态和正反馈），以理解伴侣关系如何运作。这些疗法具有相似的临床实践，都关注治疗干预的结果，以评估和计划未来的干预。系统取向的治疗师主张使用任何有效的技术。这些流派有许多共同的技巧，包括加入（joining）、重塑（reframing）和治疗性悖论（therapeutic paradox）。它们都强调过程而非内容，强调当前的行为而非过去的行为（Gurman，2015）。它们都使用治疗内的干预和家庭作业来促进改变。治疗师扮演着指导的角色，而且所有疗法都是短程的（10～20 次治疗）。

　　这些方法关注的是人们如何安排、协调和开展沟通。干预的重点是当前的行为、沟通和角色。系统方法的基本前提是，任何影响系统局部的东西都会影响所有部分。表 6.1 概述了一些概念和干预措施，我们会就这些概念和干预措施与基本前提相关的部分进行详细说明。

表 6.1　系统取向的伴侣治疗共用的基本概念

　　关系结构: 系统疗法认为关系是从整体性（wholeness）、界限（boundaries）和等级（hierarchy）等方面加以组织和概念化的。

- 整体性是指重视对整体模式的理解，而非对构成整体的各元素加以分析。治疗师看到的不是伴侣双方的某次互动，而是更大范围内的互动模式（例如，退缩→唠叨→消极攻击行为爆发→退缩→攻击→消极攻击行为爆发，等等）。
- 界限是关系中无形的分界线，治疗过程能够界定、加强、松弛或改变界限。界限包括的范围从僵硬（极度疏离）到弥散（极度融合）。在理想的情况下，关系中的界限是清晰的，并有助于关系正常发挥功能。
- 等级是指系统存在不同的层次。等级是关于信息如何流动或行动如何被决定的中性结构。等级是权力如何分配的指征，等级失衡可能导致压迫性的和支配性的关系。

　　内稳态: 内稳态是一种倾向，指系统通过维持现状和抵制变化来寻求稳定（equilibrium）或平衡。当失去平衡时，伴侣双方使用各种积极的和消极的机制来保持平衡和稳定。

　　三角化／联盟: 当伴侣双方发生冲突时，由于无法实行多数决定原则，因此会导致关系陷入僵局或不稳定。三角化意指某个第三方被卷入冲突中来支持其中某一方，这种情况可以缓和紧张局势、打破僵局。然而，三角化关系（或联盟关系）最终会导致怨恨和不满，因为关系中的另一方会认为自己是失败者。

　　纠缠: 纠缠是一种关系状态，其特征是伴侣双方在情感稳定方面强烈依赖对方，以至于独立和自主被视为对伴侣关系内稳态的威胁。个体的需求和外部影响会被降低或尽量避免（可能包括其他家庭成员），而改变会受到强烈的抵制。

沟通： 对于系统治疗师来说，语言交流和非语言交流都很重要。沟通模式不仅塑造了家庭成员的行为和功能，还提供了关于系统的相对开放性／封闭性的线索，包括与环境其他部分的互动情况。沟通和反馈过程有助于保持一种稳定状态，保证了成长和发展的平衡以及系统的连续性。这是伴侣改变的主要方式。

等效性： 这个概念意指不同的路径或过程会产生相同的结果。治疗师不必从同一个点或以同样的方式开始。这使治疗师能够更灵活地满足来访者的需求，同时保持对潜在问题或关注点的治疗性关注。

循环因果关系： 这个概念意指所有问题都与伴侣双方有关。这常常会引起来访者的抵制，因为它牵涉每一个人。对于伴侣的好处是，每个人都有力量改变这种模式。临床治疗师不需要寻找原因，而是可以从任何一个出发点进行干预，并取得成功。一方的任何变化都会影响另一方。

非加总性： 这是一种系统性视角，即关系是一个整体，不等于其各部分的总和。伴侣治疗中有必要对各部分进行观察和加总，同时注意它们的联结模式，以理解其结构。

初级变化： 这种变化本质上是表面化的，无法使系统的基本结构发生改变。它可能会减少症状或解决表面问题，但不会对伴侣关系产生实质性的影响。

次级变化： 这些变化能使系统的基本结构发生改变。通常这是经由伴侣双方态度上的改变而产生的运作方式或互动方式的改变，这通常会引发新的行为和关系动力的重组。次级变化通常比初级变化更好，因为这是结构性的改变，而且更持久。

关系结构

根据系统理论家的观点，关系结构的核心概念是整体性、界限和等级（Keim & Lappin，2002）。整体性是指对整体模式的理解，而不是对单个元素的分析。治疗师不只关注伴侣的某次互动，例如，只看到鲍勃令人讨厌，或莎莉很野蛮，而是看到更大范围内的互动模式：

退缩→唠叨→消极攻击行为爆发→退缩→攻击→消极攻击行为爆发→等等

界限是指"家庭内部的子系统之间、子系统与其他社会系统之间的情感联系、依赖、支持和影响的程度"（Keim & Lappin，2002，p.93）。界限是关系中无形的分界线，治疗过程能够界定、加强、松弛或改变界限。界限包含的范围从僵硬（极度疏离）到弥散（极度融合）。在理想的情况下，关系中的界限是清晰的，且有助于关系正常发挥功能。

等级是指系统存在不同的层次。等级是关于信息如何流动或行动如何被决定的中性结构。等级失衡可能导致压迫性的和支配性的关系。健康的伴侣关系需要双方感到等级平衡（Minuchin，Reiter，& Borda，2013）。

内稳态

内稳态是一种倾向，指系统通过维持现状和抵制变化来寻求稳定（equilibrium）或平衡（balance）。关系中紧张或焦虑的增加会导致不平衡。伴侣双方使用各种积极和消极的机制来保持平衡和稳定。此外，人们可能会使用极端行为来平衡关系，例如，如果配偶是工作狂，不愿和来访者共处，那么来访者就可能出轨（Roberto Forman，2002）。

三角化／联盟

Bowen（1978）将三角化定义为一个单元，在这种结构中，情感最容易被平衡和控制。当伴侣双方发生冲突时，由于无法实行多数决定原则，因此导致关系陷入僵局。在亲密愿望和分离愿望之间存在着紧张力，当伴侣发生冲突时，这种张力无法调和。经常发生冲突的伴侣通常会存在关系的不稳定。三角化是指某个第三方被卷入冲突中来支持其中某一方，这种情况可以缓和紧张局势、打破僵局。伴侣一方可能会觉得自己是正确的，而另一方可能会觉得被第三方不公平地围攻，但现在双方都可以避免单独面对彼此。这会不可避免地导致怨恨，并形成一种彼此疏离，尤其是在需要解决问题的时候（Keim & Lappin，2002）。

三角化的另一个变形是联盟，此时，伴侣一方试图通过积极地让家庭中的另一代人（如孩子或姻亲）参与进来以改变婚姻的动力。例如，配偶之一与另一代家庭成员组成联盟，承担了以前属于另一方配偶的责任。被排除在外的一方无法发挥功能，而联盟中的另一方则经由另一代家庭成员的授权过度发挥功能。就像任何三角化／联盟一样，这最终会导致关系中的怨恨和不满。这些跨代联盟是关系中的一种破坏性力量，必须得到解决（Minuchinet et al.，2013；Roberto Forman，2002）。

纠缠

纠缠是一种关系状态，其特征是伴侣双方在情感稳定方面强烈依赖对方，以至于独立和自主被视为对伴侣关系内稳态的威胁。个体的需求和外部影响会被降低或尽量避免（可能包括其他家庭成员），而改变会受到强烈的抵制，关系会变得令人窒息或紧张。这经常是不稳定关系的典型模式（Minuchin et al.，2013）。

沟通

从系统的角度来看，所有的行为都是沟通。语言沟通和非语言沟通都非常重要。根据系统理论家的观点，每个人都会与他人进行沟通。沟通模式不仅塑造了家庭成员的行为和功能，还提供了关于系统的相对开放性/封闭性的线索，包括与环境其他部分的互动情况（Keim & Lappin，2002）。健康运行的系统既不能太封闭，也不能太开放。

沟通和反馈过程有助于保持一种稳定状态，保证了成长和发展的平衡以及系统的连续性。负反馈是指通过重建先前的平衡状态来纠正系统偏差的沟通过程。当家庭中的孩子为了把争吵的父母重新拉到一起而做出一些行为时，通常是这一过程在起作用。正反馈是指激发系统内部改变的过程。任何挑战家庭内稳态和改变家庭行为方式的策略，无论这些策略来自治疗师还是家庭成员，都是正反馈。

系统理论家还关注一个被称为元沟通的过程，这是指关于沟通的沟通。这通常是某些隐蔽的非言语信息（声调、抑扬变化、肢体语言），这些非言语信息为某些公开的言语信息附加了某种意义。通常，这种交流比语言更能揭示关系的真实状态。

另一个系统概念是"双重束缚"，这是一种让接收者怎么回应都是"输"的沟通形式。它包含了双重信息（例如，说着"我很高兴见到你"，眼睛却看向别处），这让接收者无法评估信息。一个双重束缚的例子是，伴侣一方对配偶说："去打高尔夫球吧！玩得开心！家里一团糟，我就待在这儿，把整个屋子打扫干净。"这里有双重信息（打高尔夫球/我希望你帮助我），关系中的另一方无论如何回应都是"输"（如果他去打高尔夫球，会因为离开而变成一个浑蛋；如果他想留下来，对方又会叫他走）。换句话说，这里没有赢家（Keim，2000）。

等效性

这个概念意指不同的路径或过程会产生相同的结果。治疗师不必从同一个点或以同样的方式开始。系统理论表明，治疗师可以单独或联合处理伴侣双方的问题，并进行重要的干预。这使治疗师能够更灵活地满足来访者的需求，同时保持对潜在问题或关注点的治疗性关注（Minuchin et al.，2013）。

循环因果关系

这个概念意指所有问题都与伴侣双方有关。A 影响 B，反之亦然。吉姆因为简的唠叨而出去跟男孩们喝酒，还是简因为吉姆出去跟男孩们喝酒而唠叨？答案当然是两者兼有。这常常会引起来访者的抵制，因为它牵涉每一个人，特别是当一方在关系中扮演受害者的角色时。伴侣治疗师必须在系统理论方面有坚实的基础，并且对伴侣的潜在动力有很好的理解，这样才能说服伴侣双方以这种方式来概念化他们的具体问题。对于伴侣的好处是，每个人都有力量改变这种模式。这蕴含的一点是，临床治疗师不需要寻找原因，而是可以从任何一个出发点进行干预，并取得成功。一方的任何变化都会影响另一方。

非加总性

婚姻作为一个整体不等于其各部分的总和。治疗师不能仅仅通过总结伴侣个体的属性或特点来理解婚姻。把朱迪和汤姆分别作为个体来描述，与描述恋爱关系中的两人是不同的。各部分的加总并不能提供一个整体图景。治疗师只有从整体上看，才能做到这一点。

也可以说，整体不等于各部分之和。根据 Bateson（1980，p.3）的观点，可以打个比方，房子是由钉子、木材、电线和其他材料建成的，但是说房子是由这么多钉子、这么多木材等组成的则不足以描述这所房子。相反，有必要对这些部分进行观察和加总，同时注意它们之间的联结模式，以理解其结构。同样，临床治疗师不仅要观察构成伴侣关系的行为细节，还要观察伴侣所处的宏观模式。

初级变化和次级变化

根据 Watzlawick、Weakland 和 Fisch（1974）的观点，变化可能是初级的，也可能是次级的。初级变化无法使系统的基本结构发生改变。它本质上是表面化的，这些变化可能会减少症状或解决表面问题，但不会对伴侣关系产生实质性的影响。如果关系是稳定和健康的，那么简单的问题解决方法就足以让问题得以终结。然而，如果关系有更深层次的、潜在的问题，那么初级变化可能会阻止破坏性的行为模式，但它不足以对关系产生实质性的影响。

次级变化能够使系统的基本结构发生改变。通常这是经由伴侣双方态度上的改变，而产生的运作方式或互动方式的改变，这通常会引发新的行为和关系动力的重组。它需要伴侣双方对改变的真诚承诺，并需要相互尊重。次级变化通常比初级变化更好，因为它是结构性的改变，而且更持久（Keim，2000；Mozdzierz，Peluso，& Lisecki，2014）。

结构式伴侣治疗

结构式治疗的基础

结构式治疗起源于 Salvador Minuchin 对社会经济地位低下的家庭的研究（Minuchin et al.，2013）。Minuchin 使用了一种积极的问题解决方法。他已经将他的工作扩展到涵盖出现心身困扰的家庭（以及不同社会经济阶层的患者）。在结构式治疗中，对变化理论的关注少于对家庭理论的关注（Minuchin，Lee，& Simon，2006）。

主要的概念是邻近度（proximity）和距离（distance），它们是通过界限或规则（即结构）来定义的，这些规则规定了谁参与和以什么方式参与（Minuchin et al.，2013）。邻近度 / 距离可以通过检查配偶各自的"地盘"来确定，例如，相较于另一方，一方在预算和子女方面具有主要影响。界限也可能意味着联盟，例如，当一个孩子或所有孩子与父母一方联合起来反对另一方父母，或者当配偶之一的父母一方或父母二人卷入反对配偶另一方的联盟时（Minuchin，Nichols，& Lee，2007）。

结构式治疗的一个中心概念是纠缠－疏离连续谱。二者是邻近度/距离或界限功能的极端。纠缠型子系统过于紧密，成员很少或没有自治权。如果系统的完整性或紧密性受到威胁，纠缠型伴侣通常会迅速做出反应，采取防御措施，而不考虑其他选择。此外，一方的行为变化或对压力的反应会对另一方产生重大影响，并可能使整个系统产生震荡。在纠缠型系统或子系统中，归属感的增强是以牺牲个体独立性为代价的（Minuchin et al.，2013）。

在疏离型伴侣关系中，成员能够自主发挥作用，但他们很少能保持忠诚；他们之间还存在一种扭曲的独立感。他们不能在需要时请求支持，缺乏相互依赖的能力。在这样的婚姻中，个体倾向于在独立于伴侣的小范围内活动。一方的压力不会轻易影响另一方（Minuchin et al.，2013）。总体而言，结构式治疗的重点是促进纠缠型成员的分化和疏离型伴侣的参与（Minuchin et al.，2006）。

Minuchin 的治疗方法的特点是强调等级问题。治疗通常包括通过改变伴侣相互关联的方式来改变结构。治疗师是一个积极的参与者，因此 Minuchin 使用"加入（joining）"来描述治疗师在治疗中的早期任务。治疗的重点在于当下，治疗师使用的方法包括直接、间接和悖论等。此外，治疗师可以绘制一个结构图（类似于家谱图）来表示家庭成员的界限和功能水平，以及家庭中的联盟（Aponte & DiCesare，2000）。一旦家庭结构发生积极的改变，并能够不依赖现有的问题而得以维持时，治疗就可以结束（Minuchin et al.，2013）。

结构式伴侣治疗的实践

结构式疗法的评估主要关注伴侣子系统的结构，这包括评估子系统周围边界的渗透性（permeability）和子系统内部的分化（differentiation）程度。通常情况下，伴侣关系的外部边界要么过于弥散，要么过于僵硬。同样的，伴侣双方要么分化不够，要么差异太大，以至于总是发生冲突或者完全没有有意义的互动（Simon，2015）。

在治疗目标方面，结构式伴侣治疗师的重点是改变伴侣双方对彼此的体验。改变机制是为伴侣双方创造新的关系体验。此外，治疗师的目标也包括减轻当前问题，治疗只有达成这个目标才会成功。

这种类型的治疗可以被看成一场戏剧，治疗师在其中是导演和配角，戏剧包含两幕：第一幕是打破旧的关系结构，第二幕是培养新的关系结构，即新的关系体验（Simon，2015）。两幕都运用一些干预措施，其中最重要的干预是活现（enactment）。由于该疗法认为每对伴侣都是带着某种结构进入治疗过程的，因此，活现是改变伴侣子系统结构的主要媒介。

作为戏剧的导演，治疗师会给结构太封闭或太弥散的伴侣系统带来扰动。治疗师促进伴侣系统的重构，并通过布置家庭作业来巩固发生的变化。简而言之，这是一种指导性方法（Simon，2015）。

研究支持

结构式家庭治疗的主要局限性在于缺乏实证支持（Simon，2015）。目前还没有关于该疗法效果的研究报告。相比之下，关于结构式伴侣治疗的有效性已有少量研究。这些研究大多涉及双亲家庭，其中治疗师试图重构父母子系统，这与结构式伴侣治疗对于伴侣子系统的重构方式类似。虽然我们可以合理推断，这些研究提供了一些间接证据，证明结构式治疗在广泛的问题和患者群体中的有效性，然而，"面对当前对心理治疗实践实证支持的追求，这些间接证据还不够充分"（Simon，2015，p.377）。

短程策略式伴侣治疗 1

短程策略式伴侣治疗起源于帕洛阿尔托研究小组，该小组成立于 20 世纪 50 年代初，由 Gregory Bateson、Jay Haley、John Weakland、Don D. Jackson 和 Virginia Satir 领导，他们开创了一场家庭系统理论的革命（Gurman & Fraenkel，2002）。这个小组发表了许多文章，出版了很多图书，这些文章和图书描述了改变伴侣和家庭关系的沟通策略。最近，短程策略式伴侣治疗更侧重于对其中一方出现健康问题的伴侣的研究和理论发展，特别是在迈阿密大学医学院（Rohrbaugh & Shoham，2015）。

策略式治疗的背景

策略式治疗是从帕洛阿尔托的心理研究所（Mental Research Institute，MRI）的工作发展而来的，并受到 Milton Erickson 的工作及其对催眠和悖论策略的使用的进一步影响（Keim，2000）。Don Jackson 是这一早期群体中较有影响力的成员之一，他首创了双重束缚、家庭内稳态和婚姻交换（marital quid pro quo）等沟通概念。Jackson 强调，伴侣治疗师的作用是揭示伴侣双方恪守的无意识规则（问题由此产生），帮助他们制定新的、更可行的行为指导（Lederer & Jackson，1968）。Jackson 促成了"联合治疗"的出现，在他于 1968 年意外去世后的几年里，这彻底改变了家庭治疗领域（Gurman & Fraenkel，2002）。

MRI 的其他人如 Watzlawick、Weakland 和 Fisch（1974）关注关系过程，而不是关系结构。干预措施被用来改变伴侣双方的互动。等级和权力问题没那么重要。他们认为，当前问题之所以一直存在，是由于伴侣解决冲突或试图应对生命周期挑战的方式（Watzlawick，Weakland & Fisch，1974）。治疗师通过提问和观察来识别伴侣的行为模式，然后布置专门的家庭作业。家庭作业可以直接完成，也可以以一种悖论方式完成，其最终目的是打乱现有的行为序列。

这个模型之所以被命名为"策略式"，是因为治疗师会介入以中断荒诞（ironic）的过程。然而，如果仅仅把它称为"策略治疗"，就有可能把它与 Jay Haley（1976，1980）提出的方法混淆，二者截然不同。尽管 Haley 是 MRI 短程治疗中心的早期成员，但他提出 MRI 组不再强调的关系结构和症状适应功能方面的观点（Rohrbaugh & Shoham，2015）。

Jay Haley 和 Cloe Madanes 率先开发了一种策略疗法，他们认为是伴侣关系中有缺陷的等级制度造成了问题。该疗法旨在改变伴侣互动和关系结构。Haley 和 Madanes 认为，当前问题实际上是对伴侣所经历的真正问题的一种隐喻（Haley，1984；Madanes，1981，1984）。

短程策略式伴侣治疗 2

短程策略式伴侣治疗基于这样一个前提，即解决伴侣的缺陷互动模式将促进功能的改善。更特别的是，该疗法聚焦于识别和中断"荒诞"的关系过程，这些过程是伴侣双方试图解决问题的一种尝试，却导致了问题的恶化。这些过程非但没有解决问题，反而产生了使问题更加恶化的循环。对这些"荒诞的问题解决循环"加以概念化，可以为评估和策略式干预提供一幅地图。该地图具体说明了是什么使问题持续，即"如出一辙（more of the same）"的解决方案，以及需要出现什么才能解决当前问题，即"不太一样（less of the same）"的解决方案。这种方法很适合那些抵制改变的伴侣。

以下的"八步"治疗过程（Rohrbaugh & Shohain，2015）描述了策略式伴侣治疗的基本结构。第一，用特定的行为术语来定义伴侣的当前问题。第二，制定一到两个具体的改变目标。第三，研究解决当前问题的具体方案。第四，将"荒诞"的问题解决循环概念化，并指出"如出一辙"的解决方案如何导致了更多的问题或关注点。第五，具体说明"不太一样"会是什么样子。第六，了解每一位伴侣对自己、他们的问题和另一位伴侣的偏好。第七，从伴侣双方的视角为"不太一样"的解决方案制定建议。第八，培育和巩固正在发生的改变。

制定干预的关键要素，是让伴侣双方停止运用已经尝试过的解决方案。这通常意味着让伴侣说或做一些与他们通常的解决方案不相容的事情。这种方法也会采用其他策略式干预。这些干预包括建议伴侣放慢脚步、提醒伴侣进步的危险以及治疗性掉头（therapeutic U-turn）。其中，最常见的干预措施是"放慢脚步"的警醒，这是为了让伴侣做好改变的准备，并传达治疗师对他们不情愿改变的接纳。

家庭咨询

FAMCON 是家庭咨询（family consultation）前几个字母的缩写，这是一种很有前景的方法，可以帮助伴侣双方通过短程策略式伴侣治疗来应对成瘾和健康问题（Rohrbaugh et al.，2001）。该方法包括最多10次治疗，安排在3～6个月内完成。首先是半结构化的准备和评估阶段，然后是焦点反馈治疗。接下来的阶段包括启动、巩固和扩大关系中的改变。策略式干预被用来打断维持当前问题或目标症状的荒诞互动序列。干预措施也被用来增加或强化有效的应对行为。这种方法已经被用于健康受损的伴侣中，例如，尽管医生警告吸烟会加剧他们的心脏病，但伴侣某一方仍然强迫性地吸烟（Robbins et al.，2011）。

研究支持

最初的研究表明，该疗法有效地中断了先前那些善意的"解决方案"，正是后者强化了吸烟行为，该疗法也帮助来访者重新调整他们的伴侣关系，使其不再围绕吸烟展开。完成此疗法的伴侣获得了相当显著的戒烟效果。这些健康受损的伴侣在6个月时有50%的稳定戒断率，这是其他强化干预措施的元分析所发现戒断率的两倍（Rohrbaugh & Shoham，2015）。

短程策略式治疗模式的研究支持仍在增加。然而，这些研究主要针对的是青少年和家庭问题（Robbins et al.，2011），而很少有涉及伴侣的问题。但愿将来能有更多的研究，以获得针对短程策略式伴侣治疗的实证支持。

系统式治疗

系统疗法起源于Gregory Bateson的工作，该疗法认为，关系问题是由行为序列维持的（Selvini-Palazzoli，Boscolo，Cecchin，& Praia，1978，1980）。治疗师负责观察行为模式，并通过直接或间接干预改变互动。伴侣被视为一个不断变化和发展的系统。当处理问题的旧程序不适合当前的情况时，问题就会出现。治疗师通过创造一种环境，引入新的信息，使变化自然地发生，从而帮助伴侣发展出解决问题的新方法。在下一节中，我们将讨论四种通常属于系统疗法的方法；不过，每一种方法都有非常独特的元素。

鲍文系统式理论

鲍文系统理论源自Murray Bowen发展起来的家庭系统理论。这种方法的主要元素之一是自我的分化与融合。自我分化是指个体在面对自己或他人的焦虑时，保持非反应性的能力（Bowen，1978；Papero，2000）。分化程度高的人在压力下很少在认知或情感上被淹没。Bowen 认为分化是一种自然的、发展的力量，它给每个人带来了压力。与此同时，另一种力量——融合或亲密的力量——迫使个体与他人或（家庭）团体相联系。关系健康的标志是两者的适当平衡。然而，这两种（表面上）对立的力量总是存在着张力，伴侣双方必须协商解决。如果太亲密而分化不足，伴侣关系就会变得融合或纠缠。融合关系中的每一方都会对配偶在情绪上变得高反应（highly reactive）。这种强烈的情感最初被体验为爱和强烈的吸引，但很快就充满依赖和焦虑。另一方面，亲密太少和分化程度过大会导致关系变得疏离，即伴侣双方拉开距离或"切断"联系。随着时间的推移，这两种类型都会给关系带来伤害。

从 Bowen 的系统角度来看，关系困难源自自我分化水平和关系中的焦虑水平。当关系中的焦虑增加时，伴侣双方会感受到压力，迫使他们遵从对方的期望（与亲密或分离有关）。该过程不是在封闭状态下发生的，因为双方协商和应对张力的模式来自各自的原生家庭，这些模式也决定了他们可以容忍多大程度的亲密。每个人的分化程度会调节或放大关系压力。当关系中的焦虑加剧时，每个人都会依据自己的家庭系统和其他关系体验产生基本的敏感性和反应性，并表现出来（Kerr & Bowen，1988）。伴侣行为模式由此产生，并呈现以下四种特征之一：距离、冲突、功能上的互惠转换（通过谈判），或将张力投射给第三方（三角化）。现在的关系以过去经验和当前经验为基础，随着时间的推移发展出自己的反应模式（Papero，2000）。如果张力状况得不到令人满意的解决，并且形成了破坏性模式，那么最终便会产生怨恨，从而导致关系的动荡。

在评估和治疗方面，Bowen 是第一位使用家谱图的治疗师。家谱图提供了代际信息和家庭成员之间的关系，并反映了代际互动的模式。Bowen 所说的"三角化"是一种功能失调的模式，它妨碍了伴侣的正常功能。三角化是一种机制，其中伴侣双方通过将注意力从对方身上转移到第三者（通常是孩子）身上，从而减少自身的焦虑和紧张，第三者则在情感上被卷入。三角化暂时稳定了伴侣关系，但并没有解决根本问题（Kerr & Bowen，1988；

Papero，2000；Roberto Forman，2002）。

Bowen 做了一个重要的临床观察，如果第三方在保持情绪中立、拒绝偏袒的情况下使伴侣间的张力状况得以降低，就会使伴侣双方在系统性焦虑减少时能够平衡对彼此的反应性。因此，治疗师除了在治疗中保持中立外，还有两个核心任务要完成：（1）增加双方的分化，以减轻对彼此的反应性，（2）减少关系中的焦虑水平（Papero，2000）。根据 Bowen（1978）的观点，如果这些任务能够完成，伴侣双方就能自行协商出一个平衡的、互惠的功能转换，而不再诉诸三角化或其他不正常的互动模式（Roberto Forman，2002）。

象征 – 体验关系治疗

Napier（1999）承认，由于其先驱者 Carl Whitaker 的性格和人格的力量，象征 – 体验方法很难被明确地描述出来。此外，象征 – 体验家庭（或伴侣）治疗之所以难以被描述，是因为它借用或与其他理论共享许多不同的元素（Keith，1998）。正如 Whitaker（2000）所说，"我是一个合并者（lumper），不是一个拆解者（shredder）"（p.7）。然而，作为一种系统式方法，它提供了系统疗法和心理动力学方法之间最密切的联系，以及与许多现代情境疗法（latter-day contextual）和情绪聚焦（emotion-focused）疗法的联系。因此，这种方法值得在这里被讨论。

当伴侣双方在一起后，往往会有一种无法言喻的愿望，那就是想要一个重新养育的过程，让伴侣另一方以自己幼时欠缺的方式满足他们。当另一方没有做到这一点或者拒绝继续扮演这个角色（就像在一些长期的关系中）时，伴侣会觉得好像再次体验了他们在原生家庭中的经历（以一种象征性的方式）。这产生了依赖、孤立的感觉和防御，也会激发幼稚的发泄行为（如发脾气、压抑感情、过度争吵等）作为一种自我保护（Napier，1999）。

Whitaker（2000）认为，治疗的成功源于"家庭力量的增强，以及家庭力量足以支撑其在个体和子群体中的使用和分配。随着由此产生的个体化的提高，家庭的内稳态日益增强，即家庭扩大其边界和缩小边界的自由度的增加"（p.12）。治疗通常持续 6 个月到 1 年，其中可能还会包含伴侣在准备好关注下一轮关系斗争之前的一系列休息时间。

然而，对于这些治疗师来说，治疗的时间并不是一个大问题，因为他们赞同针对关系和个体功能的更长程的疗法（尽管它可以用更少的时间产生积极的影响）。

萨提亚的沟通／系统／体验疗法

根据 Gurman 和 Fraenkel（2002）的研究，从 20 世纪 60 年代到弗吉尼亚·萨提亚（Virginia Satir）1988 年去世，无论是对专业人士还是普通大众来说，她都是最具影响力的伴侣和家庭治疗推广者之一。她的培训和视频演示鼓舞了成千上万的伴侣治疗师。再次，像许多其他系统取向的治疗师一样，虽然她的大部分工作涉及家庭治疗，但她也聚焦于二元和关系层面，这使她的工作可以适用于伴侣治疗（Bannien，2002）。

萨提亚（1964）认为，当个体结为伴侣时，就形成了一个由三部分组成的伴侣系统：（1）每个人对自己和对方的看法；（2）每个人的想法和感受；（3）每个人对对方的反应。对个体和伴侣来说，心理健康是多种因素共同作用的结果，包括以下几点。

- 接纳自己和他人。
- 对承认这种接纳感到自然，而不会不自在。
- 觉察自己的需要和感受。
- 有能力清晰地沟通。
- 有能力接受不同意见和他人的观点（Gurnian & Fraenkel，2002；Haber，2002）。

因此，对萨提亚来说，伴侣治疗的首要目标是实现更多的自我实现和自尊，这反过来又会使每一位伴侣更恰当地与对方进行交流。当然，这些目标更多的是为了成长，而不是稳定。根据萨提亚（1964）的说法，她的目标"既不是维持这段关系，也不是将两人分开，而是帮助伴侣对自己负责"（p.125）。

　　萨提亚在伴侣治疗方面的工作经常包括身体和情感。她认为，这些非理性的（即非认知的直觉性的）途径能够更直接地触及个体的核心问题。萨提亚认为，当个体没有其他方法处理情绪威胁时，这些非理性方法是一种自然的生存应对机制。因此，她著名的雕塑技巧为伴侣双方提供了机会，去探索这些长期（错误的）信念和情感，正是这些信念和情感塑造了他们对彼此和关系的看法。尽管这些应对反应看似是功能失调的和扭曲的，但萨提亚尊重这些反应，因为它们代表了个体应对威胁的最佳尝试（这些威胁随后被扩展到类似的危险）。这就是为什么人们经常引用萨提亚说的话，"问题不是问题，如何应对才是问题"（Haber，2002）。萨提亚在许多方面超越了她所处的时代，我们仍然可以在现代疗法中感受到她的影响，如情绪聚焦伴侣治疗和焦点解决伴侣治疗（Gurnian & Fraenkel，2002）。

米兰组合

　　Mara Selvini-Palazzoli、Luigi Boscolo、Gianfranco Cecchin 和 Guiliana Prata 在意大利米兰合作，开发了一种创新方法，以帮助存在严重情绪问题的家庭（Boscolo，Cecchin，Hoffman，& Penn，1987）。米兰组合依据三个主题来解释他们的治疗行为：假设、循环和中立（Selvini-Palazzoli et al.，1980）。对为什么伴侣会有这样的行为，治疗师不断地提出假设。这些假设创造了一幅地图，治疗师通过它可以向伴侣提出问题，并进行干预。所有的假设（包括伴侣双方提出的假设）被认为是同样合理或有效的。循环体现在治疗师开展治疗的方式中。伴侣双方经常被要求对他们之间发生的事情发表评论。治疗师也参与同样的过程。通过这种方式，治疗师引入新的信息，使伴侣双方在新的环境中体验自己。根据 Selvini-Palazzoli 等人（1980）的观点，仅以这种方式进行一次治疗就可能会产生足以引发改变的新信息。治疗师在整个过程中都保持中立。由于避免了等级、权力和偏袒的问题，治疗师因此可以自由地体验整个系统。在这种中立的意义下，伴侣双方可以自由决定是否愿意改变。

　　意大利干预小组的一个有趣的特点是治疗的时间安排。通常，两次治疗之间会间隔一两个月，每次治疗可能持续几个小时。治疗师使用一种仪式或悖论"处方"含蓄地提供干预，这些"处方"可能会要求伴侣双方不要改变。与策略式方法的不同之处在于，这些干预旨在将新的信息输入系统，而不一定是改变互动模式。伴侣双方是完成任务还是接受假设，这并不重要。重要的是，伴侣双方能以不同的方式看待他们的问题。

治疗过程：系统式疗法的共性

从系统的角度与伴侣一起工作，可以让治疗师以多种方式开展工作。治疗师可以在伴侣系统内部的任何地方做出改变，并期待关系内部产生改变。干预措施可以直接运用于伴侣、其中一方或更大的家庭。治疗可以巩固和澄清界限、改善沟通及丰富关系。这种灵活性为改变系统提供了许多可用的技术。表 6.2 概述了系统式疗法使用的一些临床技能，我们将在下面的章节中对此加以说明。

表 6.2　系统取向的伴侣治疗师共用的干预措施

划定边界: 这是指用来为系统式干预创造条件的非语言因素。通过调整或改变家庭成员的物理边界和位置，治疗师强化适当的边界，消除不适当的边界。

循环提问: 这是指治疗中的会谈性提问，用来了解人际关系中的变化和差异，以及旧有的行为模式。循环提问有助于产生系统性假设和干预。这些提问打断了对话的升级和冲突，定位了分歧或定义了一种关系，因为它们迫使伴侣双方停下来思考，而不是以刻板的方式做出反应。

家庭仪式: 这是包含一个行动或一系列行动的个性化处方，旨在改变家庭成员的角色。通常，这些仪式是为了使这些问题行为背后的"积极"目的戏剧化（自相矛盾地，即目的和表面行为通常是矛盾的），所用的方式是让家庭成员在每天的吃饭时间或就寝时间人为地安排一个环节，将他们行为背后的原因说出来或表演出来。这为每个人澄清了行为背后的原因，并使他们发生一些潜在的改变，即将来有可能不再需要这种行为。

结盟: 这是治疗师与家庭成员建立融洽关系的过程，暂时成为家庭系统的一部分。结构治疗师使用跟随或模仿来达到这一目的。跟随是一种非指导性的开放式方法，治疗师通过提出澄清性问题来了解来访者的意愿。模仿是指治疗师采用家庭特有的交流方式或口语短语。由于治疗失败的最常见原因之一是关系的失败，因此这一阶段不容忽视。

治疗性悖论: 这是一种策略式干预,旨在迅速使来访者从根深蒂固的、有问题的位置上撤出。治疗性悖论主要包括处方、抑制和占位。

- 处方是治疗师鼓励或指导来访者保持或加重自己的症状的一种策略。来访者要么违背指示、放弃症状,要么听从治疗师而让症状继续,从而将症状的维持置于自己有意识的自愿控制之下。
- 抑制是治疗师阻止改变的一种策略,方法通常是描述改善将带来的隐含的危险。通常,抑制被称为"慢点走",就像"慢点走,否则你可能会得到你想要的"这句陈述一样。
- 占位是治疗师接受并夸大来访者所说的话的一种策略。这样做的效果往往是突出了这种情况的荒谬性,迫使来访者选择不同的立场。

重组: 促进家庭结构改变和减少家庭功能失调模式的一种治疗干预。重组策略的例子包括分配任务、改变权力系统、增加压力和划定边界。

重新标记 / 重新定义: 这是指治疗师有目的地使用语言给一个情境赋予新的意义。通过从不同的角度或背景来看待情境,这种新的解释为来访者提供了改变的可能性。

不平衡: 这种情况发生在治疗师为了改变互动的模式而与家庭的某个(或某些)成员结盟来对抗其他成员的时候。它经常被用来支持或破坏功能失调的等级制度。

划定边界

通过划定边界,治疗师强化适当的边界,并修改来访者的交互模式,从而消除不适当的边界。例如,治疗师可能坐在伴侣某一方的旁边,以加强其地位,削弱对方的地位。治疗师也可以通过要求家庭成员移动座位的方式打破联盟或三角化,或者通过让父母和孩子分开坐的方式强化父母体系。所有这些都是在非语言层面上运作的,是治疗师改变家庭的物理边界和位置,从而为系统式干预创造条件。

循环提问

由 Selvini-Palazzoli 及其同事(Selvini Palazzoli et al., 1978)提出的循环提问是一种会谈提问,用来更多地了解关系中的变化和差异,从而可能为了解循环的家庭模式提供线索。这些提问迫使人们停下来思考,而不是以一种刻板的方式做出反应。不说话的人也会认真倾听。这些提问打断了对话升级和争斗,定位了分歧或定义了一种关系。例如,一些提问是让来访者对其父母的婚姻进行评论，或者以谁在某个人的死亡中遭受的痛苦最大为依据对家庭成员进行排名，或者根据来访者深夜回家时母亲和父亲的愤怒程度，从1分到10分打分。治疗师甚至还使用一些假设性的提问："如果你没有出生，你认为你父母的婚姻会是什么样子？"或者"如果你们不结婚，你们今天的生活会怎样？"循环问题有助于产生系统的假设和干预措施，并使伴侣双方开始系统地看待自己。

家庭仪式

家庭仪式这种干预措施被米兰学派（Selvini-Palazzoli et al., 1978）广泛使用，这是包含一个行动或一系列行动的个性化处方，旨在改变家庭成员的角色。通常，这些仪式是为了使这些问题行为背后的"积极"目的戏剧化（自相矛盾地），所用的方式是让家庭成员在每天的吃饭时间或就寝时间人为地安排一个环节，将他们行为背后的原因说出来或表演出来。例如，如果一对伴侣常为钱争吵，那么一种仪式可能是要求他们对彼此说："我同意你在财务上的观点，因为钱比我更让你感到安全。"这就为每个人澄清了这种行为背后的原因，并使他们发生一些潜在的改变，即将来有可能不再需要这种行为。

结盟

在本章前面描述过，结盟是一种适应策略，治疗师运用这种策略与家庭成员建立融洽的关系，并暂时成为家庭系统的一部分。通常，这似乎是进行更随意对话的社交时间，但它被认为是使治疗师被家庭公开接受并获准进行改变的重要步骤。对于Minuchin及其同事（Minuchin et al., 2013）来说，这是通过跟随或模仿的方式来实现的。跟随是一种非指导性的开放式方法，治疗师通过提出澄清性问题来收集信息。模仿是指治疗师采用家庭特有的交流方式或口语短语。由于治疗失败最常见的原因之一是关系的失败（Keim & Lappin，2002）；因此，结盟阶段不容忽视。

治疗性悖论

这是一种以多种方式定义和实施的策略式干预（Keim，2000；Keim，& Lappin，2002）。一般来说，它包含了一些明显与治疗目标相矛盾的策略，但实际上，这些是为了实现这些目标而设计的（Haley，1976）。尽管这些干预可能是有争议的，但它们也可能非常强大，因为它们可以非常迅速地将来访者从根深蒂固的、有问题的位置上撤出（Mozdzierz et al.，2014）。治疗性悖论主要包括处方、抑制和占位。

处方

这是治疗师鼓励或指导来访者维持或加重自己的症状的一种策略。例如，一位抑郁的配偶可能会被要求在特定的一天保持抑郁状态，并记录下自己的抑郁情况，表面上是为了让治疗师了解更多关于抑郁的情况。来访者要么违背指示而放弃症状，要么听从治疗师而让症状继续，从而将症状的维持置于自己有意识的自愿控制之下（Mozdzierz et al.，2014）。

抑制

抑制是治疗师阻止改变的一种策略，方法通常是描述改善将带来的隐含的危险。通常，抑制被称为"慢点走"，就像"慢点走，否则你可能会得到你想要的"这句陈述一样。例如，治疗师可能会说："如果你儿子好转了，你和你丈夫可能就没什么话题可谈的了。"通常，这个过程会指出问题行为的次级获益或真正目的（Mozdzierz et al.，2014）。

占位

占位是治疗师接受并夸大来访者所说的话的一种策略。这样做的效果往往是突出了这种情况的荒谬性，迫使来访者选择不同的立场（Mozdzierz et al.，2014）。例如，当一对伴侣抱怨他们的婚姻有多糟糕时，治疗师可以问："为什么不离婚呢？"这样一来，这对伴侣就会站在捍卫而不是攻击这段关系的立场上。

重组

面质和挑战家庭并促进其结构改变的任何治疗干预都是一种重组。其目标是通过重新安排更健康的等级制度的方法，减少功能失调的模式，这样问题行为就不会得到维护。重组策略的例子包括分配任务、改变权力系统、增加压力和划定边界（Keim & Lappin，2002）。

重新标记／重新定义

这是指治疗师使用语言给一个情境赋予新的意义。通过从不同的角度或背景来看待情境，这种新的解释为来访者提供了改变的可能性。例如，把妻子的抑郁症重新定义为"关心"——以便让丈夫待在家里不工作，可能会改变伴侣对这种行为的反应。这种类型的干预通常要求来访者重新思考他们对某些行为或模式的解释或定义，并经常为来访者提供另一种视角，从而产生改变的动机。

不平衡

这种情况发生在治疗师为了改变互动的模式而与家庭的某个（或某些）成员结盟来对抗其他成员的时候。通过这种方式，治疗师（暂时）站在某个成员一方，以便引入另一种视角、重构某个观点，或迫使其他家庭成员以新的方式看待某个情境。它经常被用来支持或破坏功能失调的等级制度（Keim & Lappin，2002）。

下面的案例说明了其中的几个核心概念和策略。

杰里和安娜在接受伴侣治疗之前已经结婚 7 年了。在发现杰里和一个同事最近有外遇后，安娜提出接受伴侣治疗。这对伴侣有一个 5 岁的女儿和一个 3 岁的儿子，他们都说，如果有可能，他们仍然想在一起，主要是因为孩子。安娜说，杰里出轨时，她正和孩子们一起在她母亲的避暑别墅里度假。当她比预计时间更早到家时，她看到杰里的同事穿着浴衣，就这样，她发现了他有外遇。杰里为自己辩护，说他和安娜已经有一年多没有性生活了，而且自从三年前他们的儿子出生后，他们的关系就越来越疏远了。杰里说他们之间的问题实际上从结婚之初就开始了，因为安娜总是跟在她母亲的"屁股后面"。

通过对他们原生家庭的了解，治疗师画出了一份家谱图（见图 6.1），它显示，安娜从十几岁开始就与父亲疏远，直到十年前父亲因心脏病突发去世。安娜

形容杰里对家庭的日常运作漠不关心，并且"一窍不通"。安娜也承认她和母亲
关系很好，她说她每天都会给母亲打好几次电话，至少每晚都打（通常是杰里在
家的时候），她们会聊个没完。杰里抱怨说安娜"总是为她妈妈腾出时间，但从
来没有为我付出过这样的努力"。安娜愤怒地反驳说，她妈妈需要她，然后她补
充道："而且，我喜欢她。和妈妈做朋友有什么不对吗？"

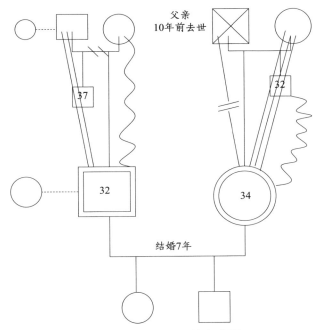

图 6.1　安娜和杰里的家谱图

　　杰里的原生家庭信息显示，他的父母离婚是因为他的父亲和一个邻居有外
遇，他说这对他的母亲来说是毁灭性的，她在离婚前很焦虑，并在离婚后患上了
临床抑郁症。杰里回忆，父母临近离婚时他 13 岁，他和父亲很亲近，比起母亲
明显的软弱，他钦佩父亲的坚强和果断。杰里还透露，他怨恨母亲，并指责是她
的控制行为导致父亲离开了这个家庭（和他）。

　　伴侣治疗聚焦于双方的关系动力和沟通模式。从原生家庭来聚焦关系动力模
式时，治疗师发现了一个明显的相似之处：就像他的父亲一样，当杰里不再觉得
自己是家庭中的重要一员时（他的妻子在儿子出生之后就过度投入家庭事务中证
明了这一点），他开始退缩并将自己的时间和精力投入工作中，这导致他发展了

与同事的关系（及日后的婚外情）。此外，他对像母亲那样的焦虑和控制欲很强的女人的蔑视，使他很难听到安娜与他联结的请求，他听到的只是对他的要求。这是他无法容忍的，因为这将类似于他父母的关系（他发誓自己不会重复这种模式）。此外，安娜的母亲对她的影响越来越大，这也强化了他想要远离她的愿望。

安娜的原生家庭中的关系动力是一个强大的、支配欲强的母亲和一个对妻子漠不关心的、冷漠的父亲。安娜认为父亲的行为是冷漠和自私的，而把母亲看作是关心他人、自我牺牲、善于管理家庭的。安娜想找一个细心、支持的丈夫，她认为杰里能做到这一点。然而，当杰里开始让她失望时，她觉得有必要负起责任来，"因为没有其他人会这么做"。

根据他们的关系模式，系统取向的伴侣治疗师会与杰里和安娜共同工作，这样他们就能看到自己对对方行为的反应（部分）是由这些早期的原生家庭动力驱动的。在他们现在的婚姻中，每个人都求助于婚姻以外的人（安娜求助于她的母亲，杰里求助于他的情人）来满足自己的需求。这是因为每个人都感到来自对方的一些伤害或失望，这导致他们退缩（以类似于他们父母的方式）。这些结盟损害了伴侣关系，必须加以解决才能修复伴侣关系。这是一个边界问题，因此双方必须做出真诚的努力来抵制求助于这些替代者的诱惑，并将注意力转向他们自己的婚姻。

这对伴侣潜在的问题之一是，他们的沟通模式如何妨碍了他们满足自己的情感需求（或使对方的情感需求得到满足）。然而，如果他们现在能够建立联结，而不是重温过去的伤痛，那么他们就有更好的机会从对方那里得到情感需求的满足。换句话说，每个人都必须了解自己的特殊需求是如何从这些原生家庭动力中演变而来的。例如，安娜真的需要一个关心她的父亲形象，尊重她的智慧而非轻视她；杰里需要的是这样一个配偶：她会与他关系密切，把他当作伴侣来看待，而不是贬低他为家庭所做的努力。遗憾的是，他们双方都不能有效地做到这一点。为了纠正这一点，每个人都被教给了一些基本知识——如何明确而一致地表达自己的需求，以及如何看到和听到对方是在情感上寻求照顾。

从系统的角度来看，伴侣治疗要想起作用，至少有一方必须同意治疗师对伴侣关系模式的描述。治疗要产生影响，没有必要让双方都同意或改变他们的行为（尽管这是更可取的）。相反，如果一方可以在他们的选择、行为或反应上做出实质性的改变，那么另一方就会被迫行动：要么试着把对方变回原来的样子，要么适应新的人、环境或关系。在安娜和杰里的案例中，如果一方做出了一致的、积极的努力，那么另一方必须重新评估他们的立场。如果他们不能发生这种改变，那么这段关系可能也无法挽回。但是，对于系统取向的伴侣治疗师（甚至对于其他人）而言，即使关系无法挽回，也不总是治疗的失败。

结束语

本章讨论了结构式、策略式和系统式方法。我们强调了所有这些系统取向的方法所共有的核心概念，以及这些方法共享的常见治疗干预措施。这些方法代表了伴侣治疗史上重要的一章。遗憾的是，其中一些方法的未来还很不确定。

不像越来越多的研究文献支持认知行为方法对伴侣治疗的有效性，很少有研究支持系统取向的方法。仅有的例外是结构性伴侣治疗和短期策略式伴侣治疗，最近有相关研究被报告。考虑到治疗服务的报销越来越依赖于循证治疗，如何生存可能是本章中描述的许多治疗方法所面临的一个问题。

参考文献

Aponte, H. J., & DiCesare, E. J. (2000). Structural theory. In F. M. Dattilio & L. J. Bevilacqua (Eds.), *Comparative treatment for relationship dysfunction* (pp. 45–58). New York, NY: Springer.

Banmen, J. (2002). The Satir model: Yesterday and today. *Contemporary Family Therapy, 24*(1), 7–22.

Bateson, G. (1980). *Mind and nature.* New York, NY: Bantam Books.

Boscolo, L., Cecchin, G., Hoffman, L., & Penn, P. (1987). *Milan systemic family therapy.* New York, NY: Basic Books.

Bowen, M. (1978). *Family therapy in clinical practice.* New York, NY: Jason Aaronson.

Dattilio, F. M., & Bevilacqua, L. J. (2000). A cognitive-behavioral approach. In F.

M. Dattilio & L. J. Bevilacqua (Eds.), *Comparative treatments for relationship dysfunction* (pp. 137–159). New York, NY: Springer.

Gurman, A. (2015). Theory and practice of couple therapy: History, cotemporary models, and a framework for comparative analysis. In A. Gurman, J. Lebow, & D. Snyder (Eds.). *Clinical handbook of couple therapy* (5th ed., pp. 1–22). New York, NY: Guilford Press.

Gurman, A. S., & Fraenkel, P. (2002). The history of couple therapy: A millennial review. *Family Process, 41*(2), 199–260.

Haber, R. (2002). Virginia Satir: An integrated, humanistic approach. *Contemporary Family Therapy, 24*(1), 23–34.

Haley, J. (1976). *Problem-solving therapy.* San Francisco, CA: Jossey-Bass.

Haley, J. (1980). *Leaving home: The therapy of disturbed young people.* New York, NY: McGraw-Hill.

Haley, J. (1984). *Ordeal therapy: Unusual ways to change behavior.* San Francisco, CA: Jossey-Bass.

Keim, J. (2000). Strategic therapy. In F. M. Dattilio & L. J. Bevilacqua (Eds.), *Comparative treatment for relationship dysfunction* (pp. 58–78). New York, NY: Springer.

Keim, J., & Lappin, J. (2002). Structural-strategic marital therapy. In A. S. Gurman & N. S. Jacobson (Eds.), *Clinical handbook of couple therapy* (3rd ed., pp. 86–117). New York, NY: Guilford.

Keith, D. V. (1998). Symbolic-experiential family therapy for chemical imbalance. In F. M. Dattilio (Ed.), *Case studies in couples and family therapy* (pp. 179–202). New York, NY: Guilford Press.

Kerr, M. E., & Bowen, M. (1988). *Family evaluation: An approach based on Bowen theory.* New York, NY: Norton.

Lederer, W., & Jackson, D. (1968). *The mirages of marriage.* New York, NY: Norton.

Madanes, C. (1981). *Strategic family therapy.* San Francisco, CA: Jossey-Bass.

Madanes, C. (1984). *Behind the one-way mirror: Advances in the practice of strategic therapy.* San Francisco, CA: Jossey-Bass.

Minuchin, S., Lee, W.-Y., & Simon, G. M. (2006). *Mastering family therapy: Journeys of growth and transformation* (2nd ed.). Hoboken, NJ: Wiley.

Minuchin, S., Nichols, M. P., & Lee, W. Y. (2007). *Assessing families and couples: From symptom to system.* Boston, MA: Allyn and Bacon.

Minuchin, S., Reiter, M., & Borda, C. (2013). *The craft of family therapy: Challenging certainties.* New York, NY: Routledge.

Mozdzierz, G., Peluso, P. R., & Lisiecki, J. (2014). *Advanced principles of counseling and psychotherapy: Learning, integrating, and consolidating the nonlinear thinking of master practitioners.* New York, NY: Routledge.

Napier, A. Y. (1999). Experiential approaches to creating the intimate marriage. In J. Carlson & L. Sperry (Eds.), *The intimate couple* (pp. 298–327). Philadelphia, PA: Brunner/Mazel.

Papero, D. V. (2000). Bowen systems theory. In F. M. Dattilio & L. J. Bevilacqua (Eds.), *Comparative treatment for relationship dysfunction* (pp. 58–78). New York, NY: Springer.

Robbins, M., Feaster, D., Horigian, V., Rohrbaugh, M., Shoham, V., Bachrach, K.,... Szapocznik, J. (2011). Brief strategic family therapy versus treatment as usual: Results of a multisite randomized trial for substance using adolescents. *Journal of Consulting and Clinical Psychology, 79*(6), 713–727.

Roberto-Forman, L. (2002). Transgenerational marital therapy. In A. S. Gurman & N. S. Jacobson (Eds.), *Clinical handbook of couple therapy* (3rd ed., pp. 118–150). New York, NY: Guilford.

Rohrbaugh M., & Shoham, V. (2015). Brief strategic couple therapy. In A. Gurman, J., Lebow, & D. Snyder (Eds.). *Clinical handbook of couple therapy* (5th ed., pp. 335–357). York, NY: Guilford Press.

Rohrbaugh, M. J., Shoham, V., Trost, S., Muramoto, M., Cate, R. M., & Leischow, S. (2001). Couple dynamics of change-resistant smoking: Toward a family consultation model. *Family Process, 40*(1), 15–31.

Satir, V. (1964). *Conjoint family therapy.* Palo Alto, CA: Science and Behavior Books.

Selvini-Palazzoli, M., Boscolo, L., Cecchin, G., & Prata, G. (1978). *Paradox and counter-paradox: A new model in the therapy of the family in schizophrenic transaction*. New York, NY: Jason Aronson.

Selvini-Palazzoli, M., Boscolo, L., Cecchin, G., & Prata, G. (1980). Hypothesizing circularity-neutrality: Three guidelines for the conductor of the session. *Family Process, 19*, 3–12.

Simon, G. (2015). Structural couple therapy. In A. Gurman, J., Lebow, & D. Snyder (Eds.). *Clinical handbook of couple therapy* (5th ed., pp. 358–384). New York, NY: Guilford Press.

Watzlawick, P., Weakland, J. H., & Fisch, R. (1974). *Change: Principles of problem formation and problem resolution*. New York, NY: Norton.

Whitaker, C. A. (2000). Hypnosis and family depth therapy. *The Family Journal: Counseling and Therapy for Couples and Families, 8*(1), 7–13.

第七章

阿德勒式和建构主义伴侣治疗方法

学习目标

在本章中，读者将学习以下内容。

1. 建构主义的基本原则。

2. 阿德勒式伴侣治疗如何与建构主义疗法分享许多哲学和治疗策略并付诸实践。

3. 焦点解决取向的伴侣治疗师如何利用来访者的资源来解决问题。

4. 叙事取向的伴侣治疗师如何为伴侣创造新的意义。

阿德勒疗法发展于 20 世纪上半叶，是对精神分析的一种反应，它反映了一种关于人类发展的革命性方法，即个人对现实的感知比治疗师的观点更重要。这后来被理解为建构主义视角（Neimeyer，2009）。它也包含了一些争议性的观点，例如同时与多个来访者工作（如伴侣双方），将来访者与治疗师视为平等的，并在治疗过程中发挥积极作用。从本质上讲，阿德勒疗法早于并预言了心理治疗（特别是家庭和伴侣治疗）向建构主义的重大转变。

本章接着讨论了建构主义视角的出现。然后描述了阿德勒式伴侣治疗方法。接下来，本章描述了焦点解决伴侣治疗。最后，我们讨论了叙事取向的伴侣治疗。

伴侣治疗的建构主义方法的出现

认识论是专门研究知识的一个哲学分支。当前大多数治疗方法的主流认识论是逻辑实证主义的，它认为真理（知识）主要是一种中立的价值观，具有可观察的参照物（Neimeyer，2009）。当真相在治疗的（科学）过程中被发现并被恰当地揭示时，它应该是不可被否认的、显而易见的，其结果应该是增进心理健康。

治疗师往往是掌握真理的裁判，根据一系列既定行为法则对疾病、健康和行为对错做出判断（Bevcar，2003）。到了 20 世纪 80 年代，伴侣治疗和家庭治疗的主流范式已经从逻辑实证主义转向一般系统理论。Gregory Bateson、Salvador Minuchin、Jay Haley 等人的开创性工作，在治疗师开始研究系统如何维持内稳态（homeostasis）和边界结构的重要性，以及考虑一阶和二阶变化变得更加普遍时，已经扎根。然而，更大的认识论问题正在有力地进入普通伴侣治疗师和家庭治疗师的意识中（Bevcar，2003）。

随着一般系统理论成为家庭治疗的主导范式和隐喻，新的哲学也开始出现（Neimeyer，2009）。这些哲学观起源于社会政治运动，如女权主义者和多元文化主义，并被贴上后现代主义或建构主义的标签。持这些哲学观的治疗方法认为，客观现实离不开感知者对它的建构。所有事物的意义均来自其所处的背景。脱离背景去理解事物会改变甚至否定它的意义，将事物置于新的背景中则会赋予它新的意义。建构主义认为，人类的一切活动都承载着价值。这一观点的核心，是认识到我们关于世界的假设无法被直接证明或反驳。

这并不意味着科学已没有立足之地，也不意味着伴侣治疗没有科学依据。相反，建构主义者认为，科学假设的存在有两个原因：首先，因为它们在临床工作中是有用的；其次，因为它们还没有被另一种假设推翻或取代。科学假设是一种有用的结构，它们有助于描绘现实。然而，心理问题和伴侣问题不仅仅是孤立发生的症状表达或行为，它们是由产生于特定背景下的意义所建构的。更具体地说，治疗师永远无法成为客观的观察者，因为他们无法脱离自己的观察（Bevcar，2003；Watts & Shulman，2003）。因此，建构主义者对如何概念化治疗施加了一定的限制。特别是，建构主义者认为权力和权威对于治疗师来说非常重要，因为他们有力量支持或消除来访者的担忧（Watts，2003）。根据 Friedman（1996）的观点，建构主义治疗师的基本素质包括以下方面。

- 相信现实的社会建构视角。
- 强调治疗关系的反身性，在这种关系中，患者和治疗师在对话或交谈中共同构建意义。
- 从等级差别转向更为平等的观点和对差异的尊重。
- 对来访者的困境保持同理心和尊重，并相信治疗性谈话能够解放被压抑、被忽视或以前未被承认的声音或故事。
- 共同构建治疗目标，协商治疗方向，让来访者重获掌控感，做自己的难题和困境的专家。
- 搜索并扩大来访者的能力、优势和资源，避免成为病理学侦探或将僵硬的诊断区分具体化。
- 避免使用缺陷和功能障碍等词语，用日常用语代替病理学术语（和让人感到有距离的术语）。
- 面向未来，乐观面对变化。
- 对治疗对话中的方法和过程很敏锐。

简言之，建构主义治疗师不接受"客观主义的观念，即治疗师知道什么是'正确的'，因此会'干预'或'治疗'患者（或来访者），以产生'最好的'（从而'解决'问题）"（Hoyt，1998，p.2），尽管治疗师确实为临床互动带来了一定的技能和专业知识。相反，治疗师和患者以合作的精神共同创建治疗干预，每个人都是平等的伙伴（尽管每个人可能有不同的功能和信息）。

更具体地说，建构主义治疗师以一种与客观治疗师截然不同的方式，概念化并回应妻子对丈夫不再浪漫的抱怨。

建构主义治疗是从认识到人类是意义创造者开始的，人类构建（而不是简单地揭示）自己的心理现实。它们基于……（一个前提：）我们正在积极建立一种影响我们行动的世界观……建构主义治疗的目标是通过关注首选（"临床"或"治疗"）现实的社会建构，给患者的生活带来积极的结果。

（Hoyt，1998，p.1）

因此，间接的方法和技巧，如重构和悖论，更符合建构主义思维。相比之下，主动和指导技术更符合预测性的、客观的、认识论的观点，如认知行为方法。然而，从历史上看，伴侣和家庭治疗领域并非如此，在这一领域，主导的认识论是系统论（Hoyt，2015）。

阿德勒式伴侣治疗

与此同时，一些阿德勒学派的理论家认为，阿德勒的思想与建构主义的思想一样，反映了一种系统的、认知的、情感的，甚至是心理动力学的思想体系。因此，他们认为阿德勒学派的方法是一种建构主义方法（Sperry，2003；Watts & Shulman，2003）。阿德勒学派的方法早于婚姻治疗和家庭治疗的正式发展（事实上，它是该领域的先驱）。它有着成功地与伴侣共同工作的悠久传统，以及丰富的跨越伴侣治疗中许多理论领域的实用哲学。然而，"许多建构主义者认为阿德勒是建构主义的先驱……现在越来越多的人认为阿德勒方法是一种成熟的建构主义心理疗法"（Carlson & Sperry，1998，p.69）。值得注意的是，叙事疗法和焦点解决疗法已正式与阿德勒式伴侣治疗相结合（Robideau，2008）。

也许，将阿德勒式伴侣治疗与其他建构主义方法结合的最佳倡导者正是阿德勒本人。阿德勒（1958）在他的《生命对你意味着什么》（*What Life Should Mean to You*）一书中写道，人类生活在"意义"之中。

我们体验到的不是纯粹的环境，而是环境对人类的意义。即使对于那些原材料，我们都是从人类的目的出发来体验它们的……我们总是通过为其赋予的意义来体验现实；我们感知到的不是现实本身，而是经过主观解读的东西。因此，我们很自然地认为，这些意义在一定程度上总是未完成的、不完整的，甚至从来都不是完全正确的。意义之域亦是谬误之域。

（p.4）

这种理解——即个人密切参与了自己对现实的建构（这既构成了伴侣问题，也是解决方案的组成部分），是建构主义方法的关键，也是阿德勒式伴侣治疗的核心（Carlson & Sperry，2011；Jones & Lyddon，2003；Robey & Carson，2011）。基于这一点和其他原因，我们认为，伴侣治疗是展示这种充满活力的动力学方法的最佳场所。

核心概念

阿德勒学派和建构主义方法具有相似的哲学传统。关于我们如何产生对现实的理解和与他人联系的方式，两者都信奉现象学、整体论、目的论和社会嵌入（socially embedded）原则。这些原则对伴侣关系障碍和伴侣治疗产生了广泛的影响（Carlson & Sperry，2011；Jones & Lyddon，2003；Watts & Shulman，2003）。

阿德勒式治疗师还认为，人类行为是由一系列基于对世界的主观感知而产生的信念所驱动的（Carlson & Sperry，2000）。因此，这些主观感知容易受到扭曲、夸张、错误和先入为主（称为来访者的私人逻辑）的影响。除了这些感知之外，阿德勒认为，每个人都有管理自己生活的一套连贯的规则。这些规则是基于过去的经验和原生家庭的动力而形成的，被称为生活方式（或通常被称为“生活方式”）。生活方式代表了个人创造性的尝试，即我们试图让自己的生活变得有意义，并让自己的需求（情感、生理等）获得满足。建构主义治疗师也同样用这种现象学的方法，来理解个体如何根据他们对周围世界的感知来建构他们的现实（Jones & Lyddon，2003）。因此，一对伴侣表现出的行为，即使表面上是破坏性的，实际上也可能代表着一种创造性的努力，试图在双方的需求之间达成平衡（很像之前关于自体－客体移情和投射性认同的讨论）（Robey & Carson，2011）。

因此，阿德勒学派的治疗师在伴侣的解决方案中寻找他们的创造力，并尝试将这些资源整合到一个更公平和建设性的解决方案中（Carlson & Sperry，2000）。

建构主义治疗师和阿德勒学派的治疗师都认同这样一种观点，即每个人都有一个或一组特定的目标在脑海中运作，是这些目标在驱动着我们的行为。这些目标都是基于他们的主观感知（或私人逻辑），给他们对现实的建构着色。这种目的论或目标导向的方法，推动治疗师去寻找一个人（或一对伴侣）行为互动的个人意义。因此，阿德勒学派的治疗师坚持"只相信行动"。也就是说，重要的是根据伴侣双方的行为（互动、语言和非言语交流，以及行动）来确定特定行为的意图或目标。阿德勒认为，所有的行为都是有目标的，该目标可能有利于，也可能有损于关系。因此，治疗师通过来访者的行为来理解来访者的目标，是解开伴侣冲突的关键（Carlson & Sperry，2000）。

阿德勒式伴侣治疗理论的另一个重要方面是，人是一种社会存在，因此所有问题都是在社会上（与他人互动中）产生的。其主要结构被称为"社会兴趣"或"社区感觉"。"对于阿德勒学派来说，社会兴趣是衡量个人生活方式是否有用的标准"（Jones & Lyddon，2003，p.46）。许多建构主义者也认同这样的观点：个人的社会融入性是其建构知识基础、个性和自我表达方式的核心。因此，伴侣关系是一个社会系统，它会受到任何一方的积极或消极影响。当这是一种平等和平衡的关系时，伴侣双方可以互相创造一个产生疗愈和满足的交流空间。同样，如果关系不是合作性的，那么伴侣双方最终会受到伤害和产生不满（Carlson，Johnson Migalski & Spriggs，2017）。

当阿德勒式伴侣治疗师研究如何治疗一对伴侣时，他们会预先思考这些哲学基础，然后寻找干预方法。此外，他们致力于通过关注伴侣双方的优势和资源，与他们建立一个强大的合作治疗联盟。我们再次看到，这与建构主义方法非常相似（Watts & Shulman，2003）。接下来将介绍利用这些元素的治疗过程。

治疗过程

如前所述，伴侣关系是一个系统，它受到每一个伴侣的影响（反之亦然）。每一个伴侣的个人选择对系统的运作都有着独特的影响。个体的想法、情感和态度都会影响双方的行为及伴侣关系的方向。正因如此，阿德勒学派理论认为，一对伴侣做出的选择不是偶然的，而是指向平等沟通和尊重的目标（Carlson et al.，2017）。然而，这个目标并不总是能实现，因为个体的私人逻辑、目标和生活方式动力可能对伴侣系统发挥功能具有独特的引导作用，从而导致伴侣系统运行良好或功能不良。

目标和角色

阿德勒学派的理论既不是决定论的，也不是宿命论的。相反，在任何时候，伴侣中任何一方都可以通过做出不同的选择来促进改变，从而影响整个伴侣系统。然而，要让整个系统发生改变，需要伴侣双方对自己和生活具有洞察力、勇气和幽默感。伴侣间的和谐是由个人自尊、社会价值（取与舍的能力）和生活幽默感等因素决定的（Carlson & Carlson，2012）。治疗师的角色是充当侦探、鼓励者和（在适当的情况下的）幽默家，引导伴侣在治疗过程中以更平等和公正的方式解决他们的问题（Carlson & Sperry，2000）。

治疗阶段

如前所述，几乎所有的阿德勒式疗法都使用 Dreikurs（1967）概述的四阶段模型的某种变形：建立关系、调查、解释和重新定向。在建立关系的第一阶段，治疗师的责任是与伴侣建立稳固的治疗联盟，在与双方打交道时表现出公平，并提供一个安全的治疗基础。在下一阶段，治疗师对每个人进行评估，并分析其生活方式，包括对原生家庭动力（心理出生顺序、家庭氛围等）和早期回忆的检查。通过这种分析，治疗师可以确定伴侣双方的私人逻辑和目标。解释可以让治疗师对比伴侣双方的生活方式，并思考每一方的动力和行为选择如何导致了婚姻系统的破裂。对伴侣关系的深入了解使治疗师能够开始干预，帮助伴侣双方在与对方相处时做出一些不同的选择。在重新定向阶段，伴侣双方在治疗师的指导和鼓励下，根据生活方式评估的结果和当前的问题制订行动计划（Robey & Carson，2011）。伴侣双方在与对方的互动中做出具体的改变，并评估这种改变对两人关系的影响。一旦完成了治疗的主要目标，通常基于来访者和治疗师的共同协商，治疗就会结束（Carlson & Sperry，2000）。

评估

评估不仅是伴侣治疗的一个重要阶段，也是一个持续的过程（Carlson & Sperry，2000）。如今阿德勒学派对生活方式的评估，与 70 年前阿德勒所做的并没有太大的不同（见表 7.1）。这些评估可以是深入的，或者为适应时间较短这种限制而做一些修改，但目的基本上是帮助治疗师收集相关信息，了解伴侣双方如何找到归属于原生家庭并满足其情感需求的方法，发现伴侣双方必须面对的（真实的或感知的）挣扎，并评估整体的挫折程度。此外，生活方式分析可以为临床治疗师提供重要的信息，包括诊断、关系和性，以及社交发展和当前的功能（Carlson et al.，2017）。早期回忆是另一种诊断工具，帮助阿德勒派治疗师了解来访者的私人逻辑和生活方式动力。此外，一些阿德勒派治疗师使用结构化的婚姻清单来查看特定的关系领域（Sperry，2019）。

表 7.1　生活方式评估问题举例

1. 你家里有谁（兄弟姐妹等）？
2. 描述一下你父母之间的关系。
3. 选择五个词来描述小时候你和母亲的关系？
4. 选择五个词来描述小时候你和父亲的关系？
5. 你更喜欢父母中的哪一位？你最喜欢谁？母亲还是父亲？
6. 你父母最喜欢哪个孩子？
7. 你小时候有被排斥的经历吗？你几岁时第一次产生这种感受？
8. 当你行为不当时，谁会惩罚你？
9. 你在多大程度上接受、拒绝或修改了家庭格言和其他家庭价值观？
10. 你认为你的父母在你小时候为何那样对待你？
11. 在你的童年里还有其他重要的人吗？
12. 你小时候有失去过父母或至亲的经历吗？
13. 你童年有一些恐惧和创伤吗？
14. 童年后你和父母的关系有什么变化吗？
15. 你父母对子女的期望是什么？
16. 你成年后和父母的关系如何？
17. 现在当和子女分离时，你（在情感上）有什么反应？
18. 如果为你的子女在未来 20 年里许三个愿，你会许什么愿？
19. 你希望你的子女能从你的教养经历中学到什么？

来源：改编自 Kern（1988）。

干预策略

人们对伴侣的选择是基于生活方式、目标和信仰体系的相容性。Dreikurs（1946）认为，当存在压力或不和时，伴侣身上那些吸引我们的因素同样会成为产生问题的行为。在阿德勒疗法中，伴侣中的每一个人都必须对自己的行为负责。一旦一方知道错误的目标或生活方式是如何在关系中产生问题的，那么这个人就必须采取主动，努力改变自己的行为反应。阿德勒治疗师使用几种干预措施，以帮助来访者发现这些潜在目标，并最终让其有勇气改变自己的行为（Carlson & Carlson，2012）。这些干预包括"质询"、欲擒故纵（paradoxical intention）、"泼冷水（spitting in the client's soup）"、觉察自己（catching one's self）以及布置家庭作业。

"质询"是许多阿德勒治疗师使用的一种技巧，目的在于理解特定问题或症状是如何被用来逃避生活责任（即行为的目的或目标）的。治疗师会提示来访者想象他们已经不再受到特定症状或问题的折磨，然后询问他们能做什么目前不能做的事情。需要指出的是，焦点解决取向的治疗师利用了一种被称为"奇迹问题（miracle question）"的形式。

与此类似，"欲擒故纵"是一种非线性的症状缓解方法，要求来访者有目的地夸大症状，看看能从中了解到什么。这个技巧背后的理念是，与症状的对抗恰恰会使症状得以维持，如果不与症状进行对抗，症状就不会得到维持，而会被视为是荒谬的。一旦欲擒故纵法使症状变得不合逻辑，其目的就显露出来了。如果来访者提出并采纳了一种更具社会实用性的替代方案，那么他通常可以抛弃这种症状（Carlson et al.，2017）。

另一种打断来访者特定行为的方法是"泼冷水法"。在这种技术中，治疗师推断出来访者行为的目的，并将其揭示给伴侣双方。这对伴侣可能会选择继续这种行为，但当行为的目的被揭穿时，这种行为就不再获得同样的情感回报了（Carlson & Sperry，2000）。

当来访者了解自己和行为的目的后，他们将有更大的能力来批判性地评估自己的行为，并对自己做出合作性选择的能力产生更大的信心。这甚至包括能够嘲笑他们自己的错误，或者培养不完美的勇气。觉察自我是一种行为监控仪式，治疗师通过阻止伴侣双方陷入对关系有害的旧陷阱，帮助伴侣双方将他们的领悟转化为行动。最后，家庭作业是为来访者量身定做的一系列作业，将带来期望的变化（Carlson & Sperry，2000）。

由于阿德勒理论涉及许多不同的心理治疗系统，所以阿德勒派心理治疗师能够在不必放弃自己的理论框架的情况下使用新技术（Carlson & Carlson，2012）。很多时候，那些"借来"的技术实际上是对阿德勒技术的重新包装（例如奇迹问题、按钮技术等）。然而，一些阿德勒学派的理论家已经开始吸收新的治疗模式，并将它们很好地整合到阿德勒学派的背景中。最近，依恋类型、自我与他人的工作模式以及阿德勒学派的生活方式之间的理论联系已经被阐明（Peluso，Peluso，White，& Kern，2004）。此外，Watts 和 Shulman（2003）描述了某些建构主义疗法正在转向依恋理论，为他们的体系提供理论基础。这些联系为阿德勒式伴侣治疗师和其他基于依恋理论的方法（如情绪聚焦伴侣治疗）架设了一座桥梁，从而可以共享资源、技术和研究方法，并提供共同成长和发展的途径。我们用一个案例来说明这些治疗要点。

葆拉（38 岁）和吉恩（39 岁）来接受伴侣治疗时已结婚 12 年。他们有两个女儿，一个 7 岁，一个 4 岁，还有一个 1 岁的儿子。他们当前的问题领域是工作冲突和亲密关系。具体来说，吉恩经常出差（每个月至少有 10 天）。此外，葆拉的妹妹最近因乳腺癌去世，葆拉因而陷入抑郁。这个问题和其他问题叠加，使他们变得疏远了，"就是感觉不到彼此"。阿德勒式伴侣治疗师首先会对伴侣每一方的生活方式开展深入的评估，通常是在另一方在场的情况下。生活方式分析包括对早期回忆、家族（原生家庭）和其他信息的分析，这些信息被总结出来，以确定一个人对自己、他人和世界的看法。我们呈现对吉恩和葆拉生活方式的一个简要分析。

生活方式评估：葆拉

早期回忆 1：我记得在海滩上，当时我大概 5 岁。我站在海边，而妈妈带着我的弟弟和妹妹下水了。一个巨浪打过来，把我母亲冲倒，把我的弟弟和妹妹从我母亲的怀抱中冲了出来，他们开始被淹没。我很害怕，但我无能为力。我只记得他们脸上惊恐的表情。最后，妈妈抓住了他们，但这真的吓坏了我。

　　早期回忆2：我记得我父亲要去上班了，而我弟弟大约只有4岁。不知什么原因，那天他很不高兴，当爸爸走出门时，他开始哭了起来。他猛敲着门说："爸爸，不要走，请不要走！"在爸爸离开后的很长一段时间里，他一直尖叫着："我要爸爸！我要爸爸！"我母亲没有办法安慰他。我记得我在想："你为什么这么沮丧？他只是去工作；他会回来的。"我很困惑；我只是不知道哪里出了问题。

　　家族（原生家庭）动力：葆拉是四个孩子中的老大。她的父母仍然在婚，尽管经常发生冲突。她形容他们的婚姻是一种伙伴关系，只是缺乏激情。

　　生活方式评估：吉恩

　　早期回忆1：记得某个深夜，我和我的家人在一辆车里。我想我大概两三岁。有人要去医院，我们开得很快。我要被送到祖父母家，而我的父母在医院。他们看起来很紧张，但我很兴奋。我觉得自己长大了。

　　早期回忆2：我当时5岁，上一年级。我们必须在课堂上做作业，而我总是不能及时完成。当不得不上交作业时，老师会把我的作业标记为"未完成"。我感觉很糟糕、很尴尬。我本该把那些作业带回家的，但我没有。我太羞愧了，就把它们塞进了课桌里。有一天放学后，妈妈来接我，她去见老师，看看我学得怎么样。老师问她是否看过我的作业。我妈妈说她没有，然后他们来到我的课桌前，发现所有作业都在里面。我妈妈很震惊，而我觉得很丢脸。从那时起，我必须给我妈妈看我所有的作业，她必须在作业上签字以证明她看过了，然后我再交给老师。太可怕了。

　　家族（原生家庭）动力：吉恩是两个孩子中的老大。他的母亲和父亲仍然在婚，他形容他们的关系是亲密而深情的。此外，他还声称，自己在成长过程中经常与妹妹发生冲突，妹妹比较外向、有主见，而自己则比较书卷气、好学。

　　生活方式总结：对吉恩来说，他的生活方式可以用以下方式来描述："当我成为事情的一部分并感到融入其中时，生活才是最好的。我不喜欢被冷落。"然而，他不能让人们发现他做不到自己说过的事。他的完美主义倾向让他只有在确信自己的表现达到了他心中苛刻的高标准时，他才会参与其中。他常常过度承担责任，所以有时难免出现一些纰漏，这令他感到尴尬，觉得自己让别人失望了，或觉得别人会认为他无能。

　　治疗

　　在与这对伴侣工作的初始阶段，阿德勒式治疗师会通过回顾生活方式评估，分享每个人的主导议题和目标，以及这些如何影响他们的关系。从葆拉和吉恩的生活方式的相互作用来看，当紧张程度较低时，他们合作得很好，因为葆拉渴望掌控，吉恩渴望参与。因此，当葆拉觉得吉恩关心她的需要和愿望或者同意她的计划时，她就满足了。此外，她看重吉恩对她的生活的参与，这增加了她对他的热情和关心。就吉恩而言，他渴望得到关注，喜欢和葆拉在一起的感觉。因此，他努力取悦她，让她看到他积极的一面。他不喜欢自己在她面前的形象有任何污点。然而，当他不能满足她的需要时，或者当她变得紧张和专横时，他可能会试图隐藏自己对她的愤怒。通常，这在短时间内是有效的，但当他令她失望或感到她对自己不满意时，他就会变得非常喜怒无常和焦虑，可能会试图过度纠正以弥补自己的缺点。葆拉通常认为这是吉恩在试图控制局面，这让她很难过，因为她觉得自己的观点没有得到认可。因此，她要么试图重新控制局面，要么退缩、冷淡地对待吉恩。同样，吉恩可能会开始退缩或将注意力转移到其他地方，如工作上。

工作方面的问题也经常会出现。吉恩在工作中表现过度，这使他得到了他渴望的赞扬和关注，但代价是他亏待了他的家人。结果就是妻子对他的抱怨让他觉得自己不够称职，无法融入家庭。她恳求他，有时会把他逼到愤怒的地步，这会让他产生一种强烈的负罪感——他会被赶出家门并被排斥。或者，她会冷淡地对待他，这在他内心造成了真正的紧张。在这一点上，他会做任何葆拉想要他做的事情，以恢复她对他的好感，这虽然改善了情况，但让双方都不满意。

治疗师会向来访者反馈这些动力，如果伴侣双方觉得这个概念化是正确的，他们就会共同确立一些目标。葆拉和吉恩的总体目标可能是减少他们的紧张感、增加积极的沟通、增加他们的社会兴趣水平并改变他们对另一方的动机的看法，从赢/输的观点变成赢/赢的心态。实现这些目标的一些策略可能会以家庭作业的形式出现（如在某个阶段内"觉察自己"）。此外，治疗师教给伴侣一些鼓励技巧，以帮助他们表达真正的尊重，促进情感上的亲密。

伴侣双方被期待在治疗之外处理他们的关系问题，并在治疗会谈中检查他们的进步。伴侣双方的进步取决于他们在行为上投入的程度，以及他们成功地改变旧模式或理解对方的程度。如果这对伴侣能够改变他们之间的互动，并且达成了目标，那么治疗就会结束。如果伴侣一方或双方都没有进步，那么回顾过去会谈以来的成功和失败的实例将揭示可能需要进一步关注的领域，或者建议对生活方式进行一些重新定向。

焦点解决伴侣治疗

焦点解决疗法是由 Steve de Shazer 和 Insoo Kim Berg 在 20 世纪七八十年代发展的，并于 20 世纪 90 年代在伴侣和家庭治疗领域中崭露头角（Hoyt，2015）。de Shazer 深受加州帕洛阿尔托心理研究所的策略性家庭治疗工作（见第六章）的影响。顾名思义，该疗法的重点是解决问题而不是问题本身。焦点解决疗法的治疗师依赖于伴侣双方主观视角（subjective perspective）的力量，并假设来访者有能力和创造力来接受体验和互动的新选择。根据 Hoyt（2002）的观点，"焦点解决疗法尊重来访者自己的资源，并指向建立解决方案，而不是增加对惩罚性的、不适应的心理机制的洞察力。该方法是乐观的、协作的、面向未来的、多功能的、对来访者友好的，而且常常是有效的"（p.335）。关于焦点解决伴侣治疗，有几个重要的哲学原则需要强调（Hoyt & Berg，1998）。

1. 治疗师会关注来访者未来达到预期结果或解决方案时会有什么不同。这种"语言表达方式"假定、预测和预设了变化将会发生。因此，提问的目的是唤起对未来的憧憬，而不是揭示过去。"目的是治疗，而不是考古；避免责备和负面情绪的升级，有利于引导人们朝着有帮助的方向转变"（p.316）。

2. 来访者被视为自己生活的专家，而不必依赖治疗师告诉自己真正的问题是什么以及如何解决它。相反，治疗师会呈现一种不知道的状态，并试图理解来访者的视角和世界观。治疗师不会放弃自己作为一个有技巧的辅助者的角色，但确实暗示了来访者的语言和想法将比治疗师的想法和观点更重要。

3. 治疗师与来访者的关系总是不断发展和变化的。这意味着有一种合作精神，治疗师欣赏来访者对其处境的理解，并允许双方灵活地重新协商目标。此外，"关注优势、例外、解决方案和更有利的未来会激励来访者（和治疗师），并促进对来访者赋能"（p.316）。

4. 最后，焦点解决疗法的治疗目标是精心构建的，通常是"宁小勿大；对来访者很重要；以特定的、具体的行为术语表达；在来访者生活的实际环境中是可以实现的；来访者认为这需要他们自己的辛勤工作；被视为'某些事情的开始'，而不是'某些事情的结束'；被视为需要新的行为，而不是现有行为的缺失或停止"（p.316）。

评估和治疗

焦点解决伴侣治疗的评估是自发的或非标准化的（Hoyt，2015）。这意味着接纳伴侣双方当前的状态，而不是强加给他们应该怎样的一个先验想法。"虽然治疗师可以描述一般准则，但每个案例都被认为是独特的"（Hoyt，2015，p.301）。在治疗过程中，评估也会持续进行。针对所设定的目标、采取的方案及其效果，治疗师对每次治疗都会进行评估（Trepper et al.，2012）。

目标设定是评估的关键部分。治疗师通过简单的提问来帮助创设目标设定的氛围："今天是什么促使你来求助的；我怎样才能对你有所帮助？"治疗师由此获得一些关于伴侣和他们目前问题的初步信息。后续问题会进一步明确目标，并帮助伴侣想象没有问题的时刻，包括使用量表来评估问题对伴侣的影响（例如："从 1 到 10 来衡量……"），问什么时候问题不是问题（找到问题序列的例外），以及最终的"奇迹问题"（"假设一夜之间发生了奇迹，问题消失了，你怎么知道有什么不同？"）（Connie，2013；deShazer 1991；Hoyt，2015）。

O'Hanlon（1999）列出了解决关系危机的 8 种方法（见表 7.2）。这些干预措施的重点显而易见：不要关注过去，不要关注他人，也不要关注问题；相反，要关注现在和未来，关注自己，关注解决方案。这些以行动（而非领悟）为导向的指导方针，促成了问题解决伴侣治疗的一些基本治疗规则（Ratner et al.，2012）。这些规则包括：

- 如果它没有损坏，就不要试图去修复它。
- 一旦你知道什么是有效的，就多做一些。
- 如果没有效果，就不要再做了；做一些不同的事情。

换言之，不要通过寻找问题、责怪他人、病理学或宏大的互动理论来使事情变得更复杂。做有用的事，剩下的就会自然发生。

表 7.2 解决关系危机的 8 种方法

1. 改变你通常的冲突模式，即要求－退缩模式。
2. "捕捉"你的伴侣正在做对的事情的时刻。
3. 用行动说话，而不是责备和充满情绪。
4. 将你的抱怨转变为"行动请求"。
5. 为改变制订一个具体的计划。
6. 关注你自己（而非你的伴侣）如何改变，并为做出改变承担责任。
7. 改变你的伴侣对你的刻板印象。
8. 带着同情心去倾听。

来源：改编自 O'Hanlon（1999）。

一旦制定了目标和策略，治疗师就要在每次治疗中对其进行监控。治疗持续时间从 1～10 次不等，平均持续 3～4 次。治疗没有预设的时间限制，焦点解决伴侣治疗师每次只进行一次治疗。当来访者认为他们的问题得到充分解决时，治疗就会结束（Trepper et al.，2012）。我们通过一个简单的例子来说明这种疗法。

回想一下第五章中马克和亚历克丝的案例。开始接受伴侣治疗时，他们已经恋爱了大约六个月，两个月前就同居了。在最初四个月的风平浪静后，他们很快开始了第一次吵架，这让他们非常痛苦。争吵主要发生在晚上和周末，这些时候他们在一起的时间没有固定的安排。马克通常满足于消磨时间，他把消磨时间定义为长时间在电视上看电影或体育节目。亚历克丝更喜欢出去做户外活动或花时间进行社交。两人都想让这段感情继续下去，但都害怕对方没有认真对待这段感情。

像行为疗法一样，焦点解决疗法的治疗师不会满足于笼统的陈述，而会得到具体的细节。然而，与行为治疗师不同的是，焦点解决疗法的治疗师会专注于伴侣双方已经尝试过的解决方案，看看是否需要任何干预。下一步，重要的是要看看每位来访者的个人优势及伴侣的优势。马克和亚历克丝轻松地说，他们最成功的时候是没有同居时（即例外问题）。那时，双方都可以在短时间内做对方想做的事，之后，双方都可以自由地回到各自的家里，做自己想做的事情来放松。然而，既然他们住在一起，他们就不能这样做，但他们试图延续以前解决问题的办法。这种解决方法会导致一段时间的强烈压力，迫使伴侣去做另一方想做的事，然后争吵，结果是妥协和怨恨，或是分开和内疚。因此，这种"解决方案"失效了。

这对伴侣和治疗师一起确定了治疗的目标。具体来说，为了制定一些共同的目标，治疗师问亚历克丝和马克"奇迹问题"。例如，"如果一夜之间发生了奇迹——你来这里求助的问题解决了，那么当你醒来时你怎么知道它发生了？当你醒来时，你的第一个线索是什么？"两人的回答相似。马克回答说："我知道亚历克丝和我那天要做什么。"亚历克丝说："他会让我知道他想做什么，我们会达成一致。"很明显，当他们有空在一起的时候，他们两个都希望在生活中有某种形式的秩序和计划。治疗师请这对伴侣想办法更好地安排时间。此外，他们还被问到，如何才能恢复一些他们没有同居时所遵循的原则。

治疗师给他们提供这些建议，看看是否能解决问题。如果他们同意尝试这样做，便可以在生活中执行计划，然后返回治疗会谈中，并确定解决方案是否真的解决了问题。如果解决方案的确让问题得以解决，且没有其他问题出现，那么治疗将会结束。

叙事疗法

我们将在此提出的最后一种理论方法是建构主义方法的延伸。叙事治疗被认为是后现代理论之一，最早由 Michael White 和 David Epson（Freedman & Combs，2015）阐述。它从根本上背离了大多数治疗学派，因为它强调患者的视角，并强调让患者积极参与决定治疗结果。借助 Michael Foucault 的哲学和著作，以及他对语言、知识和权力对社会边缘化个体（即他人、患者、疯子或罪犯）的相互作用的批判性分析，叙事疗法试图将来访者的故事提升为治疗改变的主要媒介，而不是一种信息传输方法（White，1995）。Carr（1998）这样描述该方法：

在叙事框架内，来访者的问题被视为是由压迫性故事所产生和维持的，这些压迫性故事在来访者的生活中占据主导地位。来访者的生活会被自己或他人以某种方式进行讲述，而当这种讲述方式与其实际体验产生偏差时，问题就会产生。事实上，他们生活体验的重要方面可能与他们生活中占主导地位的叙事相矛盾。要在叙事框架内寻找治疗性解决方案，治疗师需要为替代故事的产生开辟空间，而这种可能性之前已经被维持问题的占主导的压迫性叙事边缘化了。这些替代故事通常是来访者所偏爱的，与他们的生活体验的重要方面相吻合（而非矛盾），为来访者掌控自己的生活开辟了更多的可能性。叙事疗法基于这样一种假设：叙事不是身份、生活和问题的反映。相反，叙事构成了一个人的身份、生活和问题。

（p.486）

尽管 White 对"叙事"一词的使用是基于 Gregory Bateson 的工作，后者是家庭系统理论的早期创立者，但其重点显然是强调来访者视角的建构主义理论框架（Freedman & Coombs，2015）。重视来访者的视角，将他们视为治疗过程的充分参与者，并密切关注治疗语言，这些都是叙事治疗师非常强调的建构主义方法的关键要素（Scherrer，Ingersoll Dayton，& Spencer，2014）。事实上，叙事疗法已经成为一种强大的技术，它重新聚焦了许多更激进的传统的家庭系统理论，也结合了当代基于优势（strengths-based）的疗法（Sween，2003）。

评估

采用叙事方法的治疗师对评估的看法与许多伴侣治疗师不同（Dickersen，2013）。叙事治疗师不像传统的伴侣治疗师那样收集信息，而是与来访者一起生成有关他们的信息。叙事治疗师对于伴侣的特定关系或互动方式没有任何假设，也没有关于什么构成健康关系的先验观点（Scherrer et al.，2014）。

叙事治疗师感兴趣的不是评估，而是倾听关于这对伴侣体验的详细的、特定背景下的叙事。为了促进这种对话，治疗师会问一些问题，例如，这对伴侣目前的状况，他们如何看待存在的问题以及他们与问题的关系，他们在这个问题上的立场，以及他们就这段关系能讲述哪些更令人满意的故事。通过这种方式，伴侣双方能够产生一种协作理解，治疗师与伴侣一起工作，发现他们的替代故事，其中包含了使问题发生改变所需的信息。叙事治疗师也避免进行传统的 DSM 诊断，因为它们代表了压迫性、简化性和分类性的社会特征（Freedman & Combs，2015；Hyejin，Prouty，& Roberson，2012）。

治疗

叙事疗法的首要目标是帮助伴侣双方看到他们的生活是一个主动的建构，他们有很大的控制权，而不是被动地建构，从而开始重新创作他们的生活故事以呈现出更好的结果（Freedman & Combs，2015；White & Epston，1990）。在治疗来访者时，叙事治疗师寻找"一个开放的空间，让患者选择构建自己的生活故事，而不是被滋生问题的主流叙事所支配"（Carr，1998，p.491）。

叙事治疗师采用了几种方法来实现这些目标，包括协作立场、外化问题、给问题和任务命名、挖掘独特的结果、增加新情节，以及连接过去和延伸到未来（Freedman & Combs，2015）。表 7.3 总结了这些临床实践做法。与许多其他建构主义方法一样，叙事治疗师采用了"不知道"的立场，将他们置于与来访者平等（甚至更低）的位置，治疗师优先倾听而不是提问。另一种类似于焦点解决疗法的方法是，使用问题行为不再存在时的独特结果。这为可能的解决方案和为来访者赋能指明了方向（Freedman & Coombs，2015；White & Epston，1990）。

叙事治疗的两个更独特、更具革命性的因素是将问题外化，并且相对于占主导地位的叙事，治疗师更关注非主流故事（或叙事）（White & Epston，1990）。

当叙事治疗师将问题置于个人或伴侣之外时，这会促使伴侣停止相互争斗（这种争斗会造成一个无用的"羞愧、指责和否认"循环），并联合起来对抗问题。伴侣双方获得了更强的掌控感，并通过标记问题所在（外化的延伸），他们开始通过对问题的影响设置一些限制来发挥力量。此外，通过定义任务，解决方案得到优先考虑，并且可以轻松评估进度。下一个要素是关注伴侣生活的非主流叙事，搜集关于独特结果的信息；把它们提升到伴侣意识的前沿，让伴侣改写（或"重述"）他们的叙事，从一个弱点变成一个优点。从本质上来讲，来访者创造出一个新的故事，这其中伴侣关系比问题更重要（Carr，1998；Freedman & Coombs，2015；White & Epston，1990）。

表 7.3　叙事疗法的临床实践

临床实践	描述
协作立场	治疗师采取共同创造的立场，优先倾听而不是提问，就多种视角而非客观事实提出问题。
外化问题	将问题置个人或伴侣之外，使伴侣双方联合起来对抗问题。
给问题和任务命名	通过标记问题所在（外化的延伸），伴侣开始通过对问题的影响设置一些限制来发挥力量。通过定义任务，解决方案得到优先考虑，并且可以轻松评估进度。
寻找独特结果	找出对于伴侣双方来说"什么时候问题不是问题"，寻找当问题不发生时的例外，并发现原因（即解决方案）。
增加新情节	关注伴侣生活的非主流叙事和独特结果，扩展他们的视野，把它们提升到伴侣意识的前沿。
连接过去和延伸到未来	将独特的结果更充分地融入过去事件的背景中，并将其延伸到未来，创造一个新的故事，其中伴侣关系比问题更重要。

来源：总结自 Freedman 和 Coombs（2015）。

为了能够利用这些叙事方法，治疗师必须首先重视倾听和理解，其次才是提问。提问只能用来帮助伴侣看到他们的生活和关系是由他们主动建构的，而不是被动地叙述和给出的。使用叙事方法的治疗师"有兴趣与人们合作，通过丰富他们和他人讲述的有关他们生活的故事来改变他们的生活……似乎通过这些不同的故事，人们可以活出新的身份，拥有建立新关系和创设新的未来的可能性"（Freedman & Combs，2002，p.308）。治疗一直持续到来访者准备好结束为止。关于什么时候问题已经被充分陈述并确定了，什么时候被解决了，伴侣双方是权威。

建构主义疗法的支持研究

支持建构主义疗法的研究日益增多。然而，由于建构主义理论家和治疗师通常不热衷于实证主义的研究方法，因此精心设计的带有实验控制的研究非常有限。相反，建构主义疗法的实证支持主要来自个案研究（Bonjean，Ronch，& Goldfield，2003；Hum，2006）和逸事报告（Bliss，2005；Selekman，2003）。遗憾的是，很少有关于伴侣治疗的研究报道。相比之下，焦点解决的短程疗法比其他任何建构主义方法都得到了更广泛的研究。在针对高危初中生（Newsome，2005）、老年人（Dahl，Bathcl，& Carreon，2000）和家庭暴力（Lee，Uken & Scbold，2004）的工作中，它被证明是可选的疗法。研究也支持这些疗法在一方患有慢性病的伴侣治疗中使用（Johnson & Webster，2002；Costantino，Malgady，& Cardalda，2005）。

叙事疗法也有一些经验支持。据报道，叙事疗法在治疗虐待（Drauckcr，2003）和拉美裔儿童和青少年（Costantino，Malgady，& Cardalda，2005）方面取得了成功。

结束语

本章介绍的方法的实践者与大多数现代实践者有一些共同的观点。他们都把来访者视为平等的个体，把治疗视为一种合作体验，伴侣双方在这种体验中可以获得勇气或得到滋养，以解决他们关系中的挑战。这些原则是当今该领域最佳实践的标志。此外，他们都大量借鉴其他理论（如家庭系统理论），同时也在挑战该领域，并继续重视伴侣双方的观点，而不是专家的观点。在接下来的几章中，这里介绍的理论的许多要素将被引申（情感方法）或并入其他方法（整合方法），这证明了建构主义观点的力量。遗憾的是，在目前这个治疗服务的报销越来越依赖于循证医学的时代，这些疗法可能前途堪忧。

参考文献

Adler, A. (1958). *What life should mean to you*. New York, NY: Capricorn Books. [Original work published 1931.]

Bevcar, D. S. (2003). Eras of epistemology: A survey of family therapy thinking and theorizing. In T. L. Sexton, G. R. Weeks, & M. S. Robbins (Eds.), *Handbook of family therapy: The science and practice of working with families and couples* (pp. 3–20). New York, NY: Brunner-Routledge.

Bliss, E. V. (2005). Common factors, a solution focus and Sarah. *Journal of Systemic Therapies, 24*(4), 16–31.

Bonjean, M. J., Ronch, J. L., & Goldfield, J. A. (2003). Solution-focused therapy: Elders enhancing exceptions. In J. L. Ronch & J. A. Goldfield (Eds.), *Mental wellness in aging: Strengths-based approaches* (pp. 201–235). Baltimore, MD: Health Professions Press.

Carlson, J., & Sperry, L. (1998). Adlerian psychotherapy as a constructivist psychotherapy. In M. Hoyt (Ed.), *The handbook of constructivist therapies: Innovative approaches from leading practitioners* (pp. 62–82). San Francisco, CA: Josey-Bass.

Carlson, J., & Sperry, L. (2000). Adlerian therapy. In F. M. Dattilio & L. J. Bevilacqua (Eds.), *Comparative treatment for relationship dysfunction* (pp. 102–115). New York, NY: Springer.

Carlson, J., & Sperry, L. (Eds.). (2011). *Recovering intimacy in love relationships: A clinician's guide*. New York, NY: Routledge.

Carlson, M., & Carlson, J., (2012). Adlerian couple therapy. In D. Shepard & M. Harway (Eds.), *Engaging men in couple therapy* (pp. 81–104). New York, NY: Routledge.

Carlson, J., Johnson-Migalski, L., & Spriggs, E. (2017). Adlerian couple therapy. In M. Reiter & R. Chenail (Eds.), *Behavioral, humanistic-existential, and psychodynamic approaches to couples counseling* (pp. 51–84). New York, NY: Routledge.

Carr, A. (1998). Michael White's narrative therapy. *Contemporary Family Therapy,*

20(4), 485–503.

Connie, E. (2013). *Solution building in couple therapy*. New York, NY: Springer.

Costantino, G., Malgady, R. G., & Cardalda, E. (2005). TEMAS narrative assessment: A multicultural therapy modality. In P. Jensen & E. Hibbs (Eds.), *Psychosocial intervention research of child and adolescent disorders. Part II empirically based strategies for clinical practice*. Washington, DC: American Psychological Association.

Dahl, R., Bathel, D., & Carreon, C. (2000). The use of solution-focused therapy with an elderly population. *Journal of Systemic Therapies, 19*(4), 45–55.

deShazer, S. (1991). *Putting differences to work*. New York, NY: Norton.

Dickerson, V. (2013). Patriarchy, power, and privilege: A narrative/poststructural view of work with couples. *Family Process, 52*(1), 102–114.

Draucker, C. B. (2003). Unique outcomes of women and men who were abused. *Perspectives in Psychiatric Care, 39*(1), 7–16.

Driekurs, R. (1946). *The challenge of marriage*. New York, NY: Hawthorne.

Driekurs, R. (1967). *Psychodynamic psychotherapy and counseling*. Chicago, IL: Alfred Adler Institute.

Freedman, J. H., & Combs, G. (2002). Narrative couple therapy. In A. S. Gurman & N. S. Jacobson (Eds.), *Clinical handbook of couple therapy* (3rd ed., pp. 308–334). New York, NY: Guilford.

Freedman, J. H., & Combs, G. (2015). Narrative couple therapy. In A. Gurman, J. Lebow, & D. Snyder (Eds.), *Clinical handbook of couple therapy* (5th ed., pp. 271–299). York, NY: Guilford Press.

Friedman, S. (1996). Couple therapy: Changing conversations. In H. Rosen & K. T. Kuehlwein (Eds.), *Constructing realities: Meaning-making perspectives for psychotherapists* (pp. 413–453). San Francisco, CA: Josey-Bass.

Hoyt, M. (1998). Introduction. In M. Hoyt (Ed.), *The handbook of constructivist therapies: Innovative approaches from leading practitioners* (pp. 1–30). San Francisco, CA: Josey-Bass.

Hoyt, M. (2002). Solution-focused couple therapy. In A. S. Gurman & N. S. Jacobson (Eds.), *Clinical handbook of couple therapy* (3rd ed., pp. 335–369).

New York, NY: Guilford.

Hoyt, M. (2015). Solution focused couple therapy. In A. Gurman, J. Lebow, & D. Snyder (Eds.), *Clinical handbook of couple therapy* (5th ed., pp. 300–332). New York, NY: Guilford Press.

Hoyt, M., & Berg, I. (1998). Solution-focused couple therapy: Helping clients construct self-fulfilling realities. In M. Hoyt (Ed.), *The handbook of constructivist therapies; Innovative approaches from leading practitioners* (pp. 314–340). San Francisco, CA: Josey-Bass.

Hurn, R. (2006). Snakes and solutions: An example of using a traditional board game to exemplify the techniques of Solution-focused therapy. *Counselling Psychology Review, 21*(2), 12–18.

Hyejin, K., Prouty, A., & Roberson, P. (2012) Narrative therapy with intercultural couples: A case study. *Journal of Family Psychotherapy, 23*(4), 273–286.

Johnson, C., & Webster, D. (2002). *Recrafting a life: Solutions for chronic pain and illness*. New York, NY: Brunner-Routledge.

Jones, J. V., & Lyddon, W. L. (2003). Adlerian and constructivist psychotherapies: A constructivist perspective. In R. E. Watts (Ed.), *Adlerian, cognitive and constructivist therapies: An integrative dialogue* (pp. 38–58). New York, NY: Springer.

Kern, R. M. (1988). *The lifestyle questionnaire inventory (LSQI)*. Unpublished manuscript, Atlanta, GA: Georgia State University.

Lee, M. Y., Uken, A., & Sebold, J. (2004). Accountability for change: Solution-focused treatment with domestic violence offenders. *Families in Society, 85*(4), 463–476.

Neimeyer, R. (2009). *Constructivist psychotherapy*. New York, NY: Routledge.

Newsome, W. S. (2005). The Impact of solution-focused brief therapy with at-risk junior high school students. *Children & Schools, 27*(2), 83–90.

O'Hanlon, W. H. (1999). *Do one thing different: And other uncommonly sensible solutions to life's persistent problems*. New York, NY: Morrow.

Peluso, P. R., Peluso, J. P., White, J. F., & Kern, R. M. (2004). A comparison of attachment theory and individual psychology: A review of the literature. *Journal of Counseling and Development, 82*(2), 139–145.

Ratner, H., George, E., & Iveson, C. (2012). *Solution focused brief therapy: 100 key points and techniques.* New York, NY: Routledge.

Robey, P., & Carson, J. (2011). Adlerian therapy with couples. In. D. Carson & M. Casado-Kehoe (Eds.), *Case studies in couple therapy: Theory-based approaches* (pp. 41–51). New York, NY: Routledge.

Robideau, A. (2008). *An integration of Adlerian theory with marriage and family therapy in a postmodern world* (Master's thesis). Adler Graduate School of Minnesota.

Scherrer, K. S., Ingersoll-Dayton, B., & Spencer, B. (2014). Constructing couples' stories: Narrative practice insights from a dyadic dementia intervention. *Clinical Social Work Journal, 42*(1), 99–100.

Selekman, M. (2003). Living on the razor's edge: Solution-oriented brief family therapy with self-harming adolescents. *Family Therapy, 30*(2), 122–123.

Sperry, L. (2003). Commonalities between Adlerian psychotherapy and cognitive therapies: A cognitive therapy perspective. In R. Watts (Ed.), *Adlerian, cognitive, and constructive therapies: An integrative dialogue* (pp. 59–70). New York, NY: Springer.

Sperry, L. (2019). Assessment, instrument selection, and case conceptualization with families and couples. In L. Sperry (Ed.), *Family assessment: Contemporary and cutting-edge strategies* (3rd ed.). New York, NY: Routledge.

Sperry, L., Helm, K., & Carlson, J. (Eds.). (2019). *The disordered couple* (2nd ed.). New York, NY: Routledge.

Sween, E. (2003). Accepting the rest-of-the-story in couple therapy. *The Family Journal: Counseling and Therapy for Couples and Families, 11*(1), 61–67.

Trepper, T. S., McCollum, E. E., De Jong, P., Korman, H., Gingerich, W. J., & Franklin, C. (2012). Solution-focused brief therapy treatment manual. In C. Franklin, T. Trepper, W. Gingerich, & E. McCollum (Eds.), *Solution-focused brief therapy: A handbook of evidence-based practice* (pp. 20–36). New York, NY: Oxford Press.

Watts, R. E. (2003). An introduction to the dialogue. In R. E. Watts (Ed.), *Adlerian, cognitive and constructivist therapies: An integrative dialogue* (pp. 1–8). New

York, NY: Springer.

Watts, R. E., & Shulman, B. H. (2003). Integrating Adlerian and constructivist ther-apies: An Adlerian perspective. In R. E. Watts (Ed.), *Adlerian, cognitive and constructivist therapies: An integrative dialogue* (pp. 9–37). New York, NY: Springer.

White, M. (1995). *Re-authoring lives: Interviews and essays.* Adelaide, Australia: Dulwich Centre.

White, M., & Epston, D. (1990). *Narrative means to therapeutic ends.* New York, NY: Norton.

第八章

伴侣治疗的整合疗法和第三浪潮

学习目标

　　在本章中，读者将学习以下内容。

1. 传统的伴侣治疗是如何处理情感的。
2. 聚焦情感的伴侣治疗的原则和技术。
3. 戈特曼伴侣治疗的原理和技术。
4. 接纳与承诺疗法的原理和技术。
5. 辩证行为疗法的原理和技术。

　　"心灵支配头脑，还是头脑控制心灵"这一核心问题，是自文明诞生以来哲学家和诗人一直绞尽脑汁思考的问题。事实上，从 Freud、Charcot 和 Janet 时代起，"情感的作用"这一议题就一直是心理治疗流派争论的焦点。核心问题一直是如何理解情感以及如何处理它？最初，人们认为宣泄和发泄（释放压抑的情感）是关键，这种疗法的各种版本（最著名的是 20 世纪 60 年代和 70 年代的原始尖叫疗法及其后继者——还魂技术）都经久不衰，但从未被证明是有效的。事实上，一些研究人员发现，仅仅发泄或反刍负面情绪而不将其置于一些有意义的框架中，会对来访者造成损害（Lewis & Bucher，1982；Nolen Hoeksema，McBride，& Larson，1997）。这支持了行为和认知取向治疗学派理论家的观点，即情感是一个泥潭，它只会将治疗师卷入，对其无法开展有治疗意义的工作（Schwartz & Johnson，2000）。然而，事实并非如此。

在一篇发表在《家庭过程》（*Family Process*）上的题为"伴侣治疗和家庭治疗有情商吗？"（Does Couple and Family Therapy Have Emotional Intelligence?）的论文中，Schwartz 和 Johnson（2000）对本书前几章提出的伴侣治疗理论（最著名的是焦点解决伴侣治疗）提出了质疑，认为他们对情感漠不关心。他们说，

家庭治疗从来都没能很好地处理情感。主导其早期发展的（结构式和策略式）模型主要是为了改变行为模式和维持这些模式的认知（通过重构）。萨提亚提出的共情和重视让家庭成员彼此表达自己情感的风格被当时的系统思想家们鄙视为"敏感／感情用事"，多年来，他们引进了各种各样的理性哲学家来支持他们的非情感偏好（从 Bateson 到 Maturana，再到 Foucault）；de Shazer 版本的焦点解决疗法也延续了这个领域中将情感边缘化的传统。

（p.29）

事实上，尽管认知行为运动的一大优势在于它推动了对其有效性的实证验证，但它也暴露出理论中的关键弱点。虽然他们在治疗中取得了巨大的成功，但（一旦治疗结束）治疗效果似乎不能长久保持。然而，Gurman（2015）认为，"伴侣治疗也受到了不断增长的基础研究的影响……这是在其形成时期从未想到过的"（p.6）。例如，Gottman 的方法是通过研究一个人对另一个人的情感影响而形成的。这项研究已经催生了一个将情感融入其方法中的伴侣治疗流派，即整合式行为伴侣治疗。毫不奇怪，这创造了一种比传统的行为疗法更有效的方法（见第五章，Christensen et al.，2004；Schwartz & Johnson，2000）。

同时，应用正念方法来理解和接纳情感体验的方法也开始出现。这些方法也具有实证基础，这表明伴侣治疗领域可能"已经发展出聚焦于脆弱情感的内在对话和外在对话的方法……似乎这个领域正在慢慢地向'敏感／感情用事'的梦想家萨提亚靠拢，并摆脱其不重视情感的传统"（Schwartz &

Johnson 2000，p.29）。在本章中，我们将介绍几种将情感融入其方法核心的疗法：即 Susan Johnson 的情绪聚焦疗法，John Gottman 和 Julie Gottman 的戈特曼伴侣治疗、Steven Hayes 接纳承诺疗法以及 Marsha Linehan 的辩证行为疗法。

情绪聚焦伴侣治疗

情绪聚焦伴侣治疗（Emotionally Focused Couple Therapy，EFCT）是由 Leslie Greenberg 和 Susan Johnson（1988）开发的。"这种干预模型的名字——情绪聚焦，是为了强调情感和情感交流在交互决定（reciprocally determining）的反应系统（system of responses）中的首要意义，正是这种反应系统构成了依恋关系"（Johnson & Best，2003，p.165）。EFCT 是体验/格式塔方法与互动/家庭系统方法的结合。这也是一种建构主义方法，因为它关注当前体验的持续构建，以及依恋模式对关系的影响（Johnson，2015；Wiebe & Johnson，2017）。

依恋理论最初由 Bowlby（1969）提出，在第三章中有过详细的描述。对 EFCT 来说，依恋理论为其提供了关系动力的基本结构（是这些动力导致了伴侣的困难），并定义了关系问题修复的过程。

婚姻困境的关键因素是负面情绪的贯注状态，以及反映并导致这些状态的僵化的负面互动序列……EF［C］T 模型认为，受困伴侣所具有的典型的负面情绪和互动循环，首先代表了他们在依恋安全方面的挣扎。

（Johnson & Whiffen，1999，p.369）

EFCT 也呼应并强化了 Gottman 关于负面情感及其如何影响伴侣的研究（见第二章）（Johnson，2015）。事实上，根据 Johnson 和 Best（2003）的说法：

与依恋相关的负面事件，尤其是遗弃（原文如此）和背叛，往往会对亲密关系造成无法弥补的伤害……这些事件（通常发生在生活转变、丧失、身体危险或不确定性的背景下）可以被认为是关系创伤，如果这些创伤没有得到疗愈，它们往往会阻碍信任的建立，并破坏关系的修复……当伴侣的另一方没有以补救、安慰的方式回应，或者当受伤的配偶无法接受这种安慰时，伤害就会加剧。

（p.177）

EFCT 着重于重塑让伴侣双方受困的结构化的、重复的互动模式，重塑"激发了这些模式的情感反应，并促进安全情感纽带的发展"（Johnson & Whiffen，1999，p.366）。在情感高度紧张的依恋情境中，当惯用的旧依恋模式自动出现时，EFCT 为伴侣双方提供了一种安全的矫正体验，使他们得以尝试新的反应。然而，严密保护的、防御性的、僵化的或分化不良的依恋模式是很难被触及和修正的。因此，具有这些依恋模式的伴侣更有可能是反应性的，更有可能感到痛苦。对这些伴侣来说，治疗可能进展会慢一些，但并不是没有希望，尽管这需要更多传统的家庭系统工作（Johnson，2015）。

Johnson 和 Best（2003）认为，依恋理论和家庭系统理论之间有四个重要的联系与 EFCT 相关（见表 8.1）。首先，这两种理论都采用循环因果关系的概念，来解释伴侣双方如何通过反馈循环进行互动，并形成稳定的模式。同样的过程可以让治疗师接触这些模式，打断这些模式或完全改变它们。其次，两种理论对功能障碍的看法相似。健康的互动是灵活的，能够对他人的需求做出反应。不健康的（或有问题的）互动是僵化的、反应范围狭窄的。再次，两种理论对伴侣关系都采取非病理性的立场。消极的内在工作模型在某些情况下是完全合理的，但在没有威胁的情况下，它们就变得有害无益。正如在家庭系统理论中，没有人试图推卸责任，大家只是为了找到新的互动方式。最后，这两种理论本质上都是整体性的，因为它们能够"将内在和外在、内在心理和人际关系结合起来"（Johnson & Best，2003，p.167）。

表 8.1 系统理论与依恋理论的四个联系

1. 这两种理论都使用循环因果关系的概念来理解伴侣双方的互动，以及一个人的行为触发另一个人行为的稳定模式。
2. 这两种理论都将功能障碍视作一种僵化的反应，无法适应变化。
3. 两种理论都采取非病理性的视角。
4. 这两种理论对待伴侣关系都采取整体的方法。

来源：改编自 Johnson and Best（2003）。

然而，EFCT 不只是与家族系统理论相兼容，它也代表了家庭系统理论的一种扩展。系统理论的疗法倾向于关注伴侣互动模式的发展和维持，而依恋理论（特别是 EFCT）则关注伴侣对关系中安全、分离和丧失等情绪的体验。一般来说，系统理论提供了理解任何系统的基本原则，而依恋理论提供了更多关于亲密关系的信息（Johnson，2015；Johnson & Best，2003；Wiebe & Johnson，2017）。EFCT 汲取了系统理论和依恋理论的这些要素，并专门将它们整合为若干关键指导原则（见表 8.2）。

表 8.2 情绪聚焦伴侣治疗的关键原则

1. 合作性的治疗联盟为伴侣双方提供了探索他们关系所需的安全保障。治疗师是伴侣关系的过程顾问。
2. 情感是组织伴侣双方的依恋行为的主要因素，也决定了他们在亲密关系中如何体验自我和他人。
3. 伴侣的依恋需求和渴望本质上是健康的和适应性的。造成问题的，是这种需求在某种背景下或感觉上不安全的情况下实施的方式。
4. 伴侣互动的组织方式和双方的主导情感体验，使这些问题得以持续下去。
5. 改变的发生并不是通过对过去的洞察、宣泄或协商，而是通过在当前情感互动背景下的新的情感体验来实现的。
6. 在伴侣治疗中，真正的来访者是伴侣双方的关系。

来源：改编自 Greenberg and Johnson（1988）、Johnson（1996）、Johnson and Best（2003）、Johnson and Denton（2002）和 Johnson and Whiffen（1999）。

原则 1：治疗师聚焦于消除那些给伴侣双方带来分离焦虑的负面循环，而不是培养一般技能，亦非寻找解决实际问题的方法。合作性的治疗联盟为伴侣双方提供了探索他们关系所需的安全保障。治疗师还致力于确认伴侣双方的依恋需要和依恋过程，并将这种需要视为适应性的（Johnson，2015；Johnson & Best，2003；Wiebe & Johnson，2017）。

原则 2：情感是组织伴侣双方的依恋行为的主要因素，也决定了他们在亲密关系中如何体验自我和他人。"情感引导着感知并赋予感知意义，激发行为和指示行为，当情感被表达出来时，还具有与他人沟通的功能。它强有力地联结着心灵内部和社会现实"（Johnson & Whitten，1999，p.367）。因此，EFCT 治疗师必须优先考虑情感交流，并特别关注使恐惧升级和缓解的互动循环（Johnson，2015；Wiebe & Johnson，2017）。

原则 3：伴侣的依恋需求和渴望本质上是健康的和适应性的。造成问题的，是这种需求在某种背景下或感觉上不安全的情况下实施的方式。

原则 4：伴侣互动的组织方式和双方的主导情感体验，使这些问题得以持续下去。情感和互动形成了一个相互决定的反馈回路（Johnson，2015；Wiebe & Johnson，2017）。

原则 5：改变的发生并不是通过对过去的洞察、宣泄或协商，而是通过在当前情感互动背景下的新的情感体验来实现的。因此，EFCT 治疗师鼓励伴侣双方创造新的联结循环，体验新的、更积极的依恋事件。这带来了一级改变和二级改变，并允许积极的体验（和相关的积极情绪）反馈到关系中，创造出一种新的互动模式（Johnson，2015；Wiebe & Johnson，2017）。

原则 6：在 EFCT 治疗中，真正的来访者是伴侣双方的关系。治疗师从成人不安全感和分离焦虑的角度看待那些问题（Johnson，2015）。

了解了作为 EFCT 的基础的理论动力后，我们现在提出 EFCT 的实际治疗模型。

评估和治疗

EFCT 的改变过程分为三个阶段：循环降级、改变互动位置以及巩固和整合，并进一步组织为九个治疗步骤（见表 8.3）。治疗的过程随着伴侣双方和治疗师相互调谐而发展，治疗师根据双方的风格进行干预。干预措施的时机和实施同干预措施本身一样重要。治疗师引导伴侣双方螺旋式地完成每一步，这意味着每一步都包含着下一步，并引导他们进入下一步（Johnson，2015；Wiebe & Johnson，2017）。我们将在下面对每一个步骤进行讨论。

表 8.3　情绪聚焦伴侣治疗的治疗性改变阶段

第一阶段：循环降级

第一步：识别伴侣双方的关系冲突议题。

第二步：识别表现出这些议题的消极互动循环。

第三步：接触伴侣每一方在该循环中所处的互动位置背后的未被完全觉察到的情绪。

第四步：从互动循环、深层情绪和依恋需求的角度重新定义问题。

第二阶段：改变互动位置

第五步：促进伴侣每一方识别被否认的依恋需求和自我层面的认同。这种依恋需求可能包括对安抚（reassurance）和安慰的需求。未被识别的自我层面可能包括羞耻感或无价值感。

第六步：促进伴侣每一方接纳另一方的体验。

第七步：促进伴侣双方表达自己的需求和愿望，以新的理解为基础重新建构互动，并创造联结事件。

第三阶段：巩固和整合

第八步：促进伴侣双方对旧问题提出新的解决办法。

第九步：巩固新的互动位置和依恋行为循环。

来源：改编自 Johnson 和 Denton（2002）。

第一阶段：循环降级

　　EFCT 治疗师的首要任务是在治疗中为伴侣双方提供一个安全基地。治疗师在治疗中适当且适时的共情反应能够安抚来访者的焦虑。此外，在早期阶段，治疗师必须肯定每个来访者的体验，并将其与消极互动循环（即当前问题）联系起来，同时治疗师需要了解每个人的深层感受，并将其置于消极互动循环的背景中，从而扩展他们的觉察，而不仅仅是责备他人（Wiebe & Johnson，2017）。在评估阶段，治疗师特别关注伴侣双方如何体验和理解他们的关系和他们的情绪反应，以及如何处理冲突、痛苦和依恋需求（Johnson & Whiften，1999，p.375）。上述工作将在前四步完成，包括评估和让消极互动循环降级。

第一步，治疗师对伴侣进行评估，并识别伴侣双方的关系冲突议题。在这个阶段，建立治疗联盟的基本技术是很重要的。第二步，治疗师识别并探索维持伴侣问题（消极互动循环）的因素。第三步，治疗师了解那些使伴侣双方维持消极循环的深层情绪，这些情绪是没有被完全觉察的。然后是第四步，治疗师根据伴侣双方的依恋需求，重新定义这些感受和整个问题循环（Johnson，2015；Wiebe & Johnson，2017）。

第四步的目标是让伴侣对他们之间的互动形成一种元视角（meta-perspective）。治疗师认为，伴侣双方无意识地创造了（但也受困于）一种狭窄的互动模式，这种互动模式正是他们关系的特征。这是一级改变。

（Johnson & Whiffen，1999，p.368）

来访者在情绪上仍然是反应性的，但是他们的情绪强度随着每个人开始试着信任对方而降低。此外，伴侣双方这时有可能过早结束治疗，因为他们相信自己的问题已经"解决"或"治愈"。这种想法是错误的，因为他们所发生的改变并没有带来持久的结构重建，后者主要发生在 EFCT 的第二阶段。

第二阶段：改变互动位置

在 EFCT 的第二阶段，"治疗师的目标是重新处理情绪体验，并基于这些情绪体验设置互动任务，这些互动能够驳斥来访者的（关于自我和他人的）消极内在工作模型"（Johnson & Whiffen，1999，p.376）。来访者此时可能会感受到（或看到伴侣的）新的情绪，例如，之前从未被允许出现的悲伤，或者一直被隐藏的依恋渴望。最重要的是，在治疗的中间阶段（第五—七步），退缩的一方开始在情感上重新接触他们的伴侣，苛责的一方对伴侣的立场开始软化，允许自己表现出脆弱，并表达自己的需求（Johnson，2015；Johnson & Best，2003；Wiebe & Johnson，2017）。因此，伴侣双方的互动位置发生了变化，关系被重新组织，以巩固支持性的和令人安心的联结互动。

第五步，治疗师促使伴侣双方识别自己被否认的依恋需求，如对安抚和安慰的需求。此外，自我的某些层面，如被压抑的羞耻感或无价值感（与依恋需求有关），也被整合到关系中。第六步，治疗师鼓励来访者接纳伴侣的这些因素，以及他们对伴侣的需求的反应。第七步，伴侣双方可能发展出一种新的情感参与形式，并且可以创造出亲密活动。治疗师指导伴侣双方创造一些亲密活动，让他们对自己的依恋需求产生新的理解——这些依恋需求正被伴侣所接纳（Johnson，2015；Wiebe & Johnson，2017）。

此外，当伴侣双方都完成这一阶段时，一个典型的联结事件就会产生，之前退缩的一方会伸出手来，提供安慰和保证，而更苛责的一方能够从脆弱的位置表达自己的依恋需求。这被称为"软化"事件，关系到 EFCT 中临床显著改变（即二级改变）（Johnson，2015；Wiebe & Johnson，2017）。

第三阶段：巩固和整合

在 EFCT 的最后阶段，伴侣双方共同巩固他们的新反应、新互动循环和新的内在工作模型。他们各自的依恋历史及其对关系的积极与消极影响，被伴侣双方创作为一个共享的连贯故事。EFCT 治疗的最后两个步骤是巩固这些改变，并将这些改变融入伴侣双方的日常生活。他们学习如何建立更安全的关系，容忍个体差异和需求，而不感到关系受到威胁或危害（Johnson，2015；Wiebe & Johnson，2017）。根据 Johnson 和 Whiffen（1999）的说法，在这一点上，"一种特定形式的信任，对彼此关爱的信念，是与 EFT 治疗成功最相关的变量……当亲密的关系变得痛苦时，这种信任为依恋恐惧提供了一种解药"（p.378）。

总体而言，EFCT 相对短程，一般包括 8 ~ 12 次治疗；然而，Johnson（2015）承认，治疗的次数可能会根据伴侣痛苦的严重程度而增加。此外，她还认为，如果一方要求更关注依恋议题，那么这一方可能会比另一方更快地完成某些步骤。这使该伴侣中的一方能够更多地了解如何更安全地依恋，并成为另一方的安全基地（Wiebe & Johnson，2017）。我们通过以下案例来说明这个治疗模型。

唐娜和菲尔来做伴侣治疗，他们有二十五六岁。大约三年前，他们在一家酒吧相识，一开始"慢慢地"相处。唐娜说在他们相遇的时候，她刚从一段虐恋中走出来，并不打算开始新的关系。事实上，她说，在一开始，她处在对关系更有影响力的位置上，因为是菲尔追求的她。他们约会了大约两年，9个月前搬到一起同居。最近，他们订婚了，但还没有确定婚礼的日期，这似乎让唐娜无法接受。几个月前，正当他们为结婚的事争吵时，唐娜在菲尔的手机上最近的来电名单上发现了蒂娜（菲尔的前女友）的电话号码。菲尔说："这让她发疯了。她整天缠着我，问我为什么给蒂娜打电话，我们谈了些什么。"事实上，唐娜还指责菲尔重启了与蒂娜的关系。菲尔坚持说蒂娜不小心打了他的手机，他们互相寒暄，然后挂断了电话。然而，这也不能让唐娜满意，她要求他打电话给蒂娜，她自己旁听，以证明什么都没有发生。至于唐娜，她说自己现在没有安全感，并指责是菲尔"让我这样的"。

在他们各自的原生家庭中，菲尔是独生子，而唐娜是最小的孩子，是三个孩子中唯一的女孩。菲尔的父母还在婚姻中，而唐娜的父母在她15岁的时候就离婚了。当唐娜在十几岁的时候与她的母亲疏远时，她的母亲一直在给她建议，告诉她"男人是信不过的"。唐娜过去常常把她母亲的态度归因于她和父亲的糟糕经历，并不予理会。然而，最近她一直在向她的母亲咨询如何对付菲尔。

与此同时，菲尔最初答应了她的愿望，希望能满足她的好奇心。但唐娜仍然强迫性地要知道菲尔在远离她或前女友的时间里做些什么。唐娜偶尔会在菲尔的办公室附近发现蒂娜，或者从朋友那里听说蒂娜在谈论她和菲尔。所有这些情况都加剧了她的不安全感，激发了她"扮演侦探"的行为（就像菲尔所说的）。

当唐娜和菲尔去了一家夜店，并在那里碰到蒂娜时，最后的麻烦来了。菲尔试图让唐娜远离蒂娜，"因为我知道这不会有什么好结果。"他是对的。在最后夜店关门时，唐娜"迎面拦住蒂娜"并当面质问她，据菲尔说，她说："离我男人远点。你为什么不自己找个男人呢？"她还称蒂娜是"第三者"，并指责她破坏了他们的关系。由于其他人的介入，她们还发生了一些推搡，这促使蒂娜对唐娜申请了限制令。菲尔说他对唐娜的行为感到愤怒和尴尬。

就 EFCT 而言，唐娜的依恋类型是典型的焦虑 – 矛盾型，或痴迷型（使用成人依恋分类）。当她的主要依恋关系（与菲尔的关系）受到威胁时，她感到焦虑，甚至要到惊恐发作的程度，并试图控制局势（和菲尔的关系），以减轻自己的焦虑。然而，她无法说服自己威胁已经消失（或根本不存在）。由于她无法反驳自己的消极观点（例如，菲尔告诉她，"我没有跟蒂娜约会"），这便成为一种在压力下导致关系失败的铺垫。如果不加干预，唐娜将继续追查这个问题，直到菲尔离开（这证明了她对于自己的依恋关系处于危险之中的担心），或者出于沮丧，他承认自己确实在跟蒂娜约会（这证实了她的怀疑，并强化了她对依恋关系处于危险之中的猜测）。

总的来说，菲尔的依恋类型似乎是安全型的。就治疗成功的可能性而言，这是一个积极的指标。然而，我们很容易看到，由于唐娜针对他的消极互动升级，他已经开始疏远唐娜。对于伴侣治疗师来说，一个潜在的致命陷阱是很容易同情菲尔并站在他那边。EFCT 治疗师通常通过将互动模式视为伴侣整体依恋类型的组成部分来避免这种错误，从这种观点出发，伴侣的依恋类型是健康的、具有适应性的，只是有时会出现问题。

治疗需要菲尔和唐娜完成 EFCT 的九个步骤。根据伴侣双方的进展情况，如果菲尔能尽快完成这些步骤，继续鼓励唐娜，为她提供一个安全基地，那将是最好的。回想一下前面关于第一阶段的讨论，这些步骤的目的是识别并逐步消除围绕蒂娜的消极互动循环。这对伴侣可能会协商和签订合同，以帮助唐娜感到更安全，同时尊重菲尔需要被接纳的需求。一旦他们每个人都理解了对方的依恋需求，并控制了围绕蒂娜的冲突，一级改变就产生了，尽管这并不是全部的治疗目标。

第二阶段治疗将需要发现更多实质性的问题，我们可以推测，菲尔对结婚承诺的深层矛盾心理可能会浮现出来。重要的是唐娜要软化自己对菲尔的立场，提供一些理解和保证。这将是一个明显的二级改变，因为唐娜将照顾菲尔（而不是相反）。最后，通过第三阶段的步骤，伴侣双方新学会的互动方式和表达情感需求的方式将变得明确和精练。

就治疗结果而言，我们可以提出以下几点看法：唐娜可能会学会以不同的方式组织她的情感体验——从脆弱和恐惧的角度，而不是从愤怒的角度。这为她在安全的关系中调节自己的情绪开辟了新的途径，这将菲尔拉向她，而不是反抗她。最终，这影响了他们对互动的看法，因为他们从消极互动（"他不关心我；他要离开我了"）转向更积极的方式（"他一直告诉我的都是事实；我可能只是需要他的安慰"）。这将使菲尔转向唐娜，提供她需要的安慰，甚至向唐娜表达自己的需要。正如 Johnson（2003）指出的，这与 Gottman 和其他人关于长期成功关系的研究是一致的。

研究发现

该理论的主要优势之一是它具有坚实的研究基础，这些研究验证了该理论的有效性（Greenberg & Johnson，1988；Johnson，1996，2003，2015；Johnson & Denton，2002；Wiebe & Johnson，2017）。也许最近没有其他的伴侣治疗理论比 EFCT 得到更多的实证关注。与其他治疗方法相比，EFCT 已被证实作为伴侣治疗方法是有效的。EFCT 已经通过四个不同场合的随机试验进行了验证，这些试验的目的是研究其在减少婚姻痛苦方面的有效性。在每一项试验中，EFCT 都得到了忠实的执行，（令人惊讶的是）其脱落率非常低（Johnson，2015）。

最近对四项最严格的 EFCT 结果研究进行的元分析也证实了 EFCT 的威力。元分析使研究者能够比较不同研究的结果，以确定治疗收益的稳健性。根据 Johnson（2003）的研究，这项分析发现 EFT 与 8 ~ 12 次治疗所带来的 70% ~ 73% 的关系困扰恢复率相关，效应值为 1.3。根据 Cohen（1988）的研究，小效应量一般在 0 ~ 0.2 之间，中等效应量在 0.2 ~ 0.5 之间，大效应量在 0.8 ~ 1 之间。显然，该发现证明了 EFCT 治疗收益是稳健的，而且比行为干预伴侣疗法的 35% 恢复率、认知行为伴侣疗法的 42% 恢复率要好得多（Johnson，2003）。此外，治疗结束后的随访发现，EFCT 的治疗效果是稳定的，或随着时间的推移而继续改善（Johnson & Best，2003）。与其他伴侣治疗学派相比，这同样是一个显著的提高（Schwartz & Johnson，2000）。Johnson 和 Best（2003）将这些影响总结如下："对 EFT 改变过程的研究支持这样一种观点，即情感性的参与和互动方面的转变是其促进伴侣改变的积极成分"（Johnson & Best，2003，p.179）。

最近，Weibe、Johnson、Moser、Dalglesh 和 Tasca（2017）就哪些因子

可以预测一段关系的长期满意度进行了研究。他们对接受 EFT 治疗（平均21 次）的 32 对伴侣进行了为期 24 个月的关系满意度评估。他们报告，在随访期间，依恋回避的减少最能预示更高的关系满意度。他们断言，研究结果支持了这样一个理论假设，即促进安全型依恋的过程是 EFT 的改变机制之一，而这反过来又有助于伴侣关系满意度的持久提升。

戈特曼伴侣治疗

John Gottman 和 Julie Gottman 创建戈特曼伴侣治疗始于他们的一项研究的成果，即是什么让婚姻和关系得以持续，以及哪些因素是离婚的预兆（Gottman，1993，1995，2015）。据 Gottman 和 Gottman（2017）所述，他们

一开始根本没有理论依据，但是在数据和临床工作的引导下，我们成了系统式治疗师、行为治疗师，成了情绪聚焦治疗师，成了心理动力学治疗师、叙事治疗师和存在主义治疗师。我们一开始没有什么理论依据，是研究数据促使我们采用了其中一部分理论。

（p.24）

他们结合临床工作和理论研究，提出了一个叫作"良好关系之家"的比喻。这个"良好关系之家"模型包含了两堵"墙"和几个"层面"或"地板"。保卫着伴侣关系的两堵墙是信任和承诺。如果没有这两堵墙，关系之家就站不住脚。因此，戈特曼伴侣治疗的很大一部分集中在建立信任，以应对不信任，建立承诺和忠实，以应对背叛（Gottman & Gottman，2017）。

"良好关系之家"包括了几个非常重要的焦点领域。具体来说，包括友谊层面、与冲突有关的议题以及更高层面（涉及共同的意义和梦想）。表 8.4 列出了良好关系之家的层面。

表 8.4　Gottman 良好关系之家

	7. 创造共同的意义	
	6. 让梦想成真	
	5. 管理冲突	
信任	4. 采取积极视角	承诺
	3. 靠近彼此而非疏远	
	2. 表达对彼此的欣赏和赞美	
	1. 构建爱情地图	

注：摘自 Gottman 和 Gottman（2017）。

　　该模型的第一个层面是构建爱情地图。Gottman 和 Gottman（2017）将爱情地图定义为对伴侣内心世界的理解，特别是"对伴侣感兴趣，感觉自己被理解，以及感觉伴侣有兴趣持续理解自己"（p.15）。在治疗过程中，伴侣治疗师可以帮助伴侣发展这一层面，并通过询问开放式的问题（使用一种被称为口述历史访谈的结构化访谈），帮助伴侣双方记住对方的答案，以增强彼此的联系。

　　"良好关系之家"的第二个层面是培养欣赏和赞美系统。这是一系列的技能和习惯，旨在帮助伴侣更好地表达他们对彼此的喜爱和尊重。良好关系的伴侣往往会养成"一种思维习惯，即发现自己周围那些伴侣做得对的事情，欣赏和感激伴侣身上的特殊品质"（Gottman & Gottman，2017，p.15）。它要求伴侣双方珍惜彼此，并让对方感受到这一点，而不是批评他们的伴侣（这是戈特曼的"四骑士"之一）。

　　"良好关系之家"的第三个层面被称为转向寻求联系而非疏离或对抗。当伴侣一方试图吸引另一方，让他们知道自己的需求是什么时，这种"寻求联系"就发生了。这可能是口头上的（说"我爱你"或"我今天过得很糟糕"），也可能是非言语上的（如把头靠在对方的肩膀上，牵着对方的手）。该层面的第二部分，是另一方如何回应伴侣的寻求。存在三种可能：疏远、靠近或对抗。根据 Gottman 和 Gottman（2017）的说法，"疏远是指没有回应，靠近是指最低限度（或更多）的回应，而对抗是消极的回应"（p.15）。靠近是优先的选择，这会创造一个"良性循环"或积极的反馈（这会激励伴侣双方彼此靠近）。对伴侣来说，关键是要留意对方寻求联系的"样子"，并以积极的方式认可和回应它。此外，Gottman 和 Gottman 注意到，非常微小的靠近就可能对伴侣的行为产生持久的积极影响，而未能积极回应则导致伴侣不愿"重新寻求联系"或再次尝试。他们用"情感银行账户"这一比喻来描述一个人对伴侣的积极感觉，这既可能促进不成功的寻求联系得以修复，也可能阻碍修复。

积极情绪覆盖和消极情绪覆盖是"良好关系之家"的下一个层面。这对于关系修复的成功是很重要的（关系修复通常发生在伴侣一方的寻求联系没有被对方接受，或者当伴侣一方有意或无意地做了一些伤害对方的事情时）。根据 Gottman 和 Gottman（2017）的说法：

> 如果一对伴侣处于积极情绪覆盖的状态，那么他们对这段关系和伴侣的积极情绪能够覆盖伴侣所做的消极事情。他们因而不会把伴侣的消极情绪视为是针对个人的，而仅仅是作为伴侣可能有压力的证据。该理论认为，当我们处于积极情绪覆盖状态时，修复往往是有效的，因此我们应该在互动变得过于消极之前就开始进行修复。处于消极情绪覆盖状态时，一方对关系和另一方的消极情绪，会覆盖另一方可能为修复关系所做的任何积极的事情。
>
> （p.16）

处于消极情绪覆盖状态时，伴侣双方会扭曲他们对中立甚至积极事物的看法（在极端情况下），把他们视为消极的。这会让他们对（自己感知到的）批评更加敏感。处于消极情绪覆盖状态时，友谊和亲密就不起作用了，伴侣会被视为对手，而不仅仅是在某种情境下令人讨厌的朋友（如果只是某种情境下，是会过去的）。

下一个层面是建设性地管理冲突。这是伴侣治疗师需要处理的比较困难的领域之一，在戈特曼伴侣治疗中也是很关键的。事实上，Gottman 和Gottman（2017）将他们处理冲突的方法描述为管理冲突，而不是解决冲突（这通常是徒劳的，因为大多数冲突都是棘手的或无法解决的）。此外，他们还指出，冲突是不可避免的，如果处理得当，冲突的发生实际上对伴侣是有益的。Gottman 和 Gottman 提出了三种冲突管理的类型（或"蓝图"），这取决于所呈现的冲突类型：当前冲突、过去情感伤害的冲突或持久的冲突。下面将逐一讨论。

冲突蓝图 1：当前冲突

当伴侣双方发生一个当前冲突时，每一方都试图影响对方，让对方放弃他们的观点或解决方案，转而采用自己这方的做法。例如，一对伴侣正在决定首先要做什么家务，他们的时间有限，其中一方可能想先打扫浴室，而对方可能想先打理院子。或者他们可能会有一个冲突：是与朋友出去还是拜访家人。关键是双方必须就行动方案达成一致；否则，他们将无法完成任何一项任务。Gottman 和 Gottman（2017）发明了管理此类冲突的一种方法，叫作 Gottman-Rapoport 蓝图。该命名部分来自博弈论学家 Anatol Rapoport 的名字，该蓝图是：在试图说服对方采用自己这方的解决方案来解决冲突之前，他们必须陈述对方的立场，并且对方要对此陈述感到满意。就像积极倾听的技巧一样，每个人轮流陈述对方的立场，另一个人做笔记。这种方法让每一方都能感觉到另一方真正理解了自己的立场，如果一方清楚地了解到另一方的观点背后的含义，且他们觉得自己的观点得到了另一方的尊重和肯定，那么他们就更容易接受另一方的影响。（这一技术在第十章会有更详细的描述。）

冲突蓝图 2：重新处理过去的情感伤害

Gottman 和 Gottman（2017）在与伴侣双方的工作中发现，他们需要一种方法来重新处理过去的情感伤害，以使其不会恶化。

没有得到"处理"的情感伤害就像鞋里的石头。随着时间的推移，它们对关系的伤害越来越大。我们所说的处理，是指在不回到过去的情况下谈论那些"憾事"中的错误沟通。

（p.17）

他们还发现，大多数个人的情感伤害实际上是寻求联系的失败，或者是一方没有"在那里"帮助另一方。因此，这些"憾事"实际上是对信任的违背。Gottman 和 Gottman（2017）发明了一个能够有效处理这些"憾事"的五步法：（1）讨论他们的感受，（2）探索双方的主观现实，（3）理解那些暴露出"持久脆弱性"的触发因素，（4）承担责任并道歉，（5）制订建设性计划，以应对未来潜在的类似事件。

冲突蓝图 3：持久的冲突

Gottman（2015）在他对伴侣的研究中发现，他们在实验室讨论的所有冲突中，69% 的冲突是由于令伴侣双方陷入僵局的议题。在这些议题上，伴侣双方一直存在分歧，没有解决办法，也永远不会完全解决。根据 Gottman 和 Gottman（2017）的说法：

> 这些持久的问题涉及伴侣双方的根本差异、人格差异或需求差异，这些都是他们对自我的核心定义的基础。这是伴侣双方多年来一直在处理的冲突。
>
> （p.18）

由于这些冲突是持久性的，伴侣双方要么陷入僵局，要么就这些议题进行"对话"。陷入僵局的伴侣双方，要么没完没了地争论，要么必须否认问题并"掩盖事实"（从而不惜一切代价地回避问题）。大多数时候，陷入僵局的伴侣双方不想妥协，因为他们认为在这个过程中放弃了自己的一部分。这让 Gottman 和 Gottman 得出了一个关键领悟，他们意识到，"在僵持的冲突中，每个人的立场都有更深层的目的，那就是希望这个世界在这个问题上是何种表现的'梦想'"（p.18）。他们开发了一种被称为"冲突背后的梦想"的干预措施，每个人都会探索伴侣双方的立场的深层意义，并找到尊重每个人的梦想和核心需求的方法。这可以通过伴侣双方的对话达成。他们学会了接受彼此的差异，这不一定能解决差异（事实上，他们的小冲突可能会持续），但他们能够容纳差异，并理解这些差异对于伴侣的相对重要性。因此，治疗的目标是教会伴侣双方对这个问题进行持续的、尊重性的对话。

继管理冲突和理解冲突中潜在梦想的能力之后，良好关系之家的下一个层面是让生活梦想成真。根据 Gottman 和 Gottman（2017）的说法：

> 我们都是梦想家和意义创造者；我们都是讲故事的人；所有人都在寻找意义、冒险和乐趣，我们都通过在生活中实现自己的个人梦想来让生活有意义，从而"值得一过"。每种关系的关键方面都是创造一种氛围来鼓励每个人诚实地谈论自己的梦想、价值观、信念和抱负，并使人感到这段关系在支持着自己的这些生活梦想。
>
> （p.19）

他们呼应了 Cherlin（2010）的结论，即帮助伴侣实现人生梦想已成为人们判断婚姻成功与否的重要标准。帮助伴侣双方在这个层面上进行讨论，也成为促进联结和亲密的重要干预手段。

良好关系之家的最后一层是创造共同的意义。除了共同生活之外，一段成功的感情还需要创造一种有共同目标和意义（而不仅仅是快乐）的生活。根据 Gottman 和 Gottman（2017）的说法：

> 每个人都是讲故事的人和哲学家，都试图从我们短暂的人生旅程中找到一些意义。即使是 4 岁的儿童也会问自己是否会死，为什么会出生，死后会去哪里，活着是为什么，什么是活着。创造意义是我们人类的一部分。从这个意义上说，每一段婚姻都是一种跨文化的体验，因为文化指的就是我们如何创造意义——通过我们所拥有的价值和象征、相互联系的仪式、共同的生活目标和共同的生活哲学。
>
> （p.19）

因此，创造共同的意义需要伴侣（延伸到家庭）创造仪式来具体化或促进这一点。这方面的例子可以包括每年的静修或蜜月，每周一次讨论愿望和目标的会议，或日常的联系。Gottman 和 Gottman 说，不可思议的是，良好关系之家的这个层面实际上回到了第一个层面（爱情地图），但现在是在一个更深刻的、存在的层面上。在这个层面上，伴侣双方谈论的不仅仅是他们喜欢和不喜欢什么，而是他们如何"创造故事，包括创造共同的目的，例如共同的伦理、共同的价值观、共同的哲学、共同的社区和共同的精神"（p.19）。接下来，我们将简单地强调其中一些要点。

回想一下第七章葆拉和吉恩的案例。结婚 12 年后，他们由于工作冲突和亲密关系的问题来进行伴侣治疗。由于这个和其他问题，他们已经疏远了，再也"感觉不到彼此"了。从葆拉和吉恩的互动模式来看，当紧张程度较低时，他们合作得很好，因为葆拉渴望控制，吉恩渴望参与。因此，当葆拉觉得吉恩关心她的需要和愿望，或者同意她的计划时，她就满足了。此外，她重视吉恩在她生活中的参与，这增加了她对他的温暖和关怀。就吉恩而言，他渴望得到关注，渴望和葆拉在一起的感觉。因此，他努力工作来取悦她，让她看到自己积极的一面。他不允许自己在她心目中的形象有任何污点。然而，当他不能满足她的需要，或者如果她变得紧张和专横时，他可能会试图隐藏自己对她的愤怒。通常，这可能会在一段时间内有效，但当他令她失望或感觉她对他不满时，他就会变得非常情绪化和焦虑，并可能试图过度纠正自己的缺点。葆拉通常认为这是吉恩在试图控制局面，这让她很难过，因为她觉得自己的观点没有得到肯定。因此，她要么试图重新控制局面，要么退缩并冷落吉恩。同样地，吉恩可能会开始将注意力转移到其他地方，如工作上。

对于 Gottman 疗法的伴侣治疗师来说，第一步是进行全面的评估。特别是，伴侣治疗师会评估他们在良好关系之家的每个层面中的表现。对葆拉和吉恩来说，首先要做的是为彼此"更新"他们的爱情地图。就像如果道路已经改变，使用过时的地图去某个地方就可能会产生问题，如果不更新彼此的爱情地图，就很难让葆拉和吉恩有效地联系在一起。这也使他们在关系中出现"伤害"和"轻视"时，很难建立起对彼此的善意。接下来，葆拉和吉恩需要努力建立对彼此的喜爱和赞赏。特别是，当他们在寻求联系时，他们需要靠近对方而不是疏远对方。这需要有意识的努力和承诺，尤其是当吉恩旅行时，但视频通话的技术可能会减少心理上的距离感。

接下来，Gottman 疗法伴侣治疗师将与葆拉和吉恩一起管理他们的冲突。他们首先需要看到的是，有问题的不是他们的冲突，而是他们处理冲突的方式。冲突将被分为可解决的（当前冲突和对过去情感伤害的再处理）冲突和持久的（僵持的）冲突。第一类冲突可能包括，当伴侣中一方离开时另一方感觉受到伤害或被遗弃，或者由于吉恩的旅行或情感上的关闭而产生距离。教给伴侣双方诸如情绪崩溃、积极情绪覆盖与消极情绪覆盖等概念在这里也会有帮助。更为僵持的冲突可能包括双方对对方的期望，以及对自己在关系中的期望。在这种情况下，治疗目标是寻找理解（但不一定改变）他人及其动机的方法。

最后，Gottman 疗法的伴侣治疗师将帮助葆拉和吉恩实现彼此的人生梦想，并最终创造出他们可以实现的共同梦想。对葆拉和吉恩来说，这很可能是围绕着他们相互联结的需要，以及拥有自主感和控制感。帮助他们平衡这些，将有助于他们建立一种双方都满意的、有共同目标的生活。

戈特曼伴侣治疗师的认证

Gottman 和 Gottman（2017）为"Gottman 认证治疗师"设计了一个培训方案。该方案包括三个级别的专业发展培训，可以现场进行或以视频形式进行。然后，伴侣治疗师可以进入一个督导轨道，借此他们可以展示如何熟练地使用良好关系之家理论以及前面描述的许多关键干预措施。

研究发现

Gottman（2015）详细介绍了他长达 45 年的伴侣研究，这些研究创造了"良好关系之家"的疗法。具体来说，他们的研究不仅是理论性的，并且运用数据来指导他们的解释。随后，Gottman 及其同事创建了伴侣内部动力的数学表示形式（Gottman，Murray，Swanson，Tyson，& Swanson，2002），该模型具有预测关系成败的功能。这些发现同样适用于同性伴侣关系以及社会经济地位较低的伴侣关系。超过 20 年的纵向研究证实了这些发现，使 Gottman 疗法作为一种实证方法凸显出来（Gottman，1993，1995；Gottman & Gottman，2017）。事实上，Gottman 及其同事还在继续进行研究，以验证他们的方法在应对婚外情和心理创伤方面的有效性。

正念疗法

尽管正念根植于佛教传统，但直到最近 20 年才作为一个临床上采用的概念出现。在 2004 年，Bishop 及其同事这样定义了正念的两个组成部分：

第一部分涉及注意力的自我调节，使注意力保持在即时经验上，从而增加对当下心理事件的认知。第二部分涉及对一个人当前的体验采取一种特定的取向，即好奇、开放和接受。

（Bishop et al.，2004，p.232）

因此，采用正念疗法的治疗师（包括伴侣治疗师）会专注于当下，并邀请来访者也这样做。治疗师帮助来访者觉察他们自己的体验，而不是分散他们的注意力或逃避他们当下的体验（不管它可能激起什么）。Bishop 等人（2004）总结说，正念是"一种非精心设计的、非评判的、以当下为中心的觉察，在这种觉察中，产生于注意域的每一个想法、感觉或感受都被如其所是地认识和接受"。

根据 Hayes（2004/2016）的说法，从哲学上来说，许多正念疗法都基于"关系框架理论（relational-frame theory，RFT）"。

RFT 认为，人类语言和认知的核心是学习在任意性语境控制（arbitrary contextual control）下将事件联系起来的能力。非任意刺激关系（non-arbitrary stimulus relations）是指那些由相关事件的形式属性（formal properties）所定义的刺激关系。如果一个物体看起来和另一个相同，或比另一个大，多种动物都能学会这种关系，并将其应用于同样在形式上相关的新物体之间的关系……人类似乎特别能够抽象出这种关系反应的特征，并将其置于语境控制之下。因此，这种关系学习将转移到那些不一定是在形式上关联的事件，而是基于某些任意线索关联的事件上（在这里，"任意"指的是"通过社会风气或习俗"）。例如，在学习到"x"比"X"小之后，人类可能会在任意线索的控制下（如"小于"一词）将这种刺激关系应用于某些事件。例如，很小的儿童会认为五分硬币比一角硬币大，但稍大一点的儿童会根据（价值）属性知道五分硬币比一角硬币"小"，尽管在形式意义上并非如此。

（p.874）

RFT 为正念疗法提供了理论框架，即运用正念的原理改变来访者的视角，或改变他们对于特定情绪状态的"关系反应"。许多正念疗法通过教授来访者一些基本的放松（和正念）技巧来帮助其舒缓情绪。对于伴侣来说，这是在另一个人在场的情况下进行的，这样双方都可以学习在不分心的情况下一起在场、觉察和安抚。这一过程有三个基本要素：（1）处于放松状态（这通常可以通过将注意力集中在自己的呼吸上达到）；（2）当来访者出现分心时（这是不可避免的），练习无选择的觉察；（3）当分心时，温和地回到呼吸和呼吸焦点，不要责怪或评判自己。临床治疗师也会采取这种方式来表达自己的感受，反过来这又为伴侣双方提供了示范（Mozdzierz，Peluso，&，Liseckei，2014）。我们将讨论这是如何体现在最近应用于伴侣治疗的两种获得实证支持的疗法中的，这两种疗法是接纳承诺疗法（ACT）和辩证行为疗法（DBT）。

接纳与承诺疗法

ACT 是由 Steven C. Hayes 及其同事在 20 世纪八九十年代创立的。他们一开始就认为心理上的僵化是产生病理的根源，并将正念作为核心方法来与之斗争。根据 Hayes、Luoma、Bond、Masuda 和 Lillis（2006）的研究，心理问题的根源在于缺乏价值或清晰性、对不愉快的体验或情绪的回避以及高度的冲动性；人们对于心理问题秉持的信念是：它们是顽固不化的，它们是有害的，过去总是负面的，而未来总是确定的（通常是糟糕的）。陷入困境中的伴侣也具有这些特征，他们通常会关注关系中或伴侣身上的消极方面。然而，ACT 不是试图教会伴侣双方仅仅控制自己的思想、情感和行为（就像许多认知行为疗法所做的那样），而是传授他们注意、接纳和拥抱他们内在的想法和情感，从而增加他们的心理灵活性（Lev & McKay，2017）。这些被视为"积极的心理技能，而不仅仅是一种避免产生心理病理的方法"（Hayes et al.，2006，p.8）。ACT 治疗师使用六个核心临床原则，包括接纳、认知解离（cognitive diffusion）、活在当下（being present）、全然觉察（viewing the self-as-context）、价值和承诺行动。下面，我们将讨论这些临床原则。

接纳

ACT 用接纳来代替对体验的回避。"接纳"指的是主动地、有意识地接受那些由个人历史引起的私人事件，而不尝试改变它们发生的频率或形式，尤其是在这样做会造成心理伤害的情况下。"接纳"意味着个体与自己的情感同步，并接受这些情感所引发的东西，无论它们是积极的还是消极的（Mayer & Stevens，1993）。对于伴侣来说，"接纳"意味着自己的想法和情感（以及伴侣的想法和情感）都不会引起防御。相反，我们允许各种想法来来去去，而不与它们抗争。这是 ACT 最重要的核心原则之一，因为它使伴侣双方从不同的角度看待他们的情绪状态。

认知解离

根据 Mayer 和 Stevens（1993）的研究，习惯性地被情绪淹没的人会感觉被"吞没"（在某种程度上，他们觉得被自己的情感接管了）。矛盾的是，这些伴侣并没有觉察到他们的感觉状态（尽管他们完全感受到了自己的感觉），不能轻易地识别自己或伴侣的感觉，也不认为他们可以影响或控制自己或伴侣的情绪（Lev & McKay，2017）。这些伴侣似乎长期被一种不堪重负和情绪失控的感觉所困扰，但他们似乎并没有意识到这一点（即那些大声喊着"我没有情感！！"的人）。ACT 伴侣疗法运用认知解离（一种认知行为技术）来应对这种被吞没的情绪反应。根据 Hayes 等人（2006）的说法，认知解离技术试图改变想法和其他私人事件的不良功能，而不是试图改变它们的形式、频率或情景敏感性。

换言之，ACT 试图通过创造一种语境来改变个体与想法互动或与之联系的方式，在这种语境中，想法的那些不良的功能被削弱了。

（p.9）

在人际关系中，这可能意味着只是观察，例如，"我在想：我们都不是彼此的良药。"这就削弱了想法和情感对伴侣双方的影响。ACT 治疗师教授伴侣双方运用认知解离技术改变他们的体验对自己或伴侣的影响。

接触当下

"接触当下"是 ACT 疗法的一个要素，其特点是培养来访者对此时此刻的觉察。根据 Hayes 等人（2006）的说法，"ACT 的目标是让来访者更直接地体验世界，从而使他们的行为更具灵活性，使他们的行为更符合他们持有的价值观"（p.9）。这可以通过向伴侣双方展示他们有能力控制自己的行为来实现。通过使用"语言"作为记录和描述事件的工具（如叙事疗法），伴侣双方可以发现，他们不再被以前的信念或想法"判刑"，而可以成为改写自己反应和感受的作者。在伴侣工作中，有可能伴侣一方比另一方做得更好。最后，探索回避情感的"成本"（即"你不能完全与伴侣步调一致，反之亦然"）是有帮助的。

全然觉察

全然觉察是 ACT 的一个高级步骤，用来识别由前面描述的元素所产生的情绪。对于伴侣来说，它还包括将伴侣关系理解为一个"超然的团体"，与不断变化的情绪状态相比，伴侣关系不会因环境而改变（Hayes et al.，2006；Lev & McKay，2017）。当他们可以依据语境来观察自己的伴侣关系时，就会更敏锐地感知相互的界限，通常就会拥有良好的心理灵活性。因此，不良情绪不会影响他们太久，伴侣双方可以让这些情绪过去而不被卷入其中（Goleman，1995；Hayes et al.，2006；Mayer & Stevens，1993）。根据 Hayes 等人（2006）的研究，全然觉察

之所以重要，在一定程度上是因为以这种视角我们可以意识到自己的体验流，但不必依附于它们，也不必对特定的体验进行卷入（investment），这样就促进了认知解离和接纳。在 ACT 疗法中，全然觉察是通过正念练习、隐喻和体验过程培养的。

（p.9）

价值和承诺行动

ACT 认为，心理上高度僵化的伴侣并不清楚他们的价值观是什么，以及如何在生活中实现这些价值。根据 Hayes 等人（2006）的观点，"价值观是一个人有目的的行为所选择的品质，这些品质永远不能作为一个对象获得，但可以每时每刻被例示出来"（p.9）。ACT 疗法认为伴侣双方的目标是能够以符合他们价值观的方式行事。当这个目标能够达成时，失望的情绪便不会对来访者产生毁灭性的负面影响（Lev & McKay，2017）。根据 Hayes 等人（2006）的说法：ACT 鼓励伴侣双方发展与他们所选择的价值观更相关的有效行动模式……

ACT 看起来很像传统的行为疗法，几乎任何合乎行为逻辑的行为改变方法都可以纳入 ACT 治疗方案，包括暴露、技能习得、塑造方法、目标设定等。价值观经常可以通过实例被体现，但无法作为一个对象实现。与之不同，跟价值观一致的具体目标却是可以实现的，ACT 治疗方案几乎总是包括一些与短期、中期和长期行为改变目标相关的治疗工作和家庭作业。行为改变的努力反过来会促进来访者与那些心理层面的障碍进行接触，后者便可以通过其他行为过程（接纳、认知解离等）来解决。

（pp.9-10）

ACT 使用各种各样的练习来切断某些认知过程，这些过程可能会导致一个人基于回避、社会顺从或融合而不是基于自己的价值观做出选择（"我应该像……"或"一个'好人'会……"或者"我父母会希望我……"）。此外，伴侣双方还讨论每个人倾向于如何对另一个人做出反应，或者他们认为另一个人对自己的期望是什么（不管这些期望是真是假）。我们通过一个案例来说明其中的一些观点。

> 回想一下马克和亚历克丝的案例，最初出现在第五章。他们在约会了几个月后同居了，但现在的关系出现了紧张状况。双方都对他们经常争吵感到沮丧，认

为这对他们的关系来说是一个"恶兆"，即同居是个错误。他们都深深地关心着对方，也都为这段关系付出了努力，但都意识到彼此在风格和偏好上有差异。这让他们严重怀疑对方对这段关系是否认真对待。

对马克和亚历克丝的案例来说，一个疗程的 ACT 伴侣治疗可能会非常有效。首先，ACT 的基本原则是接纳，这将给他们提供一个强大的工具，在不引起对承诺的恐惧的情况下，培养出他们对他人差异的灵活性和宽容度。相反，培养宽容和教授认知解离将是一种方式，让伴侣双方单独或共同觉察他们对彼此间差异的感受和想法，而不是对这些差异采取行动或负面评价（从而让这些差异破坏关系）。取而代之的是，伴侣双方对自己和关系进行全然觉察，并与当下保持接触，这可以提供一种视角，从而改变他们对自己和正发生的争论的看法。最后，伴侣双方在他们共同的价值观内以承诺的方式行动，这可以提供一个使他们走出特定僵局的路线图。例如，当他们在不做安排的时间里发生争吵时，他们不会因为一个人要求做什么而感到愤怒和不安（这是另一个人不想做的，此时会滋生怨恨），而是会对他们的想法和感受保持正念，选择不采取行动、不对它们采取防御也不试图压抑它们。然后他们就可以（单独或共同）在当下开始工作，决定如何按照自己的需要和价值观行事，并就双方意见的特定分歧进行对话。对马克和亚历克丝来说，这是一个特别有吸引力的方法。

研究发现

从一开始，Hayes 及其同事就致力于对 ACT 开展实证研究和验证（Hayes et al.，2006）。因此，ACT 在过去 20 年里得到了广泛的研究。最近，ATjek 等人（2015）报告了将 ACT 与各种控制条件进行比较的元分析结果。ACT 优于"等待治疗（wait-list control conditions）""心理安慰剂"和"照常治疗（TAU）"或标准治疗。从治疗前到治疗后，来访者获得了显著的改善，他们的生活满意度和治疗过程变数等次要结果也呈现出显著的改善。同时，ATjek 等人在 ACT 与认知行为疗法的正面比较研究中发现，二者在来访者的改善水平方面没有差异。值得注意的是，所有这些发现都是针对个体来访者的。到目前为止，还没有任何使用 ACT 对伴侣进行治疗的、经过了同行评议的实证研究发表（读者应该注意，有几篇论文已经完成，但没有通过同行评议过程，因此不在这里呈现）。

辩证行为疗法

正念也是另一种现代疗法的核心概念之一，即 DBT。这是在 DBT 中教给来访者的技能的基础，正念帮助他们在面对令人沮丧的情况时接纳自己的情绪，并最终能够耐受它们（Mozdzierz et al., 2014）。DBT 最初是用来治疗边缘型人格障碍的。就像其他正念方法一样，DBT 的基础是不加评判地关注当下，充分地、不加歪曲地体验自己的情绪和感觉（Linehan，2003，2015）。根据 Freuzzetti 和 Payne（2015）的观点，遗憾的是，边缘型人格障碍患者的伴侣关系和家庭关系大多被忽视了。

然而，DBT 的原则和实践针对伴侣和家庭所进行的调整和推广等新近进展，让我们看到了希望……在个体 DBT 治疗过程中加入伴侣干预，已经使个体和伴侣关系都获得了实质性改善。

（p.606）

DBT 伴侣治疗的重点是，培养伴侣双方的技能，促进他们从情绪失调转向有效沟通并增强情绪调节能力和痛苦耐受性。此外，伴侣双方还将学习表达彼此需求、欲望和渴望的技巧，以及解决问题的技巧（Fruzzetti，2006；Linehan，2015）。

技能习得是 DBT 疗法的主要干预手段。治疗师教给来访者的技能包括"是什么"和"怎么做"。根据 Mozdzierz 等人（2014）的研究，"是什么"包括教来访者（非评判地）观察某个情境中正在发生什么，描述（简单地解释所观察到的）并参与其中（完全专注并参与到周围的事件中）。

"怎么做"提供给来访者一些指导，包括非评判性（描述事实，不考虑好与坏、公平或不公平，这有助于来访者以有效的方式将观点传达给他人）、正念（保持专注而不被可能发生的情绪反应分心）、有效（做有效的事，不做那些无用的事）。

（p.282）

　　这两类技能的主要目的都是帮助伴侣双方辨别他们是否能够识别自己正在体验的情绪以及这些情绪是适应性的还是非适应性的。如果情绪是适应性的，即是"真实的"，那么就需要被接纳和支持。另一方面，当产生强烈负面情绪时，他们必须接受一个检查过程，以确定这些情绪是否适应不良。例如，对于陷入冲突的伴侣而言，如果一方因为另一方不听他们的意见而感到极度愤怒，那么治疗师就会检查这些情绪是否具有适应性。如果一方试图倾听另一方，另一方却给予"消极的解读"，那么这种情绪就可能是适应不良的，治疗师将对其进行上述的描述（Linehan，2015）。

痛苦耐受

　　痛苦耐受技能是 DBT 中更重要的正念技能的一部分。对痛苦的耐受是一种以非评判的方式接纳自己和伴侣的能力（Fruzzetti，2006；Linehan，2015）。必须指出的是，接纳和耐受并不标志着赞成或拒绝，而是承认现实如其所是。这对接受治疗的伴侣来说很重要，因为（在早期阶段）他们通常担心"接纳"就是接受或认可（他们可能不愿意这样做）。相反，治疗的目标是帮助伴侣双方能够冷静地识别那些消极情境和潜在影响，而不是回避这些消极情境或被它们淹没。DBT 与伴侣合作，帮助他们学会如何耐受痛苦，以及如何在陷入愤怒时正确地采取行动或回应对方。如果无法耐受压力和痛苦情绪，伴侣双方的相互回应产生的问题往往会比解决的问题更多（Fruzzetti，2006；Linehan，2015）。

　　治疗师教给伴侣双方的一个主要的痛苦耐受技能就是分散注意力。分散注意力意味着识别出不愉快的反应或情境，然后暂时分散注意力而不是采取行动。DBT 治疗师教来访者用"ACCEPTS"这个缩写词来记忆这些痛苦耐受技巧，它的意思是：

- **活动**（Activities）——转向自己喜欢的积极活动。
- **贡献**（Contribute）——帮助他人或帮助自己所在的社群。
- **比较**（Comparisons）——把自己和那些不太幸运的人比较，或者和自己以前处于更糟糕状态时的样子比较。

- **其他情绪**（other Emotions）——通过相应的活动激发自己的幽默感或幸福感，使自己感受到一些不同的情绪。
- **推开**（Push away）——把痛苦情境暂时搁置一边，暂时先考虑其他事情。
- **其他想法**（other Thoughts）——强迫自己去想其他的事情。
- **其他感觉**（other Sensations）——做一些有强烈感受的事情来代替当前的感觉，如冲冷水浴或吃辛辣糖果（摘自 Linehan，2015）。

所以，对于接受治疗的伴侣来说，当他们对关系的不满导致双方关系紧张时，每个人都可以利用上面列出的某种技巧来耐受痛苦而非攻击对方。

DBT 治疗师教给来访者的另一种重要的痛苦耐受技术是自我安抚。尽管 DBT 并不是唯一利用自我安抚的方法，但在 DBT 中，它成了一个可以传授给那些难以应对强烈情感的伴侣强大的工具（Frezzutti & Payne，2015）。一个人学习自我安抚的过程始于童年，并经由良好的养育得到强化。它要求一个人对自己的感觉和反应负责，并且必须找到让自己平静下来的方法。这是一种以安抚、养育、和善和温柔的方式对待自己的技能。如果父母养育匮乏或不一致，儿童可能会学习到如何自我安抚，但这相对而言更加困难。作为消极想法、冲动和感受的对立面，自我安抚的目的是为自己提供情感上的安慰。DBT 使用的自我安抚方法包括促进与自己的"对话"，和投入健康的感觉体验中（例如，洗个热水澡、听自己最喜欢的放松音乐或在大自然中散步）。自我安抚能够使来访者从暂时淹没性的情绪中解脱（Linehan，2015）。

自我安抚还可以让来访者意识到他们可以控制自己的情绪。例如，如果某个人对伴侣或关系不满而难以处理自己的情绪，那么他们可能会决定去健身房锻炼或者带狗散步，而不是对伴侣大发雷霆、破坏他们之间的关系。这让双方都有时间考虑他们的反应，并决定怎样应对这些反应（Linehan，2015）。

人际效能技术

所有上述 DBT 技能（正念、痛苦耐受和情绪调节）对个体管理自己的情绪都很重要。然而，还有一个人际效能技术，对伴侣来说尤为重要。具体来说，人际效能技术是指来访者对自己行为的选择，当然这些选择是与伴侣及其行为相关联的。人们会让自己陷入一种糟糕的情绪状态，因为他们要么在价值观上妥协，要么把自己的权力让渡给别人，希望有一个好的结果。很多时候，一个人甚至可能明知伴侣无法满足自己的需求仍然会做出错误的决定。人际效能技术关注的是教会来访者如何处理以下的情况，例如当一个人需要向某人提出请求、要求某人做某事、要求某人做出改变或对某人说不。这些技能的目的是帮助来访者在特定情况下实现他们想要的结果，同时不损害关系中的任何一方。三个首字母缩略词概括了 DBT 使用的一系列人际效能技巧。他们是 DEARMAN、GIVE 和 FAST（Linehan，2015）。

首先，DEARMAN 这个缩略词用来帮助来访者记住他们需要做的步骤，以便成功地向另一个人提出请求。这些步骤是：

- **描述**（Describe）自己的情境。
- **表达**（Express）这为什么是一个议题并说出自己对此的感受。
- **表明**（Assert）自己的立场——明确说出自己想要什么。
- **强化**（Reinforce）自己的立场——如果得到想要的，你会给予回报。
- 保持**正念**（Mindful）——专注于自己想要的，忽视干扰。
- **展示**（Appear）自信，即使自己并不确定。
- 与犹豫不决的人**谈判**（Negotiate），并就自己的要求达成一个双方接受的妥协（来自 Linehan，1993）。

GIVE 是下一个首字母缩略词，它着重于如何在提出请求时维护关系。这些步骤包括：温和（gentle，指彬彬有礼、不带偏见；使用适当的语言），感兴趣的（interested，指向他人提问等），肯定（validate，指用语言或非言语沟通表达自己与他人的互动），以及轻松的态度（easy manner，指保持冷静、使用幽默、不施加压力等）。最后一个首字母缩略词是 FAST，它所代表的是可以帮助来访者在与他人交往时保持自尊的一系列技能（与其他两种技能结合使用）。这些技能是公平（fair，包括对自己和他人），道歉（apologies，对有效的事情不要多次道歉），坚持（stick）自己的价值观（不允许别人操纵你做违背自己价值观的事情），诚实（truthful，谎言只会损害关系和自尊）。人际效能技能非常类似于自信技能课程，可以帮助来访者适当地主张自己需要的东西（Linehan，1993，2015；Lynch，Chapman，Rosenthal，Kuo，& Linehan，2006；Mozdzierz et al.，2014）。下面通过一个案例来说明其中的一些观点。

回想一下第二章的埃伦和马特的案例，他们已经约会三年了。他们相识于大学，现在正在不同的州开始自己的职业生涯（埃伦在读研究生，而马特在一家投资公司开始他的第一份工作）。他们已经有很长一段时间没有见面了，这导致他们的关系有些紧张。他们都表达了想和对方在一起的愿望，但也承认不可能现在就实现。关于未来，埃伦和马特都说他们讨论过将来结婚的可能性，但还没有对此做出承诺。

埃伦和马特的案例中最重要的，也是 DBT 方法最擅长的地方，是处理他们在一起时的争吵模式。埃伦说他们的争吵通常始于一件小事，然后不断升级，直到他们不再互相说话为止。冷战通常会持续一整天，最后，一个人会向另一个人道歉。他们承认他们的争吵很愚蠢，这浪费了他们在一起的时间（这很令人沮丧）。此外，他们的争吵越来越频繁，也越来越激烈。

最近的一次冲突发生在马特要去看埃伦的时候。当她没有按原来计划去与他会面时，他没有等多久就离开了，并开车回去了，他以为埃伦因为前天晚上电话里的争吵而"放他鸽子。"事实上，埃伦被叫去和她的教授开了个临时会议，为了纠正一项重要拨款的最后信息。虽然她试着联系马特，但没能联系上他。在开车回家时，马特拒绝接她的电话。最终，他发现了这个沟通的错误，感到很尴尬。然而，他仍然认为是埃伦破坏了这个周末，因为她没有尽力联系他。

DBT 伴侣治疗师首先会对事件的顺序、每个人在过程中做出的（最重要的）决定以及他们对此的感受进行"事件链分析"。每一个决定都是将他们带到冲突爆发点的长链中的一环。在任何一个点上，每个人都可能做出不同的选择，这可能会改变结果。接下来，DBT 伴侣治疗师将与他们合作，培养他们在痛苦耐受能力方面的技能（这显然是困扰着他们的一个领域）。对马特和埃伦来说，这将帮助他们以一种非评判的方式接纳彼此，反过来，这也将有助于缓和他们的冲突。治疗的目标是帮助他们冷静地认识到何时是消极情境（如周末的沟通失误），以及该情境的潜在影响（"如果我选择留下来找出问题所在，会怎么样？如果我选择离开又会怎么样？"），而不是回避这个消极情境或被它淹没（因此离开）。DBT 伴侣治疗师也会与埃伦和马特一起工作，帮助他们学习如何耐受痛苦，以及如何在陷入愤怒时正确地采取行动或回应对方。由缩略词"DEARMAN""GIVE"和"FAST"所描述的额外技能，也可以帮助埃伦和马特以一种非防御、非反应性的方式沟通他们的需求和希望。

研究发现

在过去的 20 年里，有一些随机临床试验证明了 DBT 作为一种治疗方法的有效性，特别是对于边缘型人格障碍（Robbins & Chapman，2006；Stoffers et al.，2012）。然而，到目前为止，对 DBT 用于伴侣治疗的研究还很有限。Fruzzetti 和 Payne（2015）报告了一项 DBT 伴侣治疗试点研究的结果，该研究发现，接受 DBT 伴侣治疗的伴侣双方在满意度和沟通方面均有显著改善，在应对痛苦和情绪失调方面也有所改善。研究者计划对 DBT 作为伴侣疗法的长期有效性进行更广泛的研究。

结束语

在这一章中，我们介绍了另外四种伴侣治疗理论，这些疗法强调情感在治疗中的核心作用。这种整合的、情感取向的疗法是促进来访者改变的有力工具。同时，我们也能够更理解内部情绪反应的复杂且相互关联的动力，及其对伴侣的影响。在这一层面上产生的改变会给来访者带来深远而持久的收益。然而，正如过去的情感取向干预所表明的，仅仅关注这一点是不够的。相反，治疗的成功需要一种现代的、成熟的、包容的同时关注行为、认知和情感的疗法。已有的一些疗法（领悟取向的伴侣治疗、整合行为伴侣治疗、阿德勒学派伴侣治疗、情绪聚焦伴侣治疗和各种系统式家庭治疗）都是这样做的。

参考文献

A-Tjak J. G., Davis M. L., Morina N., Powers M. B., Smits J. A., & Emmelkamp, M. P. (2015). A meta-analysis of the efficacy of acceptance and commitment therapy for clinically relevant mental and physical health problems. *Psychotherapy and Psychosomatics, 84*(1), 30–36.

Bishop, S. R., Lau, M., Shapiro, S., Carlson, L., Anderson, N. D., Carmody, J., … Devins, G. (2004). Mindfulness: A proposed operational definition. *Clinical Psychology: Science & Practice, 11*(3), 230–241.

Bowlby, J. (1969). *Attachment and loss: Vol. 1 attachment*. London, England: Hogarth Press.

Cherlin, A. (2010). *The marriage-go-round*. New York, NY: Vintage.

Christensen, A., Atkins, D. C., Berns, S., Wheeler, J., Baucom, D. H., & Simpson, L. E. (2004). Traditional versus integrative behavioral couple therapy for significantly and chronically distressed married couples. *Journal of Consulting & Clinical Psychology, 72*(2), 176–191.

Cohen, J. (1988). *Statistical power analysis for the behavioral sciences* (2nd ed.). Hillsdale, NJ: Erlbaum.

Fruzzetti, A. (2006). *The high conflict couple: A dialectical behavior therapy guide to finding peace, intimacy, and validation*. Oakland, CA: New Harbinger Publications.

Fruzzetti, A. E., & Payne, L. (2015). Couple therapy and borderline personality disorder. In A. S. Gurman, J. Lebow, & D. Snyder (Eds.), *Clinical handbook of couple therapy* (5th ed., pp. 606–634). New York, NY: Guilford.

Goleman, D. (1995). *Emotional intelligence: Why it can matter more than IQ*. New York, NY: Bantam.

Gottman, J. (1993). *What predicts divorce: The relationship between marital processes and marital outcomes*. Hillsdale, NJ: Erlbaum.

Gottman, J. M. (1995). *Why marriages succeed or fail: And how you can make yours last*. New York, NY: Fireside.

Gottman, J. M. (2015). *Principia amoris: The new science of love*. New York, NY: Routledge.

Gottman, J. M., & Gottman, J. S. (2017). The natural principles of love. *Journal of Family Theory and Review, 9*, 7–26.

Gottman, J., Murray, J., Swanson, C., Tyson, R., & Swanson, K. (2002). *The mathematics of marriage: Dynamic nonlinear models*. Cambridge, MA: MIT Press.

Greenberg, L. S., & Johnson, S. M. (1988). *Emotionally focused therapy for couples*. New York, NY: Guilford.

Gurman, A. S. (2015). The theory and practice of couple therapy: History, contemporary models, and a framework for comparative analysis. In A. S. Gurman, J. Lebow, & D. Snyder (Eds.), *Clinical handbook of couple therapy* (5th ed., pp. 1–18). New York, NY: Guilford.

Gurman, A. S., & Fraenkel, P. (2002). The history of couple therapy: A millennial review. *Family Process, 41*(2), 199–260.

Hayes, S. C. (2004/2016). Acceptance and commitment therapy, relational frame theory, and the third wave of behavioral and cognitive therapies – republished article. *Behavioral Therapy, 47*(6), 869–885.

Hayes, S. C., Luoma, J. B., Bond, F. W., Masuda, A., & Lillis, J. (2006). Acceptance and commitment therapy: Model, processes and outcomes. *Behaviour Research and Therapy, 44*(1), 1–25. doi:10.1016/j.brat.2005.06.006. PMID 16300724

Hoyt, M. F. (1998). *The handbook of constructive therapies*. San Francisco, CA: Jossey-Bass.

Johnson, S. M. (1996). *The practice of emotionally focused marital therapy: Creating connection.* New York, NY: Guilford.

Johnson, S. M. (2003). Couple therapy research: Status and directions. In G. P. Sholevar (Ed.), *Textbook of family and couple therapy* (pp. 797–814). Alexandria, VA: American Psychiatric Publishing.

Johnson, S. M. (2015). Emotionally focused couple therapy. In A. S. Gurman, J. Lebow, & D. Snyder (Eds.), *Clinical handbook of couple therapy* (5th ed., pp. 97–128). New York, NY: Guilford.

Johnson, S. M., & Best, M. (2003). A systemic approach to restructuring adult attachment: The EFT model of couple therapy. In P. Erdman & T. Caffery (Ed.), *Attachment and family systems: Conceptual, empirical, and therapeutic relatedness* (pp. 165–189). New York, NY: Brunner-Routledge.

Johnson, S. M., & Denton, W. (2002). Emotionally focused couple therapy: Creating secure connections. In A. S. Gurman & N. S. Jacobson (Eds.), *Clinical handbook of couple therapy* (3rd ed., pp. 221–250). New York, NY: Guilford.

Johnson, S. M., & Whiffen, V. (1999). Made to measure: Adapting emotionally focused couple therapy to partners attachment styles. *Clinical Psychology: Science and Practice, 6,* 366–381.

Lev, A., & McKay, M. (2017). *Acceptance and commitment therapy for couples: A clinician's guide to using mindfulness, values, and schema awareness to rebuild relationships.* New York, NY: New Harbinger Publications.

Lewis, W. A., & Bucher, A. M. (1982). Anger, catharsis, the reformulated frustration-aggression hypothesis, and health consequences. *Psychotherapy, 29,* 385–392.

Linehan M. M. (1993). *Skills training manual for treating borderline personality disorder.* New York, NY: The Guilford Press.

Linehan, M. M. (2015). *DBT skills training manual* (2nd ed.). New York, NY: Guilford Press.

Lynch, T. R., Chapman, A. L., Rosenthal, M. Z., Kuo, J. R., & Linehan, M. M. (2006). Mechanisms of change in dialectical behavior therapy: Theoretical and empirical observations. *Journal of Clinical Psychology, 62*(4), 459–480.

Mann, B. J., & Schwartz, R. C. (2002). Internal systems therapy. In F. W. Kaslow & T. Patterson (Eds.), *Comprehensive handbook of psychotherapy: Integrative/ eclectic, Vol. 4* (pp. 455–474). New York, NY: John Wiley & Sons.

Mayer, J. D., & Stevens, A. (1993). *An emerging understanding of the reflective (meta) experience of mood* (Unpublished manuscript).

Mozdzierz, G., Peluso, P. R., & Liseckei, J. (2014). *Principles of counseling and psychotherapy: Learning the essential domains and nonlinear thinking of master practitioners* (2nd ed.). New York, NY: Routledge.

Nolen-Hoeksema, S., McBride, A., & Larson, J. (1997). Rumination and psychological distress among bereaved partners. *Journal of Personality and Social Psychology, 72*, 855–862.

Robbins, C. J., & Chapman, A. L. (2006). Dialectical behavior therapy: Current status, recent developments and future directions. *Journal of Personality Disorders, 18*, 73–89.

Schwartz, R. C., & Johnson, S. M. (2000). Commentary: Does couple and family therapy have emotional intelligence? *Family Process, 39*, 29–33.

Stoffers, J. M., Vollm, B. A., Rucker, G., Timmer, A., Husband, N., & Lieb, K. (2012). Psychological therapies for people with borderline personality disorder. *Cochrane Database of Systematic Reviews,* (8), Article No. CDC005652.

Wiebe, S. A., & Johnson, S. M. (2017). Creating relationships that foster resilience in emotionally focused therapy. *Current Opinion in Psychology, 13*, 65–69.

Wiebe, S. A., Johnson, S. M., Burgess Moser, M., Dalgleish, T. L., & Tasca, G. A. (2017). Predicting follow-up outcomes in emotionally focused couple therapy: The role of change in trust, relationship-specific attachment, and emotional engagement. *Journal of Marital and Family Therapy, 43*, 213–226.

第三部分
伴侣治疗实践

第九章

伴侣治疗中的评估和个案概念化

学习目标

在本章中，读者将学习以下内容。

1. 伴侣治疗的适应证 / 禁忌证。

2. 伴侣评估的全面整合方法。

3. 伴侣个案概念化的组成部分。

4. 有效的评估工具。

治疗师考虑和开展伴侣评估工作的方法，都基于他们关于伴侣关系如何正常发挥功能或功能失调的"模型"（Gurman，2015；Sperry，2012）。本书的第四章—第九章概述了最常用和流行的理论模型。这些模型可以作为有用的指南，帮助治疗师理解评估过程中引发和观察到的复杂（有时令人困惑）的信息、行为和沟通的混合物。然而，这些模型往往是简化的或限制性的，因为治疗师往往会忽略一些信息，主要关注"符合"他们的个案概念化和治疗计划的材料。

在他们的职业生涯中，许多伴侣治疗师发展出了自己的伴侣功能和功能失调的个人理论或模型，因此，治疗师进行评估访谈的方式因人而异也不足为奇。通常情况下，伴侣治疗师采用的模型要么不够全面和整合，要么只能评估某些相关领域的关系功能或个体功能。很可惜，市面上太多的临床伴侣治疗书籍反映了这种不全面的观点（Taibbi，2017）。

本章的目的是提出一种全面和整合的伴侣评估方法。这一方法基于生物—心理—社会视角，能帮助治疗师评估各种类型的伴侣，尤其是非传统型的伴侣。首先，概述了关于伴侣评估、伴侣治疗的适应证和禁忌证的观点。然后，描述了一种伴侣评估的整合方法。紧接着，讨论了伴侣治疗中个案概念化的组成部分。通过一个扩展的案例对这些要素进行了说明。此处补充了一个扩展个案来示范这些考虑因素。最后，本章的附录中描述了伴侣评估的常用工具。

伴侣评估的观点

大多数受训者（包括部分治疗师）的一个普遍看法是，伴侣评估是一项正式的口头评估，由治疗师在首次访谈中与伴侣面对面进行。这种看法的一个推论是，完成评估的同一位治疗师将接着进行治疗干预。根据我们的经验，关于评估的这一看法过于狭隘。我们认为评估阶段是一个持续的过程，始于伴侣与治疗师或诊所的第一次接触，通常是通过电话，延续到整个治疗过程，并包括治疗正式终止后的随访。正如我们将在后面指出的，首次会谈前的最初的电话联系提供了有价值的评估信息。同样重要的还有非言语行为、伴侣双方在第一次治疗前后填写的表格和清单上的信息，以及其他专业人士提供的医学和心理报告。

在正式的治疗干预开始之前，治疗师必须做出至少三个决定。首先是关于伴侣评估和治疗的相关适应证。目前的症状来源于伴侣的个人动力，还是伴侣动力（即关系互动）？尽管伴侣的困难或症状与伴侣系统密切相关，但在某些情况下，其他因素可能更重要。躯体疾病和症状，如药物副作用、甲状腺功能减退等医学疾病，以及一些神经和精神疾病，都可能极大地影响伴侣功能（Sperry，2013）。通常而言，当这些身体疾病得到恰当的治疗时，伴侣关系可能在不需要正式治疗干预的情况下就会改善。但是，如果医学疾病给那些易感的伴侣带来了巨大压力，伴侣治疗也可能是必需的。除了少数例外，伴侣治疗文献在很大程度上忽略了治疗的适应证和禁忌证。有些治疗师认为，当伴侣一方寻求帮助时，必须要进行伴侣治疗。除了有些草率之外，这种态度对伴侣关系或某一方也是有害的。这已经成为并可能继续成为对这类治疗师提起医疗事故诉讼的依据。

第二个决定是基于伴侣评估的结果。对于特定的一对伴侣，哪种伴侣治疗模型（合作型、伴侣团体、家庭治疗或个体治疗，或与伴侣治疗相结合）是他们的最佳治疗选择？这些方式将在下一章讨论。

一旦选定了伴侣治疗，治疗师的第三个决定将包括类型、持续时间、治疗重点和对特定伴侣使用的具体治疗策略。这种将治疗与伴侣的需求、风格、优势和先前的状况相匹配的努力，被称为差异化治疗（Frances，Clarkin，& Perry，1984）。这些差异化治疗考量将在下一章讨论。

伴侣治疗的适应证和禁忌证

治疗师必须回答的第一个问题是来访者是否适合伴侣治疗。通常，有强烈的迹象表明，伴侣治疗是首选的治疗方法，或者恰恰相反。Chagoya 和 Cameron（1998）列举了伴侣治疗的六个临床适应证和九个禁忌证。这些适应证是：

1. 来访者的主诉是与伴侣在关系中有互动困难（如与伴侣沟通、承诺或投入问题、性生活等）。
2. 伴侣关系正面临发展危机，需要进行重大调整（如脱离原生家庭、生儿育女、生病、子女离家等）。
3. 伴侣间失去了最初的情感纽带或目的（如出轨或婚外情的曝光、事业调整或重置、发展外部兴趣等）。
4. 伴侣一方患有精神疾病或医学疾病。
5. 伴侣一方选择了其他生活方式或性取向。
6. 关于是否要孩子（包括医学条件不允许他们生孩子）存在冲突。

虽然这些代表了伴侣治疗优于个体治疗的情况，但也有几种情况不适合伴侣治疗。根据 Chagoya 和 Cameron（1998）的说法：

1. 当伴侣治疗导致伴侣功能退化时（伴侣一方指责另一方，治疗材料导致治疗之外的冲突升级）；

2. 当治疗的主要动机是某一方企图利用治疗师的建议，以获得法律或经济方面的优势时；

3. 当伴侣具有僵化的、文化限定的模式或角色，且无法改变时（激进的治疗干预可能会使一方或双方产生反感）；

4. 当伴侣一方因患有精神疾病而无法完全参与治疗，且不会产生潜在的负面影响时；

5. 激起治疗师强烈的负性反移情感受的伴侣（让治疗师陷入三角关系和秘密中，或削弱治疗师的作用）；

6. 当伴侣们对治疗师抱有持续的负性移情感受，且无法化解时；

7. 当某一方无法（或不愿）承认和反思自己在冲突中的角色时；

8. 当存在家庭暴力的威胁，而法律惩罚没有起到威慑作用时（即当受害者不提出指控时）。由于治疗材料要么被严格审查或删改，要么被用来对付受害者，因此伴侣治疗是禁用的；

9. 伴侣之间完全没有信任或积极的感觉，任何破冰的努力都宣告失败。

伴侣评估的整合方法

对于整合评估的价值存疑的临床医生，最好认真考虑一下伴侣和家庭治疗中治疗失败的统计数据。Coleman（1985）在《家庭治疗的失败》（*Failures in Family Therapy*）一书中指出，83% 的失败治疗主要是由于初始评估不充分。这些数据证实了我们自己的临床和督导经验。因此，我们提出一种全面而整合的评估。目前已有多种伴侣评估模型，其中一些模型主要关注伴侣关系的某些方面，而另一些则更加宽泛和综合。然而，我们注意到的一个缺点是它们都没有涵盖生物学领域。由于该领域越来越多地应用生物学的智慧，我们认为将生物学吸纳进来已经势在必行。

我们希望提出一个模型，能够结合前面描述的许多方面和一些额外的领域。此模型将 Sperry（1989）的工作整合到一个全面的生物 – 心理 – 社会的关系评估中，从而为伴侣评估提供了一种全面和整合的方法。简而言之，此模型是：

$$整合的伴侣评估 = 情境 + 伴侣 + 系统 + 治疗适宜性$$

情境（situation）指的是症状、压力源、环境以及人口统计数据等，它们构成了伴侣双方当前的困难、主诉和问题的背景。

伴侣指的是个体的系统维度，包括伴侣双方的生理和心理健康、认知和构成风格。

系统指的是关系子系统，即伴侣之间的关系。

治疗适宜性指的是伴侣是否适合接受伴侣治疗。

一直以来，伴侣和家庭治疗的系统方法倾向于关注婚姻 / 伴侣子系统，而忽视个体子系统（Gurman，2015）。由于这是一种还原论的观点，所以我们建议采用一种更全面和整合的视角。Sperry 及其同事（2003）提出了一种涵盖六个内容领域的整合评估格式：来访问题和背景、精神状态评估、发展史和动力、社会史和文化动力、健康史和行为，以及来访者资源。表 9.1 对这个格式进行了修改，删除了一个方面并增加了两个领域：关系动力和治疗的适宜性。

表 9.1　整合性伴侣评估的领域

评估领域	收集的问题 / 信息
来访问题和背景	澄清症状和压力源的类型 了解应对技能、社会支持系统和相关来访者资源 了解症状的治疗史和家族史 评估问题对日常生活的影响

续表

评估领域	收集的问题／信息
关系历史和动力	澄清来访者目前的自我观念、自尊水平、人格风格和动力 简要发展史（通过家谱图深入了解原生家庭问题），发展的里程碑或延误，受教育历史和学校经历
社会史和文化动力	当前的生存状况／法律地位 就业情况和经济保障 民族认同、种族、年龄、宗教、社会经济地位、性别、性取向 评估文化适应水平（同化、传统、双文化等） 评估文化地位对自我感觉和关系动力／准则的影响
健康史和行为	确定药物或营养物的使用 识别物质滥用问题 评估一般医学疾病、慢性医学疾病 评估整体健康习惯 参考内科医生的医嘱
关系动力和互动模式	关系史 关系阶段与和谐程度 认知和体质风格的相容性 边界、权力和亲密度 性功能 财务问题 原生家庭议题和家谱图 对于关系的承诺和期待 关系互动模式
来访者资源	探查来访者自己的改变努力、已达成的改变 澄清来访者对于自己问题的解释模型
治疗的适宜性	治疗动机 治疗期待 伴侣功能和失调的程度 预后因素（适应证和禁忌证）

以下是对伴侣评估七个领域的阐述。

来访问题和背景

评估的这一部分，阐述了来访者寻求治疗的原因和选择现在的时间来寻求改变的原因。这一信息可能对于决定开始治疗和坚持到底的动力是至关重要的。这也评估了当前问题对来访者生活的影响（破坏性的或促进性的）。询问来访者何时不受该问题困扰（"例外"），也有助于澄清问题的范围。同样，正如评估动机时考虑的因素一样，理解问题在来访者生命周期中的功能或功能障碍中所起的作用也会帮助治疗师推测问题行为的继发强化。另外，既往的精神疾病治疗史和家族精神病史也将有助于确定问题的病程和范围。最后，由于伴侣一方或双方的精神疾病会使治疗过程复杂化（Sperry，2019），因此可能需要进行诊断评估，以明确 DSM-5 的诊断（APA，2013）。

发展史和动力

该病史是来访者关于他的生活的故事。治疗师应评估大多数人常见的正常发展里程碑，并注意与之的任何偏差。如果出现发展延迟或偏差，来访者如何处理？是努力坚持和克服，还是被压垮而无法完成？有没有留下什么后遗症？我们还要注意他的早期创伤、虐待或照料的缺失。此外，评估来访者的受教育史、对学校的态度和职业选择也是整个故事一部分。相关主题可能会浮出水面，这会有助于解释症状或来访问题出现的环境。治疗师也可以收集早期的回忆，作为评估来访者对自己看法的一部分（Sperry et al.，2003）。

社会史和文化动力

通常，在评估（和随后的报告）时，治疗师关注文化动力的三个要素：年龄、性别和种族（例如，"来访者是一位 23 岁的美籍非裔女性"）。然而，文化起源对个人行为和伴侣问题的影响是普遍存在的，并且经常被低估（McGoldrick，2003）。除了上述三个要素外，Sperry（2010）还列出了由精神病学研究促进小组（GAP，2002）推荐的 9 个文化要素，它们分别是种族认同、性取向、宗教、移民和原籍国、社会经济地位、文化适应（即被主流文化同化）、语言、饮食影响和教育。

McGoldrick（2003）认为，文化起源通常对人们的生活有积极的影响，但也可能有一些态度和偏见会造成被贬低和疏远的感觉。这可能会导致个体和伴侣的功能失调，尤其对来自不同文化背景的伴侣。如果治疗师"假设没有人能够完全理解其他人的文化，但好奇心、谦逊和对自己的文化价值观和历史的了解有助于敏感的互动"，那么他们就可以营造一种开放和真诚的氛围来讨论这些问题（McGoldrick，2003，p.257）。

健康史和行为

该领域涵盖了从饮食和锻炼到住院治疗的各种健康相关问题。根据Sperry（2003）等人的研究，

无论这些信息是在面谈中获得或以一种……的形式被提出，治疗师都有必要简要回顾一下健康状况、外科手术和各种医学治疗，以确定它们如何影响了来访者的生活。

（p.62）

这包括所有的慢性疾病和与医生的持续关系。

该领域评估的另一个相关领域是任何处方药、非处方药的使用，以及任何物质的使用或滥用。处方药（如抗抑郁药）会影响心境、行为、血压和性冲动等，这会导致伴侣出现问题。同样不言而喻的是，服用处方药的来访者可能有一些潜在的疾病，或可能会对实际上不再需要的药物有一些依赖。类似地，了解来访者使用的非处方药或草药补充剂，可能会发现未经治疗的身体疾病或未被承认的物质滥用。同样，在这点上需要探查关于物质滥用（酒精或非法药物）的所有信息。与该议题相关的治疗问题将在第十二章中讨论。对于所有上述问题，确定它们对伴侣功能和不使用药物（处方的或非处方的）的伴侣一方的影响，是很重要的。

这个领域还包括评估来访者的定期健康相关活动。这对于理解来访者对

健康、合理饮食和整体健康的态度尤为重要。这些优势可以被用作潜在的资源，或者，如果整体模式不佳，可以在治疗中加以开发，以促进成功。

关系动力

这里的评估从关系现阶段运作的历史开始，侧重于重要的系统因素，如边界、权力和亲密度，并包括伴侣的原生家庭（通过家谱图）、关系中的边界和权力、关系互动模式、性和金钱议题，以及关系满意度。

关系史

治疗师对于关系史的了解，从这样的问题开始："你们是怎么认识的？据你所知，你们彼此吸引对方的是什么？你们是怎么约会的？你们是如何决定结婚的（如果适用）？你们刚结婚时过得怎么样？从那之后事情发生了怎样的变化？"最初关系的持续，可以被解释为发生在一个更深层次和无意识层面的结合。根据这种观点，人们互相吸引并保持长久关系，是因为他们分别代表了整体人格的一半，而保持长久关系是他们寻求成长和实现人格整合的一种方式。投射性认同和共谋经常作为伴侣问题的一种重要临床指征出现。伴侣关系也包括了依恋风格和其他人格动力的议题，在这一点上的评估也很重要。

原生家庭议题

事实证明，探索伴侣发展史与他们的原生家庭的关系通常是有用的。这种探索经常有助于阐明议题，并把它们引入治疗中。这可以通过几种方式实现。一种常用的方法是家谱图，它是一个强有力的工具，既能理解原生家庭或种族对伴侣的影响，又能向来访者提供关于这些动力的反馈。Murray Bowen 在 20 世纪 50 年代率先在家庭治疗中引入家谱图作为一种评估工具，之后它几乎成为家庭治疗师的专属工具（McGoldrick，Gerson，& Petry，2008）。这是一种简单的、图形化的方式，可以用来追踪个人或家庭目前功能的代际影响。

Bowen 和后来的系统理论家认为家庭过程有一种不断重复的倾向，尤其是未解决的情绪议题（McGoldrick et al.，2008）。家谱图也用于追踪成瘾史、离婚模式、虐待和原生家庭中的疾病（McGoldrick et al.，2008）。关于有影响力的生活事件、家庭中的重大死亡以及原生家庭中的结盟等额外信息，可能难以在面谈中直接评估，但在家谱图中很容易讨论。

家谱图中报告的基本且重要的信息包括姓名、年龄、婚姻状态、离婚、分居和死亡年份。典型的做法是，治疗师会为伴侣一方绘制家谱图，并要求另一方填写相关信息，并对这些信息做出说明。然后，伴侣之间互换，重复这一过程。一些客体关系取向的治疗师可能通过询问某一方这样的问题，来收集额外信息："如果与你配偶的母亲结婚，你想象一下会过得怎样？"或者"你认为如果你的父亲娶了你配偶的母亲会是什么样子？"

边界、权力和亲密度

关系动力评估的另一个重要领域包括边界、权力和亲密度。关于边界或结构，需要回答的问题包括：还有谁被认为是伴侣系统的一部分？什么被排除在伴侣关系之外，被分配给孩子或其他人？什么人、什么事物闯入了伴侣关系中来？关于权力，治疗师想知道：伴侣之间谁说了算？关系中的权力如何分配？关于亲密关系，问题如下：伴侣之间有多近，多远，以及如何容忍或回应彼此对亲密和亲热行为的需要和欲望？伴侣在挣扎于满足他们的亲密需求时，如何利用情感距离和空间距离？上述问题的答案为治疗师评估伴侣系统提供了重要信息。

关系互动模式

伴侣关系互动模式是做出有效的个案概念化的核心。如果互动模式是消极的，伴侣关系就无法成长和巩固。充其量，这种模式允许关系存在（至少暂时存在）。可以预期，伴侣治疗能够打破这些模式，用更具适应性的模式取代它们。表 9.2 描述了五种最常见的消极关系模式和一种积极关系模式。

表 9.2　伴侣互动模式

要求 / 退缩。 这种模式形成于伴侣某一方责备、批评或要求另一方改变［要求］时，作为回应，另一方会让步、拖延、放弃或服从［退缩］。它也被称为追－逃模式，是最常见的关系模式（Christensen & Shenk，1991）。它与伴侣之间的敌意和攻击性、对关系的不满和离婚有关。所有其他的消极关系模式都是这种模式的变体。

要求 / 服从。 这种模式形成于伴侣某一方责备、推动、批评或要求伴侣另一方改变［要求］时。然后，另一方回避、未能回应、防御或沉默，或根本就拒绝讨论这件事［服从］（Knobloch–Fedders et al.，2014）。

退缩 / 退缩。 这种模式形成于一对伴侣厌倦了要求 / 退缩的模式之后。然后，面对冲突，双方都进一步退缩。他们对自己的处境感到绝望，并开始放弃（Kasting，2015）。

攻击 / 攻击。 这种模式形成于伴侣某一方用攻击回应攻击，而导致冲突升级时。这种升级是要求 / 退缩模式的变体。作为对要求［攻击］的回应，退缩的一方变得勃然大怒［攻击］。这类伴侣也被称为"高冲突伴侣"（Fruzetti，2006）。

反应性要求 / 退缩。 这种模式形成于一对伴侣改变之前长期存在的模式时。伴随着伴侣一方的角色改变，比如一位要求苛刻的妻子逐渐放弃，并降低她对关系的投入。她逐渐退缩并保持距离［退缩］。作为回应，丈夫疯狂地追求妻子以防分手。当上述方式不奏效时，退缩方扮演了要求的角色，并积极地追求他的妻子［反应性要求］（Knobloch–Fedders et al.，2014）。

建设性交往。 这种模式形成于以下情况：伴侣双方以"非攻击性的方式表达困扰他们的问题，准确反映他们的感受、想法或需求，包括主要情绪的准确表达。另一方倾听，保持好奇心，试图理解，并传达理解，即使他不同意"（Fruzzetti & Payne，2015，p.609）。

性和经济议题

伴侣间的性功能和经济议题与边界、权力和亲密度密切相关。在评估中，伴侣治疗师最好不要忽略这些关键领域。钱怎么花、谁来花通常能给治疗师提供理解关系动力的重要线索。例如，如果一方不掌握支票簿或比另一方收入低，那么这个人可能会觉得他总是不得不顺从另一方。同样，性议题（将在第十三章更详细地讨论）也许会有生物学因素，但往往会反映关系的某些方面（Schnarch，1991）。很多时候，伴侣治疗师会回避问题，特别是关于性的议题，主要是因为个人的尴尬感，或者是因为他们认为只有与伴侣建立了足够的融洽关系，才可以问这样的私人问题。事实是，治疗的基调，以及允许谈什么话题等不成文规则，是在评估期间设定的，除非治疗师鼓励伴侣进行开放和坦诚的对话，否则这些问题将被掩盖，对治疗不利。

关系满意度

当伴侣对配偶的体验与自己的期望相匹配时，关系满意度达到最高。但当期望与现实发生冲突时，冲突和不满往往随之而来。因此，对治疗师来说，列出双方在关系开始时对彼此的期望和现在的期望是特别有帮助的。治疗师可以使用一些正式的清单来获得这些信息（见本章附录），或者治疗师可以直接询问他们的期待、责任划分、决策、分享和娱乐等问题。

在评估关系问题时，伴侣治疗师开始把早先领域的片段放进关系背景中，并考察多层因果关系的存在，以及多点干预。系统的、关系性的动力评估可以告诉伴侣治疗师，如果夫妻双方都准备好了，从哪里开始工作是最好的。

来访者资源

如果评估的"关系动力"部分汇集了与来访问题相关的伴侣关系的各方面，那么"来访者资源"领域着眼于伴侣拥有什么资源来解决问题。评估的这一方面对于根据每一对伴侣整体的优势调整治疗至关重要。夫妻治疗师必须评估支持水平、适当的角色模型、情绪能量和认知能力，以做出必要的改变。它包括伴侣过去的成功和失败记录，他们对问题的因果决定因素的理解，以及双方对关系状况的个人责任感。此外，治疗师也会了解来访者对改变的准备程度、对治疗的阻抗和对治疗的期望。

治疗的适宜性

伴侣和家庭治疗师通常认为伴侣治疗是大多数条件和情况下的治疗选择，大多数伴侣适合伴侣治疗。然而，Lambert 和 Barley（2002）的研究指出，治疗的适宜性是关于改变的动机准备和对治疗结果的现实期望的函数。阐明来访者与治疗师合作的动机和在伴侣治疗过程中的动机，是至关重要的。对关系的承诺并不等同于在临床治疗中改变或坚持投入治疗的动机。因此，治疗师有必要观察来访者的行为和他们对关系、自己和治疗的看法，注意他们的行为和语言是否一致。

治疗师也应该询问伴侣们的治疗目标：他们希望重新平衡、缓解症状、调解分歧、改善关系，或者其他什么吗？这也有助于引出另一半对这段关系出了什么问题的解释。尽管伴侣们常见的第一反应是互相责备，但治疗师如果能够跨过这一阶段，便会发现伴侣之间的错误沟通、根深蒂固的恐惧，并获得对治疗方案有用的信息。

治疗师必须能够判断是否存在预示治疗结果不佳的因素。这些因素包括长期的问题史和持续的主要症状；以前基于个人而不是家庭系统的治疗；相对严重的诊断；来自外部而不是自发的治疗动机。及早确定伴侣们对于外部控制和纠正的反应以及他们的抵抗程度，也是有帮助的。例如，治疗师可以评估伴侣对诠释（与指导相比）的接受度。所有这些都能帮助治疗师做出评估阶段的三个主要决定。在这一点上，治疗师已经掌握了为这对伴侣确定诊断和为治疗做出预后所需的全部信息。

个案概念化

个案概念化是一项"临床策略，用于获取和组织关于来访者的信息、解释来访者的境况和适应不良模式、聚焦治疗、预判治疗挑战和障碍，并为治疗的结束做准备等"（Sperry，2010，pp. 84-85）。当来访者是伴侣或家庭时，它反映了治疗师如何思考或概念化伴侣或家庭的主诉和困难。它也用于指引治疗的各方面，包括谁应该参加治疗、治疗关系的类型和治疗干预的选择（Gehart，2017）。

具有临床价值的个案概念化能够为治疗师提供一个连贯的治疗策略，用于规划和聚焦将促进来访者改变的治疗干预。有效的个案概念化强调独特的背景，以及个人或伴侣带到治疗中来的需求及资源。这些个案概念化可以通过一个理论框架（例如，战略性、以解决方案为中心的、叙事性的）形成，并融合生物、心理和社会文化等方面的要素（Sperry & Sperry，2012）。

具有临床价值的个案概念化包括来访者的主诉、诱因、易感性、适应不良模式和人格动力。主诉是来访者面临的问题，通常是对与来访者模式一致的诱发事件的反应。这可能包括具体的症状及其严重程度、个人和社会功能、

医学及 DSM 诊断，以及症状史和发展过程。诱发事件是激活了来访者模式
的扳机，它导致了目前的问题。适应不良模式是来访者一贯的、致病的思考、
感受和行为方式。易感性是指孕育或导致了适应的或适应不良的模式的因素，
可能包括生物、心理和社会等方面的因素。持久性是那些使当前问题得以维
持的因素。

　　许多治疗师认为个案概念化是需要掌握的最具挑战性的临床能力之一
（Sperry & Sperry，2012）。这可能是为什么许多治疗师既不进行个案概念化，
也不使用个案概念化，或者对他们个案概念化的能力缺乏信心的主要原因。
然而，经验丰富的治疗师和受训者只需要通过两三个小时的整合模型的个案
概念化常规培训，就可以轻松自信地掌握这个能力（Sperry，2016）

　　该整合模型的一个基本前提是，个体不经意间发展出一种自我延续的、
适应不良的运作模式和与他人的关系，这种模式构成了个人、伴侣或家庭目
前问题的基础。第二个前提是，有效的治疗将包含一个改变过程，在这一过
程中来访者和治疗师合作，来确认这个模式，打破它，并以一种更适应的模
式取代它。这一改变过程带来两个结果：第一个是幸福感的提升，第二个是
来访问题的解决。

模式的核心地位

　　对个体、伴侣或家庭来说，模式是个案概念化的基础，也是它的核心和
决定性特征。模式指的是一个人思考、感受、行动、应对和自我保护的可预
测、一致和自我延续的风格和方式（Sperry，2010）。它既可能是适应的，也
可能是适应不良的。适应不良的模式是那些不灵活、无效和不适当的模式，
会导致个人和关系功能的症状和损害。过于令人苦恼或有损人格的模式可能
被诊断为人格障碍。相比之下，适应性的模式反映了灵活、有效和适当的人
格动力。

　　有效的治疗需要改变适应不良的模式（Livesley，2003）。这种改变的先
决条件是来访者变得善于识别模式，特别是他们的适应不良模式。来访者很
容易接受他们的行为背后有一种"模式"的观点。"模式"这个词让人安心，
因为它表明行为是有秩序和有意义的。了解这种模式可以帮助来访者远离触

发事件，增加自我观察，并"通过连接事件、行为和以前被认为不相关的经验"来促进"整合"（Livesley，2003，p.274）。

个体模式

伴侣治疗中的个体模式包括伴侣双方带入他们关系互动中的、并活现在关系中的那些长期存在的问题和适应不良的模式。他们的错误思维和消极情感反应可能会对其中一方享受亲密接触并与另一方保持积极依恋的努力产生负面影响。这些个体模式不可避免地反映了伴侣的人格类型或 DSM-5 中的人格障碍（APA，2013）。

关系模式

关系模式，无论是适应的还是适应不良的，在某种程度上都是通过模仿伴侣双方父母的关系模式来习得的，而且似乎是伴侣吸引过程的一部分。关系模式反映了每个伴侣的人格模式。因此，一个有效的案例概念化能够详细说明和解释这些因素如何运作，并能够解释伴侣关系的互动。

这些适应不良的模式体现在关系的各个方面，包括双方共处的时间、交流的类型、性亲密的数量、类型和时间，以及如何处理问题和挑战，等等。毫无疑问，这些关系模式的结果是可预测的。

不幸的是，当这些模式充分发挥作用时，比如在双方存在重大分歧时，会使伴侣之间产生对立，以致当他们的分歧不可弥合时，情况似乎是无解的。或者，它们可以保护和隔离双方，防止彼此过于接近。适应不良的关系模式使伴侣之间的关系看起来比其他情况下更不相容，它们会使伴侣双方相互对立，直至走向亲密关系连续体的两个极端。

每位伴侣的概念化

在跟伴侣工作时，最有用的是建立三个个案概念化：每位伴侣个体的案例概念化，和伴侣关系的个案概念化。一个具有临床价值的个案概念化包括每位伴侣的人格类型 / 障碍和适应不良模式。例如，具有吸引关注（attention-getting）模式的伴侣通常反映出一种表演型人格类型或障碍，而过于认真和完美主义的模式可能反映出一种强迫性人格类型或障碍。

伴侣关系的概念化

　　每一种治疗方法都内隐或外显地体现了某种独特的个案概念化方法。许多伴侣治疗方法在个案概念化中都包含了关系互动模式。"具体来说，治疗师聚焦于识别围绕来访问题的互动循环。通常情况下，伴侣和家庭的当前问题都可以通过一种或两种基本的互动模式来描述"（Gehart，2017，p.256）。可以预见，伴侣关系的概念化反映和强调了伴侣的关系模式，并用这种模式解释了他们的来访问题或困难。

　　研究显示，伴侣双方在他们的关系中活现了某种角色和叙事，并表现出一种或两种习惯性和周期性的关系应对模式。这些模式被称为伴侣互动模式或关系模式（Christensen & Shenk，1991）。我们在关系动力部分和表 9.2 中讨论了六种模式。我们现在将通过一个案例来示范评估和个案概念化的各个方面。

　　汤姆（41 岁）和琳恩（42 岁）在几次激烈的冲突导致汤姆暂时离开家去度周末后，开始了伴侣治疗。琳恩抱怨说，在过去的六个月里，汤姆的情绪爆发越来越激烈和频繁，这让她越来越不信任他。在这六个月中，汤姆的父亲在一场车祸中突然去世，让他成为母亲的主要看护人（尽管还有其他兄弟姐妹）。他的母亲要求他每周去她家几次。汤姆同意了，通常是在下班后或周末过去，这开始成为他和琳恩之间的争执点。虽然汤姆也认为母亲的要求有点不合理，但他觉得他有责任替父亲照顾母亲。

　　此外，他的系统工程师工作是另一个压力源。老板要求汤姆和其他工程师夜以继日地工作，以完成一份政府合同的提案，该提案将决定他的部门是否会被裁员。这些时间要求，意味着琳恩必须承担起照顾两个孩子（6 岁的女儿和 4 岁的儿子）的责任。压垮骆驼的最后一根稻草是汤姆在女儿顶嘴时扇了她一耳光。琳恩厉声呵斥道："他从来没这么做过，如果再允许他这么做我就会被诅咒的！他做的很多事我都可以原谅，但是这种事绝对不可饶恕。"

　　在首次治疗中对这对伴侣进行的整合性评估访谈得出了以下信息。

来访问题和背景

由于汤姆的工作和母亲的要求，这对夫妇出现了愤怒情绪爆发、沟通障碍以及总体上缺乏与对方相处的时间等困扰。汤姆的问题似乎源于他父亲的去世，尽管对于这段伤心往事他一直都轻描淡写。琳恩在 20 岁出头时曾因为抑郁症和处理原生家庭议题接受过心理治疗；汤姆从未接受过心理治疗。关于两人的原生家庭，他们的母亲都有精神科治疗史。琳恩的母亲曾被诊断为双相情感障碍，而汤姆的母亲在 25 年前曾"精神崩溃"。从这些问题的日常影响来看，他们遇到的问题似乎很严重，需要抓紧治疗。治疗师未做出 DSM 诊断。

发展史和动力

汤姆出身于他所谓的工人阶级。他父亲在当地的一家工厂工作，母亲是家庭主妇。他在学校里时成绩优异（尤其是科学和数学），但他的父母没有钱送他上大学，所以汤姆不得不高中一毕业就去工作。他最终还是重回学校取得了学士学位，并正在攻读工程硕士学位。汤姆说他有一个正常的童年，只有一次不寻常的医疗事件，那是他 8 岁时因呼吸道感染住院，这使他的身体比同龄人更虚弱。从那时起，他开始在学校投入更多的时间。总的来说，汤姆想从生活中得到更多，却总是郁郁不得。

琳恩完成了高中学业，但没有继续上大学。她在学校从来没有感到轻松过，即使很努力，成绩也只能得 C。毕业后，她离开了家，开始在当地的一家牙科诊所工作。她最终成了办公室经理，但到孩子们出生后她就不得不放弃这个职位。直到现在，她仍在那个办公室兼职工作。她最自豪和满足的是作为母亲和照顾者的角色。然而，她发现这段时间很艰难，因为她无法理解和帮助汤姆。

社会史和文化动力

两位来访者都是异性恋，都是成长于美国东南部的白种人。他们都有保守的基督教世界观，将自己的宗教信仰摆在生活中非常重要的位置，他们的主要社交活动和同伴活动也以此为主。汤姆和琳恩已经结婚快 16 年了，在此期间一直住在一起（除了两周前分开过两天）。他们两个都表达了对维系这段婚姻的强烈愿望。

就经济和社会地位而言，汤姆和琳恩属于中产阶级。他们都有工作（汤姆全职、琳恩兼职），尽管汤姆更关注就业状况和经济保障。然而，他们没有报告过任何与金钱相关的争吵，这是因为他们已经建立了一个长期的合作的财务计划。这是他们能够一起友好合作的证据。

健康史和行为

来访者从来没有以宗教为由使用或滥用物质（酒精、处方或非处方药物、非法药物等）。琳恩定期上有氧运动课程。汤姆过去经常参加户外运动（远足、垂钓等），但自从他父亲过世之后就中断了。两位来访者的整体健康状况良好，没有超重。尽管在四个月前的最后一次体检中，汤姆的血压很高，但双方都没有慢性疾病。汤姆的医生并不担心，但建议对他的血压进行监控。

关系动力

琳恩和汤姆是在高中认识的，但他们并没有在同龄人的群体中互动过。琳恩说她没怎么听说过汤姆，汤姆却记得琳恩是"学校中最美的女孩之一"，但他认为琳恩不是自己能追到的。高中毕业后，琳恩和汤姆都约会过。琳恩甚至有过短暂的订婚，但后来取消了，因为她的未婚夫是个娱乐性的吸毒者，"我不希望我的生活中有那样的人"。几年后，当他们都 20 岁出头的时候，他们又见面了。琳恩独自生活，汤姆仍然在父母家中住着，业余时间去读书。在共同的朋友牵线下，两人一见钟情。汤姆回忆起了高中时琳恩有多么美丽，惊讶于她竟然会对自己感兴趣。琳恩欣赏他的认真，这与她约会过的其他男人很不一样。她喜欢他"知道自己要去哪儿"，而且有一种"稳定"的感觉。他们约会了大约三年，直到汤姆读完学士学位才结婚。即使有一些需要搬家的工作邀请，琳恩和汤姆还是决定留在家乡发展，这样他们可以离家人近一些。两人都想成家，但不是马上。然而，当他们决定要孩子的时候，他们很难怀孕，琳恩被诊断为子宫内膜异位症，可想而知由此引发的痛苦有多大。不过功夫不负有心人，通过治疗，琳恩最终怀孕了。

在性方面，琳恩和汤姆报告说他们的性生活一般，但这受到琳恩经历的身体疼痛以及生孩子的压力的影响。然而，琳恩报告说，最近汤姆一直在避免和她发生性关系。在过去，他会主动提出做爱，但现在她不得不引诱他。汤姆尴尬地向她承认，他在勃起或维持勃起方面有困难，他认为这与他的高血压或工作压力有关。琳恩听到这些颇感惊讶。她以为他有外遇了，但无法想象他是"那种男人"。

在探索原生家庭动力的过程中，我们构建了琳恩和汤姆家族的家谱图（见图 9.1）。汤姆在五个孩子中排行老三，也是唯一的男孩。他说自己和父亲关系很好，他把父亲当作自己的榜样，称他为"一个男人中的男人，有点像约翰·韦恩"。他们有很多共同的活动，汤姆说，在过去的几年里，"父亲就像我最好的朋友一样。"在他的兄弟姐妹中，他和他的下一个妹妹最亲近，她住在另一个州，但经常打电话。他拒绝和最小的妹妹有任何接触，因为"她一直是妈妈的心头好"，她想做什么就做什么。汤姆声称，他不得不断绝与她的关系，因为她沉溺于安非他命，并且拒绝他努力为她安排的所有治疗。此外，他的二姐是个酒鬼，离过婚，虽然汤姆在成长过程中和她有过一些接触，并向她吐露过心事。汤姆和他的大姐关系不是很好，他形容大姐"专横，总是像母亲一样对待我"。最后，汤姆和母亲的关系充满了矛盾，据他描述，母亲很脆弱，在他 5 岁的时候"精神崩溃"，需要短暂住院治疗。他不知道她的诊断结果是什么，她的家人也从未谈论过她的情况，尽管有传言说她可能试图服用过量的药物。尽管有两个兄弟姐妹都吸毒，但汤姆说他的父母都没有滥用药物。

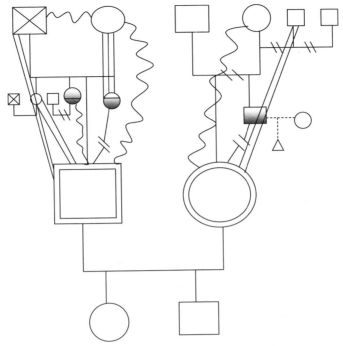

图 9.1　琳恩和汤姆的家谱图

　　就琳恩的原生家庭而言，她是两个孩子中年长的一个。当她 3 岁时，父母离婚了。她的母亲再婚了两次，一次是在她 5 岁的时候，嫁给了一个和琳恩非常亲近的男人（"他就像我的亲生父亲，我很崇拜他"），但他们在琳恩16 岁的时候离婚了。她认为是母亲的"疯狂"逼走了继父，这让她很生母亲的气。"我那时候决定高中一毕业，最迟一年多以后，就离开家独自生活。"直到现在，琳恩仍然和继父保持着亲密的关系，她觉得如果母亲和继父没有离婚，她可能能够上大学。琳恩经常（现在仍然）和母亲发生冲突，母亲在琳恩 19 岁时嫁给了她的第三任丈夫，一个对待她"像女王一样"的男人，但婚姻只持续了四年。琳恩断定，"在那一刹那我就明白了，我母亲与男人的相处有严重问题"。

　　她还了解到，她的外祖父（在她出生前就去世了）对她的母亲有身体上的虐待。琳恩说，当她还小的时候，"我不明白这件事对她的影响，以及她的行为对我的影响"。琳恩形容她喜怒无常、控制欲强、依赖他人、不可预测，并表示她被诊断为双相情感障碍。琳恩承认，她发现自己和母亲有一些相似之处，尤其是喜怒无常和控制欲强。当她高中毕业离开家时，她感到沮丧和焦虑，并寻求心理治疗。她断断续续地去看精神科医生，大约有六年时间，但在她嫁给汤姆前不久就停止了。最后，和汤姆一样，琳恩目前和她的兄弟姐妹，也就是她的弟弟关系疏远，因为他吸食大麻和海洛因成瘾。

琳恩和汤姆的原生家庭之间的互动，以及他们目前的关系功能，让治疗师对他们目前的冲突有了一些见解。很明显，琳恩被汤姆吸引是因为他"坚强而沉默的品质，让她想起了她和继父失去的关系"。相比之下。汤姆被琳恩吸引，因为她不像他的母亲。她独立、自信，并且理解他。他觉得她不用他开口就能满足他的需求。与此同时，不和的种子也很明显。当琳恩需要在情感上得到安慰或理解时，汤姆的冷静和稳定的生活方式也会显得冷漠和疏远。与此同时，他的愤怒爆发展示了疯狂的一面，这激起了琳恩对当年她在家和母亲共同生活的不稳定的恐惧。当琳恩的情绪化和焦虑、控制行为被激活时，汤姆觉得他正在与他家庭中一些不稳定的女性（即母亲、姐妹）打交道。当这些联系被识别出来时，林恩和汤姆都对自己在这一框架中的性格特征进行了强烈的防御，但双方承认，治疗师关于他们对他人看法的描述是合理的。

来访者资源

自从父亲去世后，汤姆一直沉浸在悲痛之中。他既不想处理这件事，也不想放手。他试图与他的牧师谈谈，但无法与他讨论这个问题。琳恩说，每当话题转到他父亲时，他就会变得非常沉默。琳恩要么是因为厌倦，要么是因为对悲伤的过程缺乏了解，她质疑悲伤是根本问题："毕竟已经六个月了，他不是应该恢复了吗？"她不恰当地将自己对父亲去世的悲痛（她承认自己与父亲并不亲近）与汤姆的经历相提并论，这让汤姆更不愿意讨论这件事。此外，汤姆觉得他必须"像个男人一样"承受悲伤、母亲的要求和工作压力，"不允许他自己示弱或感到脆弱"。另一方面，琳恩觉得汤姆太固执了，并且没有把自己的小家庭放在首要位置。她觉得自己已经尽其所能地理解了他，但他对她发脾气是不可接受的。汤姆承诺会做得更好，这只会让他更加坚信自己甚至无法表达自己的挫败感，更不用说更深层次的情感了。

治疗的适宜性

尽管上述评估呈现了汤姆和琳恩目前的困境，但在伴侣治疗的适宜性方面仍然具有积极的预后。这两位来访者彼此之间有着重要的过去，但无意中陷入了一种不太令人满意的互动模式，尽管在最近发生的事情之前，这一点并不明显。琳恩和汤姆都表示他们想要继续一起生活，他们承认目前的情况是双方都不可接受的，双方都愿意做出一些改变。

伴侣关系的概念化

考虑到他们的个体动力，这对伴侣陷入"要求－退缩"互动模式是可以理解的。琳恩独立、喜怒无常、控制欲强，而汤姆是坚强的，但沉默和情感保守。琳恩对控制和情感支持的需求，汤姆对琳恩的要求的无回应，特别是他的情感疏离，触发和强化了他们的互动模式。因此，当琳恩以一种苛刻的方式寻求亲密接触时，汤姆在情感上退缩了，并以工作耗费时间、需要照顾最近守寡的母亲为自己的身体缺席辩解。

结束语

本章描述并举例说明了一种全面和整合性的伴侣评估及个案概念化方法。我们认为这样的评估是规划和开展有效的伴侣治疗的必要组成部分。该方法以生物－心理－社会模型为基础，对关系功能的七个领域中的关键因素进行评估。此外，本章还沿着临床相关的连续体，提供了有关关系功能诊断模型的信息。附录回顾了九种常用的评估工具，用于评估、监测和评价伴侣治疗。

参考文献

American Psychiatric Association. (2013). *Diagnostic and statistical manual of mental disorders* (5th ed.). Alexandria, VA: Author.

Beavers, W., & Hampson, R. (2003). Measuring family competence: The Beavers systems model. In F. Walsh (Ed.), *Normal family processes* (3rd ed., pp. 549–580). New York, NY: Guilford Press.

Beavers, W., Hampson, R., & Hulgus, Y. (1985). Commentary: The Beavers systems approach to family assessment. *Family Process, 24*, 398–405.

Boen, D. (1988). A practitioner looks at assessment in marital counseling. *Journal of Counseling & Development, 66*(10), 484–486.

Chagoya, L., & Cameron, P. (1998). Guidelines for the practice of couple and family therapy. In P. Cameron, J. Ennis, & J. Deadman (Eds.), *Standards and guidelines for the psychotherapies* (pp. 181–198). Toronto, ON: University of Toronto Press.

Christensen, A., & Shenk, J. (1991). Communication, conflict, and psychological distance in nondistressed, clinic, and divorcing couples. *Journal of Consulting and Clinical Psychology, 59*(3), 458–463.

Coleman, S. (1985). *Failures in family therapy.* New York, NY: Guilford Press.

Epstein, N., Baldwin, L., & Bishop, D. (1983). The McMaster's family assessment device. *Journal of Marital and Family Therapy, 9*, 171–180.

Frances, A., Clarkin, J. F., & Perry, S. (1984). *Differential therapeutics in psychiatry: The art and science of treatment selection.* New York, NY: Brunner-Routledge.

Fredman, N., & Sherman, R. (1987). *Handbook of measurements for marriage and family therapy.* New York, NY: Psychology Press.

Fruzzetti, A. (2006). *The high-conflict couple: A dialectical behavior therapy guide to finding peace, intimacy, and validation.* Oakland, CA: New Harbinger Publications.

Fruzzetti, A., & Payne, L. (2015). Couple therapy and borderline personality disorder. In A. Gurman, J. Lebow, & D. Snyder (Eds.), *Clinical handbook of couple therapy* (5th ed., pp. 606–434). New York, NY: Guilford.

Gehart, D. (2017). Clinical case conceptualization with couples and families. In J. Carlson & S. Dermer (Eds.), *The SAGE encyclopedia of marriage, family, and couples counseling* (pp. 256–260). Thousand Oaks, CA: Sage Publications.

Gottman, J. M. (1994). *Why marriages succeed or fail?* New York, NY: Simon &

Schuster.

Group for the Advancement of Psychiatry. Committee on Cultural Psychiatry. (2002). *Cultural assessment in clinical psychiatry*. Washington, DC: American Psychiatric Publishing.

Gurman, A. S. (2015). The theory and practice of couple therapy. In A. Gurman, J. Lebow, & D. Snyder (Eds.), *Clinical handbook of couple therapy* (5th ed., pp. 1–18). New York, NY: Guilford.

Kasting, A. (2015). *Withdraw-withdraw pattern*. University of Tennessee.

Knobloch-Fedders, L. M., Critchfield, K. L., Boisson, T., Woods, N., Bitman, R., & Durbin, C. E. (2014). Depression, relationship quality, and couples' demand/with draw and demand/submit sequential interactions. *Journal of Counseling Psychology, 61*(2), 264–279.

Lambert, M. J., & Barley, D. E. (2002). Research summary on the therapeutic and psychotherapy outcome. In J. C. Norcross (Ed.), *Psychotherapy relationships that work: Therapist contributions and responsiveness to patients* (pp. 17–32). New York, NY: Oxford University Press.

Lee, R. E., Jager, K. B., Whiting, J. B., & Kwantes, C. T. (2000). Clinical assessment using the clinical rating scale: Thomas & Olson revisited. *Journal of Marital and Family Therapy, 26*, 523–534.

Livesley, W. J. (2003). *Practical management of personality disorder*. New York, NY: Guilford Press.

Locke, H. J., & Wallace, K. M. (1959). Short-term marital adjustment and prediction tests: Their reliability and validity. *Journal of Marriage and Family Living, 21*, 251–255.

McGoldrick, M. (2003). Culture: A challenge to concepts of normality. In F. Walsh (Ed.), *Normal family processes* (3rd ed., pp. 375–398). New York, NY: Guilford Press.

McGoldrick, M., Gerson, R., & Petry, S. (2008). *Genograms: Assessment and intervention*. New York, NY: Norton.

Miller, I. W., Ryan, C. E., Keitner, G. I., Bishop, D. S., & Epstein, N. B. (2000). Why fix what isn't broken? A rejoinder to Ridenour, Daley, & Reich. *Family*

Process, 39(3), 381–384.

Olson, D. H. (1990). *Clinical rating scale for the Circumplex Model*. St. Paul, MN: Family Social Science, University of Minnesota.

Olson, D., Fournier, D., & Druckman, J. (1986). *PREPARE-ENRICH inventories: Counselor's manual*. Minneapolis, MN: Life Innovations.

Olson, D. H., & Gorall, D. M. (2003). Circumplex Model of marital and family systems. In F. Walsh (Ed.), *Normal family processes* (3rd ed., pp. 514–548). New York, NY: Guilford Press.

Olson, D. H., Gorall, D., & Tiesel, J. (2002). *Family inventories package*. Minneapolis, MN: Life Innovations.

Prouty, A. M., Markowski, E. M., & Barnes, H. L. (2000). Using the dyadic adjustment scale in marital therapy: An exploratory study. *The Family Journal: Counseling and Therapy for Couples and Families, 8*, 250–257.

Ridenour, T. A., Daley, J. G., & Reich, W. (1999). Factor analyses of the family assessment device. *Family Process, 38*(4), 497–510.

Schnarch, D. (1991). *Constructing the sexual crucible: An integration of sexual and marital therapy*. New York, NY: W. W. Norton.

Snyder, D. K. (1997). *Manual for the Marital Satisfaction Inventory–Revised (MSI–R)*. Los Angeles, CA: Western Psychological Services.

Snyder, D. K., & Aikman, G. A. (1999). The Marital Satisfaction Inventory–Revised (MSI–R). In M. E. Maruish (Ed.), *Use of psychological testing for treatment planning and outcomes assessment* (2nd ed., pp. 1173–1210). Mahwah, NJ: Erlbaum.

Snyder, D. K., & Schneider, W. J. (2002). Affective reconstruction: A pluralistic, developmental approach. In A. S. Gurman & N. S. Jacobson (Eds.), *Clinical handbook of couple therapy* (pp. 151–179). New York, NY: Guilford Press.

Spanier, G. (1984). *Dyadic adjustment scale: Users manual*. Willowdale, ON: Multi-Health Systems.

Sperry, L. (1989). Assessment in marital therapy: A couples-centered biopsychosocial approach. *Individual Psychology, 45*, 446–451.

Sperry, L. (2010). *Core competencies in counseling and psychotherapy: Becoming a highly competent and effective therapist*. New York, NY: Routledge.

Sperry, L. (2012). Family assessment: An overview. In L. Sperry. (Ed.), *Family assessment: Contemporary andcutting-edge strategies* (2nd ed., pp. 1–16). New York, NY: Routledge.

Sperry, L. (2013). Family case conceptualization and medical conditions. *The Family Journal, 21*(1), 74–77.

Sperry, L. (2016). Educating the next generation of psychotherapists: Considering the future of theory and practice in Adlerian Psychotherapy. *Journal of Individual Psychology, 72*(1), 4–11.

Sperry, L. (2019). Assessment, diagnosis and case conceptualization with couples. In L. Sperry, K. Helm, & J. Carlson (Eds.), *The disordered couple* (2nd ed.). New York, NY: Routledge.

Sperry, L., Carlson, J., & Kjos, D. (2003). *Becoming an effective therapist*. Boston, MA: Allyn & Bacon.

Sperry, L., & Sperry, J. (2012). *Case conceptualization: Mastering this competency with ease and confidence*. New York, NY: Routledge.

Taibbi, R. (2017). *Doing couple therapy: Craft and creativity in work with intimate partners*. New York, NY: Guilford.

Thomas, V., & Olson, D. H. (1993). Problem families and the Circumplex Model: Observational assessment using the clinical rating scale. *Journal of Marital and Family Therapy, 19*, 159–175.

Weiss, R. L., & Cerreto, M. (1980). The marital status inventory: Development of a measure of dissolution potential. *American Journal of Family Therapy, 8*(2), 80–86.

Whiting, J. B., & Crane, D. R. (2003) Distress and divorce: Establishing cutoff scores for the marital status inventory. *Contemporary Family Therapy: An International Journal, 25*(2), 195–205.

附录 伴侣评估工具

正如我们前面提到的，不同的伴侣治疗师使用不同的评估方法。评估工具已被用于提高伴侣治疗的有效性。Boen（1988）描述了一个有效地将伴侣工具（marital instruments）整合到评估过程中的三步过程。第一步，治疗师与伴侣见面，确定他们面临的问题的类型，他们为解决问题做了什么，以及驱使他们在这个特定时间来接受治疗的原因是什么。第二步，选择一种工具来更充分地阐明这对伴侣的问题，说明他们的需求，并对目前的关系给予更多的洞察。Boen 认为，工具的选择应该基于几个因素：社会经济地位、伴侣双方理解结果的能力、伴侣对于彼此的意识认识和理解，以及他们对当前问题的理解程度。然后，要求伴侣双方在第一次治疗后自行完成该评估。在下一次治疗中，治疗师与他们讨论评估的结果，并向伴侣双方提供有用的评估信息（量表描述、来访者侧写等）。第三步，Boen 建议治疗师在治疗过程中进一步对伴侣双方进行复查，以评估他们的进展或探索其他问题。

然而，使用自我报告方式是存在一些局限的，包括来访者倾向于看起来比实际情况更有利（或不利）、对过去事件的回忆存在差异或错误，以及缺乏彻底的验证和规范（Snyder et al.，2002）。在本章的最后，我们将重点介绍九种常用的评估工具，用于测量特定的伴侣变量：八种是自我报告量表，一种是由治疗师评定的观察量表。

伴侣适应量表

伴侣适应量表（Dyadic Adjustment Scale，DAS）包含 32 个项目，旨在评估已婚或同居伴侣所感知到的关系质量。它是临床实践和研究中使用最广泛的自我报告问卷之一。该工具旨在满足多种需求，包括被用作亲密关系总体满意度的一般测量。该量表中共有 13 个项目衡量伴侣之间在财务、朋友和决策方面的一致性。此外，还有四个分量表：双方满意度、双方凝聚力、双方一致性和情感表达。DAS 一直显示出良好的可靠性和良好的区分效度（Fredman-Sherman，1987）。最近，Prouty、Markowski 和 Barnes（2000）将该工具从 32 项修订为 14 项。

（Spanier，1984；Prouty et al.，2000）

婚姻满意度清单——修订版

婚姻满意度清单——修订版（Marital Satisfaction Inventory-Revised，MSI-R）是一种全面的、符合测量学要求的自我报告和配偶报告工具，包含对婚姻互动的全面和具体的测量。原始 MSI 包含 280 个是 / 非项目。修订后的 MSI 包含 150 个是 / 非项目，分为两个效度量表，一个总体痛苦量表，以及 10 个额外的量表来测量关系中痛苦的性质和强度。这些量表包括：约定俗成、总体痛苦、情感沟通、解决问题的沟通、攻击性、在一起的时间、关于财务的分歧、性不满、角色取向、家庭痛苦史、对孩子的不满以及关于抚养孩子的冲突。MSI-R 具有良好的信度和效度（Snyder & Aikman，1999）。它既可以手动评分，又可以用计算机做评分和测试报告。该报告特别侧重于确定一对夫妇可能满意或不满意的领域。它确定了这些领域的优先顺序，并制作了一份叙述和图表报告，以及与这对伴侣合作时要考虑的问题摘要。对那些不知道从哪里开始处理他们的问题和制定差异化治疗干预措施的伴侣和治疗师来说，这份报告是很有帮助的。

（Snyder，1997；Snyder & Aikman，1999）

婚前预备—婚后成长量表

婚前预备—婚后成长量表（PREPARE-ENRICH Inventory）是一整套评估工具的一部分，旨在满足从事婚姻准备、改善或婚姻治疗的专业人员的需求

（Prepare 代表婚前的个人评估和关系评估；Prepare-MC 代表带着孩子的婚姻的婚前个人评估和关系评估；ENRICH 的意思是评估和提高人际关系、沟通和幸福）。这些清单都基于本书前面讨论的 Olson 循环模型。

PREPARE 和 PREPARE-MC 可预防性地用于婚前伴侣，使他们意识到他们关系中的潜在问题。ENRICH 专为寻求婚姻治疗或婚姻改善的伴侣设计。这些项目的目标是探索关系优势和提高领域，加强伴侣沟通，解决伴侣之间的冲突，探索原生家庭议题，制订可行的预算和财务计划，并制定可行的伴侣和家庭目标（Olson Gorall，2003）。婚前预备—婚后成长量表涵盖了与健康的伴侣功能相关的 20 个个人领域和伴侣领域。每一个都包含 10 个项目（共计 200 个项目），并按人格（4 个量表）、人际（5 个量表）、个人内在（5 个量表）、外部（2 个量表）、伴侣和家庭系统（4 个量表）分组。

（Olson，Fournier，& Druckman，1986；Olson & Gorall，2003；
Olson，Gorall & Tiesel，2002）

临床评定量表

临床评定量表（Clinical Rating Scale，CRS）最初是在 1980 年开发的，目的是测量 Olson 循环模型的维度（沟通、灵活性和亲密度）。它由 Olson 经过几次修订后形成了现在的版本（1990）。它是为治疗师设计的，用于根据观察到的互动来评估伴侣的功能水平。它也被用作伴侣和家庭治疗师的培训工具（Lee，Jager，Whiting，& Kwantes，2000）。

（Lee et al.，2000；Olson，1990；Thomas & Olson，1993）

家庭评估工具

家庭评估工具（Family Assessment Device，FAD）是一个包含 60 个项目的问卷，以 McMaster 的模型为基础，旨在评估个体对伴侣和家庭功能的主观评价。这一问卷由七个分量表组成。前六个量表用来测量 McMaster 模型的六个维度：问题解决、沟通、角色、情感反应、情感参与和行为控制，第七个分量表测量一般功能。近年来，一些研究提出了对 FAD 的因素结构的质疑

（Ridenour，Daley，& Reich，1999）；然而，Mille、Ryan、Kcitner、Bishop 和 Epstein（2000）对 FAD 中的项目和量表应该重新划分为更少的量表的想法提出了异议，并重申就理论上而言 FAD 中列出七个量表是合理的。

（Epstein，Baldwin，& Bishop，1983）

自陈式家庭评估工具

自陈式家庭评估工具（Self-report Family Instrument，SFI）是一个包含 36 个项目的工具，基于 Beavers-Timberlawn 的家庭能力模型，旨在区分婚姻和家庭能力的水平。

SFI 的五个维度是家庭冲突、沟通、凝聚力、健康和指导性领导。Beavers 和 Hampson（2003）报告说，该工具具有足够的可靠性和有效性。

（Beavers，Hampson，& Hulgus，1985）

婚姻适应测验

婚姻适应测验（Marital Adjustment Test，MAT）是一份包含 15 个项目的问卷，要求伴侣对他们的关系的整体幸福感以及在关键关系互动领域的一致程度进行评分（Locke & Wallace，1959）。虽然它是使用中最古老的工具之一，但它已经得到了广泛的使用和反复验证。此外，它还被用来验证其他工具。然而，它的一些项目被认为是过时的（Whiting & Crane，2003）。

（Locke & Wallace，1959）

婚姻状况量表

婚姻状况量表（Marital Status Inventory，MSI）用来衡量关系中的高度痛苦程度，被发现有助于做离婚预测（Gottman，1994）。它具有良好的区分效度（更高的分数表明伴侣应该寻求治疗以解决痛苦而非改善婚姻关系），以及足够的可靠性。

（Weiss & Cerreto，1980）

第十章

伴侣治疗中的干预

学习目标

在本章中，读者将学习以下内容。

1. 伴侣治疗师必须考虑的各种要素。

2. 伴侣治疗初始阶段的重要性。

3. 根据改变意愿对伴侣进行分类。

4. 与伴侣工作的各种策略和技巧。

既然我们已经介绍了伴侣治疗的主要理论取向和评估方法，现在我们将注意力转向伴侣治疗的实际应用。通过评估，治疗师获得了必要的信息来做出下面几方面的决定：第一个决定是，这对伴侣适合接受治疗吗？评估还必须包括彻底了解双方是否正面临着可能需要专门或定制治疗的问题（例如，物质滥用、关系暴力或不忠）。正如在第九章中提到的，如果没有进行彻底的评估，那么任何伴侣治疗的有效性和效果都肯定会受到威胁。第二个决定是，对于特定的一对伴侣，哪种伴侣治疗模型（联合型、合作型、伴侣团体、家庭治疗或个体治疗，或与伴侣治疗相结合）是他们的最佳治疗选择？如果选择联合型伴侣治疗，还需要做第三个决定，包括治疗的类型、持续时间、治疗重点和治疗特定伴侣的具体策略。这种将治疗与伴侣的需求、风格、优势和先前的状态相匹配的方法被称为差异化疗法。心理治疗既是一门科学，也是一门艺术，不同的临床医生以不同的方式接触伴侣，这取决于临床医生的取向、训练、经验和人格特点。因此，本章的目的也是为读者提供一个伴侣治疗过程的各种策略和技术的概述。

治疗形式

伴侣治疗可以采取多种治疗形式。根据 Sholevar（2003）的研究，最常用的方法包括伴侣某一方的个体治疗、同时治疗、联合治疗、协同治疗、伴侣团体和原生家庭干预等。

个体治疗

在个体治疗中，治疗师只会见伴侣的某一方，治疗焦点是关系议题或与配偶的冲突。在危机期间，治疗师可能希望与配偶进行访谈。这种形式被推荐给有抵触情绪，或来访者有恐惧症等伴随问题，或总体上没有严重的精神病理学（Sholevar，2003）的伴侣。

同时治疗

同时治疗（concurrent couple therapy）是指伴侣双方分别与同一位治疗师进行个体治疗。治疗师分别与伴侣双方建立牢固的咨访关系，这种形式可以促进来访者的自我暴露（Sholevar，2003）。然而，保密问题可能成为横亘在伴侣和治疗师之间的问题。

联合治疗

联合治疗（conjoint couple therapy）是指一个治疗师同时与伴侣双方面谈的形式。它与协同治疗（co-therapy）有所区别，协同治疗是指两位治疗师分别与伴侣双方进行个体治疗。根据 Sholevar（2003）的研究，联合治疗是最常用的伴侣治疗形式，其优势在于治疗师能够体验伴侣之间的互动情况，以及进行涵盖双方的有针对性的干预。

伴侣团体

研究结果显示，在团体设置下同时与几对伴侣一起工作是一种受欢迎的方法，也是处理婚姻不和的有效方法。Kaslow 和 Lieberman（1981）提出了伴侣团体治疗的原理、动力和过程。许多治疗师更喜欢这种方法，并认为这对所有参与者来说都是一种很好的时间利用。我们发现，对于处于适当的治疗阶段的适合的伴侣来说，这是一种非常有效的干预方法。

原生家庭干预

Framo（1983）和 Napier（1988）是该技术的支持者之一。这一治疗形式通常是两位治疗师会见来访者和他们的原生家庭，通常被用来作为伴侣治疗的辅助手段。Framo 描述了一种模式，作为伴侣治疗的补充，治疗师会在周五晚上与来访者及其核心家庭会面两个小时，然后在接下来的周六早上再会面两个小时。这是一种非常有力的干预技术。经验丰富的伴侣治疗师在家庭成员团聚的场合，如节假日，都会使用这种疗法（Nichols，2003）。

辅助方法

有许多有用的辅助形式。这些包括各种类型的技能培训，如关系改善训练（relationship enhancement efforts，Dinkmeyer Carlson, 1989）和沟通促进训练（communication facilitation，Gottman, 1999）。阅读疗法（Dinkmeyer & Darlson，1989；L'Abate，1999；Sperry & Carlson，1990）也是学习技能和预防未来问题的有益方法。诸如匿名戒酒会、嗜酒者家庭互助会、成年酗酒者的子女等自助团体都是有益的辅助机构，性治疗和财务咨询也是如此。

组合技术

上述所有的技术都可以相互结合，也可以与个体治疗结合使用。许多治疗师经常使用每周个体治疗和联合治疗的组合。抱有心灵内部视角的治疗师旨在改变人格结构，他们经常使用联合治疗。这种干预形式的一个主要缺点是多个单独治疗的财务成本。

在开始伴侣治疗之前，我们通常会与伴侣共同会面进行评估，然后单独会面。单独的交流使我们能够更好地理解每个人。有时，由于历史往往很复杂，这个过程需要多次会谈。在单独的会谈过程中，治疗师能够让来访者做好准备，有效地参与伴侣治疗。有时，来访者对是否继续维系关系感到困惑，并对参与治疗感到矛盾。另一些时候，人们需要从结束婚外关系或失去父母的悲痛中走出来。如果来访者的当前问题没有直接涉及伴侣的困难，伴侣治疗将是不合适的。最后一个考虑是，当伴侣功能异常，以至于他们无法与配偶在一起而不受到伤害和攻击时，也需要个性化的伴侣治疗。

伴侣治疗的实践要素

Gurman（2015）全面回顾了伴侣治疗的许多实践要素，并提供了伴侣治疗实践中需要考虑的一些个别要素。它们涵盖了伴侣治疗的整个实践范围，特别是伴侣治疗的治疗过程的结构、治疗师的角色、伴侣治疗的过程和技术，以及伴侣治疗中的治疗因素和改变机制。

伴侣治疗过程的结构

治疗师必须就将如何进行伴侣治疗做出决定。Gurman（2015）提供了一些有益的反思问题，供读者参考（见表 10.1）。

表 10.1　关于伴侣治疗过程的结构，治疗师需要考虑的问题

1. 除了伴侣，孩子或其他家庭成员也包括在内吗？
2. 在这种伴侣治疗方法中使用过精神药物吗？药物使用有哪些适应证和禁忌证？
3. 是否曾与伴侣双方进行过个别会谈？如果"是"，在什么条件下；如果"否"，为什么没有？
4. 通常有多少位治疗师参与治疗？使用协作治疗师（co-therapists）的优点（或缺点）是什么？
5. 治疗通常有时间限制还是无时间限制？典型的治疗一般持续多久？治疗频率如何？

注释：来自 Gurman（2015，p.9）。

具体地说，这些问题包括谁应该来治疗，他们应该多久来一次，以及治疗的重点是什么（以及什么不是）。根据 Gurman 的观点，"治疗师如何确定和执行这一决定的政策和程序，对维持治疗联盟，甚至是关于什么（或谁）是（有）问题的基本部分，具有深远的影响"（2015，p.9）。

治疗师的角色

治疗师在伴侣治疗中的角色可能与个体治疗中的作用一样重要（如果不是更重要的话）。由于治疗师要负责与两个人（以及伴侣整体）建立关系，因此治疗师的立场至关重要。因此，需要提前做出一些重要决定。

每种伴侣治疗方法所需的治疗关系类型，包括治疗师对经验的总体态度（例如，如何培养工作联盟；治疗师有多积极、自我暴露、指导和反思）。不同的伴侣治疗模式需要不同的治疗师特质和人际关系倾向。例如，具有或多或少"掌控"型个人风格的治疗师可能更适合进行需要大量治疗师活动和结构化的治疗，而不是那些需要更多反思风格的治疗。

表 10.2 提供了一些有用的思考问题，供读者考虑治疗师的立场。

表 10.2　治疗师的角色

---

1. 治疗师的基本角色是什么？顾问？老师？疗愈者？

2. 治疗师 – 伴侣联盟的作用是什么？如何建立工作联盟？在这种方法中，治疗师在建立早期工作联盟时最常见和最致命的错误是什么？

3. 治疗师在多大程度上公开控制着治疗会谈？治疗师的主动性 / 指导性有多强？治疗师应该如何应对治疗过程中情绪波动升级或情绪爆发的时刻？

4. 来访者主要是与治疗师交谈，还是彼此交谈？

5. 治疗师使用自我暴露吗？对治疗师的自我暴露有什么限制？

6. 随着治疗的进展，治疗师的角色会改变吗？

注释：来自 Gurman（2015，p.10）。

伴侣治疗的过程和技术方面

伴侣治疗师必须就伴侣治疗的过程和技术方面做出决定，这似乎是无可抗拒的。无论是关注个体层面还是关系层面，以及什么技术是合适的（以及为什么），都是临床治疗师必须考虑的因素。根据 Gurman（2015）的观点，"大多数伴侣治疗师的思维是多向的；也就是说，他们相信改变可以产生于任何领域或任何水平的心理–社会组织中"（p.13）。表 10.3 提供了一些有益的反思问题，供读者考虑关于伴侣治疗的过程和技术方面。

表 10.3　伴侣治疗的过程和技术方面

1. 治疗师会谈的结构如何？是否存在一个理想的（或典型的）节奏？
2. 使用什么技术或策略来促进伴侣联结或建立治疗联盟？如何处理"移情–反移情"反应？
3. 哪些技术或策略促进了结构或沟通模式的改变？识别、描述和阐明主要的常用技术。
4. 心理教育（例如育儿或性教育）是这种方法的一部分吗？
5. 如何决定在特定的时间使用特定的技术？在治疗的不同阶段，有哪些技术更适合使用？
6. 针对不同类型的伴侣使用不同的技术吗？例如，除了互动 / 关系问题之外，当治疗涉及个人精神病理、困难或残疾的问题时，是否需要不同的或额外的技术？在与功能失调、更痛苦或更忠诚的伴侣工作时呢？
7. 在与种族、人种、社会经济或其他背景与最初创建该方法时不同的伴侣工作时，通常的评估过程、治疗技术 / 策略或治疗关系需要进行怎样的文化适应？
8. 是否使用"家庭作业"或其他课外任务？
9. 最常遇到的阻碍改变发生的情况是什么？如何解决这些问题？
10. 如何处理来访者在联合治疗之外向治疗师透露的"秘密"（例如，婚外情）？
11. 这种方法中，治疗师最常见和最严重的技术性或策略性错误是什么？
12. 治疗师基于什么决定结束治疗，如何结束？"好"与"坏"的治疗结束有什么特征？

注释：来自 Gurman（2015，pp.12-13）。

　　在治疗的结束阶段，治疗师与伴侣一起回顾治疗过程，从最初的问题和目标开始，以及他们达到或未达到的程度。Glick、Berman、Clarkin 和 Rait（2000）提出了四个判断治疗结果是否成功的标准。第一，这对伴侣表现出了新的应对方式和更强的共情能力。第二，毫无意义的争吵和争执减少了，取而代之的是有成效的争端和管理技能。第三，伴侣在婚姻规则和组织方面更加灵活，并更有可能获得成长和提高。第四，个体的症状得到改善，存在积极的互动渠道，对每个配偶的角色和功能都有更多的共识。在结束阶段，来访症状可能会突然加重，这往往代表对于即将结束治疗的一种焦虑反应，而非治疗的失败。这表示结束阶段的核心工作是处理分离（Glick et al.，2000）。

伴侣治疗的疗效因子／改变原理

是所有治疗方法中固有的共同因素（如治疗关系）带来了改变，还是某些特定成分带来了改变？除了这个广泛的争论，伴侣治疗师还必须对关系中的改变机制有自己的理解。根据 Gurman（2015）的观点，

确定不同的伴侣治疗方法所共有的改变机制，具有学术意义和实用价值。Gurman 和 Burton（2014）提出了若干此类机制的运作：增强伴侣对其冲突的循环性和背景嵌入性的系统觉察，建立伴侣共同承担改变责任的前提；改善相互的接纳；中断适应不良的、使冲突得以维持的互动，促进更多的适应循环；改进沟通和解决问题的技能；通过关于亲密关系的心理教育，使伴侣冲突正常化。

（p.14）

表 10.4 提供了一些有用的思考问题，供读者思考伴侣治疗的改变机制。

表 10.4　疗效因子／改变机制?

1. 来访者是否需要洞察和理解才能实现改变？
2. 任何一种解释都很重要吗？如果是，它考虑到历史了吗？如果使用解释，它是被视为反映了一种心理"现实"，还是被视为一种实现改变的实用工具（如在改变观念或归因方面）？
3. 学习新的人际交往技巧重要吗？如果是这样，这些技能是在教学中传授的，还是更多地在过程中形成的？
4. 治疗师的人格或心理健康程度在治疗方法的过程和结果中是否起着重要作用？
5. 是否存在某些类型的治疗师非常适合按照他的方法工作，而其他类型的治疗师可能并不"适合"？
6. 与咨访关系相比，技巧有多重要？
7. 伴侣双方必须都要改变吗？如果没有关系互动的改变或系统性的改变，那么"被认定的病人"（在相关的地方）可能发生改变吗？系统性改变一定会带来症状的改变吗？或反之亦然？

注释：来自 Gurman（2015，p.14）。

　　治疗师还必须将每个伴侣的经历，包括过去的事件和内心想法，与关系联系起来。这可以通过几种方式实现。治疗师可能会指定一些任务，鼓励配偶区分他人行为的影响和他人的意图。另一项任务可能是让一方将注意力集中在配偶的具体行为上，而这些行为与过去对配偶的看法相矛盾。或者治疗师可以鼓励伴侣双方承认行为上的改变，这些改变与他们看待自己和伴侣看待自己的不适应方式是不相容的。使用包括沟通和解决问题的训练在内的行为技巧，帮助伴侣重新整合他们自己和彼此身上被否定的方面。本章下一节还将讨论这一阶段使用的具体策略和技术。

伴侣治疗的策略

伴侣治疗初始阶段的重要性

　　Glick 等人（2000）指出，治疗的第一阶段通常是受训者最难掌握的。这有几个原因。首先，伴侣与治疗师的初始会谈对于决定治疗是否会继续至关重要。根据 Masi、Miller 和 Olson（2003）的最新研究，伴侣来访者的脱落率与个体和家庭来访者的脱落率一样高。在他们对三个组别的研究中，25%的伴侣在第一次预约时没有来，超过 25% 的伴侣在第二次预约后没继续接受治疗。其次，受训者在第一阶段必须应付大量的治疗任务和目标，这些通常必须在第一次面谈中解决。治疗师不仅必须完成一个充分的评估，他必须进行个案概念化，以便了解个人和系统的动力，并制定一些治疗目标和策略，以便与伴侣协商治疗计划。最后，如前所述，治疗师必须就治疗形式和治疗干预做出一系列决定。

　　这对伴侣应该采用联合治疗、个体治疗、同时治疗，还是伴侣团体治疗？若某一方伴侣不愿参与或决定退出，应怎么办？在这一点上，治疗师可以反思本章前面概述的伴侣治疗过程，以及制定明确的策略来帮助伴侣。

策略

　　Simon、Stierlin 和 Wynne（1985）认为，"策略是一项行动计划、在或多或少可预测的情况下的一种操作方式，让一个人做出可能有助于实现特定目标的决策"（p.338）。策略可以由完成任务的许多技术或系统程序组成。伴侣治疗师在干预伴侣关系时使用策略。技术的数量和技术的组合是无限的。然而，技术和干预可以根据策略意图进行分类。以下六类策略，由 Glick 等人（2000）确定为家庭治疗的基础，也是伴侣治疗干预的基础。他们指出，所有六个方面都包含了伴侣治疗的各个流派。它们是：

1. 采取合适的方式传递新消息、建议和暗示等（即通常所说的心理教育）。
2. 扩展个体和伴侣的情感体验。
3. 直接培养特定人际关系技能。
4. 关系结构的重组。
5. 增进洞察力，培养解决冲突的能力。
6. 帮助伴侣理解和修改其叙事。

Glick 等人（2000）认为，上述六种基本策略反映了参与程度的逐步增加。早期的策略更简单，参与也少，如果有效，应该单独使用。随着婚姻问题变得越来越复杂，伴侣双方表现出对使用简单技术改变的抗拒，可能需要更复杂的技术。在实践中，很难以一种清晰、纯粹的方式来区分这些技术。在任何给定的会谈中，治疗师可以使用所有六种策略。接下来，我们将讨论伴侣治疗初始阶段的策略。

六种基本策略的差异化使用

治疗师们一直在思考应该使用哪种基本策略，以及在哪里使用。这不仅是伴侣治疗领域，也是所有心理治疗领域的一个尚未解决的问题。为了选择一种策略，治疗师必须同时考虑动机和伴侣关系风格。我想之前已经回顾了评估和处理来访者的动机水平。就整体关系风格而言，更善于分析的伴侣可能更喜欢动力性的治疗干预，而更注重行动的来访者可能想要更注重策略或行为的方法。使用这些基本策略的另一个差异化因素是速度——伴侣双方希望以多快的速度行动，以及他们能以多快的速度实现关系的改变。最后，治疗师必须确定每对伴侣的工作在六种策略的连续体中所处的位置（Glick et al.，2000）。例如，正在为婚外情的直接后果而苦苦挣扎的伴侣可能还没有准备好处理如何将关系的破裂纳入整体叙事。因此，伴侣治疗师必须同时对许多议题保持敏感，以便实施对伴侣最有效的最佳策略和技术。因此，了解伴侣双方可能处于的变化阶段，对于定制治疗和选择策略很重要。

定制治疗和改变过程的策略

大多数理论关注的是人们为什么不改变，而不是人们如何改变。它们也没有提供模型，说明如何将来自不同疗法的见解和想法整合到他们的改变方法中，以及如何使用它们来定制治疗。跨理论模型（the transtheoretical model，TTM）方法开始有意识地构建一个治疗和改变的模型，该模型借鉴了多种主要理论。以下是迄今为止获得最多实证支持的十个自我改变过程（Prochaska & DiClemente，2002）：

1. 增强自我觉察
2. 戏剧性的释放
3. 自我重估
4. 环境重估
5. 自我解放
6. 社会解放
7. 反调节（Counterconditioning）
8. 刺激控制
9. 强化管理
10. 助人关系（Helping relationship）

这是一个兼收并蓄的集合。增强自我觉察植根于精神分析传统；戏剧性的释放或宣泄植根于格式塔传统；自我重估和环境重估植根于认知和经验传统；自我解放和社会解放植根于存在主义传统；反调节、刺激控制和强化管理植根于行为传统；助人关系植根于人本主义传统（DiClemente & Wiprovnick，2017）。

Prochaska 和同事们意识到，大多数心理治疗系统通常只使用其中的两到三个过程。他们认为，为了使其发挥作用，需要一种能够利用所有十个改变过程的方法。传统上，TTM 方法已用于个体治疗，但最近，临床医生和研究人员也将其应用于伴侣治疗（Bradford，2012；Cordova，Warren & Gee，2001；DiClemente & Wiprovnick，2017；Schneider，2003）。

改变的阶段

要想恰当地运用改变过程，治疗师需要了解一个人进步的改变阶段（DiClemente & Wiprovnick，2017；Prochaska & DiClemente，1982）。改变包括六个阶段：未打算改变（Pre-contemplation）、打算改变（Contemplation）、准备改变（Preparation）、行动、保持和终止。改变过程的每个阶段都需要治疗师使用不同的技巧。

在改变的各个阶段中，个体在未打算改变阶段应用的改变过程最少。在未打算改变的阶段，来访者很少关注与他们的问题相关的信息，很少有时间和精力进行自我重估，他们问题的消极方面很少引起他们的情感反应，很少向重要的人开放地谈他们的问题，几乎没有采取什么行动来转移他们的注意力或使他们的环境朝着克服其问题的方向发展。当这些人接受治疗时，他们通常是受到伴侣的胁迫或压力。在治疗中，这些来访者通常被贴上阻抗的标签。下一个阶段，打算改变阶段，是来访者对问题行为意识的提升，但不是改变行为的动机的提升（DiClemente & Wiprovnick，2017；Prochaska & Norcross，2002）。

在准备改变阶段，来访者即将采取行动，需要设定目标和优先事项。然而，个人可能在准备阶段停滞不前。这个阶段的来访者甚至可能说服自己，他们正在为这个问题做些什么，而他们所做的实际上只是考虑或只是准备改变。他们经常需要为新的行为制订一个行动计划，并发现反调节和刺激控制对减少问题行为是有用的。然而，他们并没有迈入行动阶段（DiClemente & Wiprovnick，2017）。

行动阶段的特点是来访者明显的行为改变和大量的时间和精力投入。如果锁定的功能障碍行为已经成功地改变了一天到六个月，就可以被认为处于行动阶段（DiClemente & Wiprovnick，2017；Prochaska & Norcross，2002）。随着行动的推进，治疗师作为顾问或教练帮助他们调整他们的生活变化。支持性的咨询也是有帮助的，因为改变的时候也会产生不确定性。知道有另一个关心你的人会帮助你减少一些变化带来的可预见的压力。

如果来访者能够摆脱他们的问题超过 6 个月，他们被认为已经进入保持阶段。成功的保持包括评估一个人在何种情况下容易重新陷入以前的无效行为。来访者巩固了他们从阻止问题行为中获得的收益，这有助于他们实施预防复发的计划。根据来访者的行为状况，他们可能需要在余生都处于维持阶段（DiClemente & Wiprovnick，2017；Prochaska & Norcross，2002）。最后，当来访者不再需要努力防止复发时，可以认为他们处于终止阶段。然而，任何人都很容易故态复萌，可能不得不再次参与改变进程。

对改变的适应阶段

Bradford（2012）将 TTM 应用到伴侣治疗中，她在对伴侣的调查中报告了一些有趣的性别差异。具体来说，男性往往处于未打算改变阶段，而女性更可能处于打算改变阶段。她认为，"通常来说，女性比男性更想改变她们的关系"。这一结果与之前的研究结果一致，即女性比男性更早寻求治疗并认识到关系问题。

在使用干预策略促进来访者改变时，治疗师需要根据来访者所处的不同阶段采取不同的干预方法。例如，来访者从未打算改变阶段，前进到打算改变阶段并跨越这一阶段，就涉及治疗师对改变的认知、情感和评价过程的运用。Bradford（2012）认为，对于伴侣来说，

> 治疗师可以选择适合处于更早期阶段的一方的预防性教育干预。具体来说，治疗师提供给男性的干预措施最好是针对未打算改变阶段的（例如，增强自我觉察），以便最大限度地保留和提升治疗效果。

（p.498）

增强自我觉察和戏剧性的释放，有助于来访者增强与问题相关的觉察和

情感释放。处于打算改变阶段的来访者大多对增强自我觉察的干预和阅读疗法持开放态度。当他们对自己和问题的本质有更多的认识时，他们愿意从认知和情感上进行自我评估。为了让来访者更好地为行动做好准备，需要改变他们对问题行为的想法和感受，以及他们如何衡量自己有问题的生活方式。在本章的后面，我们将介绍更多与陷入未打算改变阶段、打算改变阶段或准备阶段的来访者工作的策略。

跨理论方法整合了主流治疗理论的改变过程。然而，伴侣治疗师在使用跨理论方法治疗伴侣时，必须注意几个实际问题。这些问题包括评估来访者的改变阶段，注意把所有来访者当作行动阶段来对待，设定现实的目标，使来访者每次跨越一个阶段，根据阶段调整治疗过程，根据不同阶段采取适当的治疗关系立场，并避免不匹配的阶段和过程。有效的干预意味着，治疗师需要根据来访者当前的阶段，为其匹配相应的改变过程。研究支持在广泛的人群中使用这种方法，包括那些目前对改变不感兴趣的人（DiClemente & Wiprovnick，2017；Prochaska & Norcross，2002）。

阻抗的伴侣

最后，所有的伴侣治疗师都必须与有阻抗的伴侣打交道。如果每对伴侣都同意他们需要帮助，那就太好了，但情况并不总是这样。Miller 和 Rollnick（1991）提出了一种应对反应冷淡的来访者的方法，称为动机访谈（motivational interviewing）。这种方法经常与 Prochaska 和 Diclemente（1982，2002）的跨理论改变模型结合使用。

动机访谈的目的是通过变得具有说服力和鼓励性，而不是争论，来帮助来访者增强他们的内在动机，从一个阶段（即未打算改变阶段）改变到下一个阶段（即打算改变阶段）。这一改变来访者的动机水平的方法，是通过提供客观的评估信息，并就已发现的问题对个人或伴侣进行教育。治疗师提供的信息通常与缺乏动机的伴侣或个人所认为的完全不同，这种差异应该会产生一些改变的动力。

Miler 和 Rollnick 认为，向来访者提供的反馈应该包含六个积极因素，才能取得最大成功：提供关于来访者当前状态的结构化反馈，强调伴侣双方对于改变的个人责任，提供明确的建议，提供备选方案，展示适当的同理心，强调伴侣在寻求自我改变方面的自我效能。治疗师应该当面向来访者反馈，还应包含书面内容（通过评估工具、标准化表格或治疗综述信等形式）。我们认为，一个全面和完善的个案概念化将给伴侣治疗师提供更多的信息，以成功地进行动机访谈练习，并促进伴侣参与治疗。来访者可以自由选择接受或拒绝治疗师的结论，并决定是否采取行动。Miller 和 Rollnick（2002）示范了动机访谈在不同的跨理论阶段在不同主诉的伴侣身上的成功使用。

　　回想一下第九章中汤姆和琳恩的案例，他们已经结婚 16 年，有两个孩子。这对伴侣的争吵越来越多，导致汤姆在言语上变得更加具有攻击性。压倒琳恩的最后一根稻草，是当他们的女儿跟汤姆顶嘴时，汤姆打了她一耳光。在过去的六个月里，汤姆的爆发越来越强烈，频率越来越高。琳恩越来越不信任他了。在过去的六个月里，汤姆的父亲在一场车祸中突然死亡，让他成为母亲的主要看护人（尽管在该地区他还有其他兄弟姐妹）。此外，他的工作（他是当地一家航空公司的系统工程师）是另一个压力来源，因为该公司一直在起草一份政府合同的提案，这将决定他所在的部门是否会被裁员。

　　很明显，琳恩被汤姆吸引是因为他坚强而沉默的气质，这让她想起了她与继父失去的关系。相比之下，汤姆被琳恩吸引，是因为她与他的母亲截然不同。她独立、自信，并且理解他。他觉得她不用他开口就能满足他的需求。与此同时，不和的种子也很明显。当琳恩需要情感上的安慰或理解时，汤姆的平静和稳定的生活方式看起来冷漠和疏远。此外，他的愤怒爆发显示出狂野的一面，这激起了琳恩对她在家里和母亲生活时的不稳定的恐惧。当琳恩喜怒无常、焦虑不安、控制欲强的行为被激活时，汤姆感觉在应付原生家庭里的那些"不稳定"的女性（例如，母亲和姐姐等）。当这些联系产生的时候，琳恩和汤姆都对在这个框架下对自己的描述非常防御，但他们承认治疗师关于他们对对方的看法的描述是恰当的。

　　最后，汤姆拒绝承认他有任何因悲伤或压力而产生的情感需求。琳恩认为汤姆需要表达他的情感，但对他失去了耐心，现在她质疑他对家庭的承诺，尤其是当他没有达到她的期望时。这种对他男子气概的微妙攻击使他在情感上更加远离她，使他感到更加孤独和无助。因此，在过去一年中，他们的关系形成了怨恨、爆发和悔恨的循环。这些行为的升级表明，这个恶性循环需要外部的干预。

回顾一下本章前文所述由 Glick 等人（2000）提出的六种基本策略，很明显，在对这对伴侣的治疗中，所有六种策略都可能需要在某个时候使用。此外，就每个伴侣的改变阶段来说，汤姆似乎处于未打算改变阶段和打算改变阶段之间，而琳恩则更进一步（可能是处于为行动做准备的阶段）。因此，伴侣治疗师会倾向于采取一种缓慢（但也不会太慢）的立场，以确保汤姆"认同"治疗，且不会导致琳恩"退出"治疗。正如我们前面提到的，每个伴侣治疗师需要基于他们自己的理论取向来接触伴侣，但用来实现改变的策略可以更普遍地适用于伴侣治疗本身。

伴侣治疗的技术

治疗师需要知道如何在此时此地和未来进行干预，从而达到预期的目标。干预是指治疗师在治疗小节内提出的行动建议，在下次见面前，伴侣双方将这些干预措施应用于他们的生活中。另一方面，技术通常被认为是治疗师提出的行动、指导或建议，患者需要执行一系列行动，以产生更多的理解或刺激改变。技巧可能是非常复杂或非常简短的互动或策略，如改变座位顺序，问一个简单的问题，或做出共情的或鼓励的评论。Sherman 和 Fredman（1986）确定了 8 个常见变量，可用于开发新的技术。

1. 增加或减少治疗系统中的成员数量。
2. 改变会谈或任务的时间框架。
3. 改变会谈或任务进行的地点。
4. 改变活动或引入一个新活动。
5. 运用不同水平的觉察和思维过程。
6. 将沟通模式结构化。
7. 更换或对调系统成员的位置或角色。
8. 改变治疗师与来访者的互动模式。

一个技术由许多变量和战术构成，一个治疗策略又包含了许多技术。治疗师经常任意地做出决定，这取决于治疗师、治疗师的技能和当前的情况。然而，高效的伴侣治疗师通常会在进行治疗时已经有了一个策略。治疗师需要对媒介和使用的技术风格、它的理论基础感到舒适。例如，如果治疗师不自信，说明性的行为可能会很困难。如果治疗师倾向于结构化，使用更模糊的投射方法可能会出现问题，而被动类型的治疗师可能难以使用更多以行动为导向的方法。技术必须适合使用者，就像鞋子必须适合脚一样。我们将介绍这些策略以及与之相关的一些最常见的技术。

心理教育技术

每对伴侣都有一些健康的习惯和优势。这些都应该得到认可和积极鼓励。治疗师使用许多技巧和技术来支持这些应对机制。积极的倾听和关心，对健康行为的积极反馈，对不良行为的教育和建议都对处于困境的伴侣有帮助。治疗师总是直接或间接地扮演老师的角色。他们对情绪、节奏和人际接受的水平进行建模。治疗师传授的很多东西都是隐性完成的。他们通过仔细倾听每一个伴侣说的话来表示尊重。反过来，这又向伴侣双方展示了如何尊重对方。正如治疗师倾听并反映每一方所说的话，伴侣们也开始了这项重要的实践。治疗师还会树立一种鼓舞人心的、具有感染力的态度。

人们越来越重视预防和技能培训。这些方法提供了所有伴侣都需要的能使他们在婚姻中有效应对和执行的信息（Carlson & Sperry，2010）。这种方法在技能培训或婚姻改善项目中最为明显（Carlson & Dinkmeyer，1999；Cavedo & Guerney，1999；L'Abate，1999）。来访者可以通过书面材料、讲座、小组讨论和研讨会进行信息交流。这种方法还包括阅读疗法和使用有指导的学习作为家庭作业。

许多治疗师发现，让伴侣在治疗的同时参加持续进行的婚姻改善小组，有助于确保伴侣获得高水平的技能。婚姻改善是一个相对较新的领域。许多人认为它起源于 20 世纪 30 年代 Dreikurs 在欧洲的早期工作，他在那里建立了研究小组，并完成了《婚姻的挑战》（*The Challenge of Marriage*，Dreikurs，1946）一书。现代婚姻会心运动始于 1961 年，由 Gabriel Calbo 在意大利发起。

目前，婚姻改善伴侣协会负责协调并促进这一重要领域的各种技能培训计划。除了 TIME 方法，还有其他几个项目，比如准备 / 强化（Olson & Olson，1999）、伴侣沟通（Miller & Sherrard，1999）、PREP（Stanley，Blumberg，& Markman，1999）以及关系强化（Cavedo & Guerney，1999），等等。

活现

心理治疗有许多技术来帮助个人和伴侣扩展他们的情感体验。这些技巧专注于"此时此地"的体验，旨在帮助成员觉察到自己的感受，并有效地表达它们。这些方法也有助于伴侣们放慢节奏，学习重要的放松技巧。此外，这些技术有助于来访者活在当下。活现是一种治疗技术，用于帮助伴侣之间以促进更深层次的联系或交流的方式进行互动。尽管传统上它是一种结构性家庭治疗技术（Aponte，2017），但无论治疗师的理论背景如何，都可以使用它。根据 Davis 和 Espinoza（2017）的观点，活现"可以作为启动改变、促进情感表达和在伴侣治疗中训练沟通技能的工具"（p.41）。在伴侣治疗的任何阶段，无论是早期开始或评估（assessment）阶段、干预阶段，还是评价（evaluation）阶段，都可以使用活现。

一般来说，在伴侣治疗中，当伴侣双方能够相互交流时，就会发生一个"活现"。活现被用作一种干预来形成正在发生的互动，而不是教导性地教授伴侣沟通技能，然后在没有治疗师结构化和指导的安全保证下，将他们送回家练习。

（Davis，2017，p.37）

虽然活现是伴侣体验如何有效沟通的一种强大的技术，但它们必须有适当的结构。如果没有适当的结构，伴侣双方很可能会回到旧的（功能失调的）互动模式，而结构太多，对话对伴侣来说可能会显得不自然，太拘束了。这将使得活现的影响被削弱，因为它不是真实的（Aponte，2017；Davis & Espinoza，2017）。

替身技术

伴侣治疗师 Dan Wile 创造了一种"替身（doubling）"技术，作为伴侣合作疗法的一部分（Wile，2002，2008，2011，2017）。当伴侣在"此时此刻"有问题时，可以使用"替身"，将伴侣当前的问题活现为一场亲密的谈话。"替身"最初是心理剧中的一种技巧，用于伴侣治疗时，治疗师轮流模拟伴侣之间的对话，就像是其中一名伴侣与另一名伴侣交谈一样。治疗师以这种方式，推动伴侣之间需要进行却无法进行的对话，来取代他们经常进行的（破坏性的）对话。"替身"的主要目的，是用不那么激烈或愤怒的评论取代他们的煽动性或愤怒言论。当应用该技术时，伴侣治疗师会"模仿"每一位伴侣的声音，大声说出"替代"的言论，同时向谈话的对象确认（checking in）。然后，治疗师与另一位伴侣核对，看看重新组织的消息是如何被接收的。伴侣治疗师通常会在房间里走动，蹲在或跪在他说话的人旁边，这样看起来不那么危险，也会显得"站在他们一边"。在这一过程中，Wile 提出了替身的六条核心原则，这里将讨论这些原则（见表 10.5）。

表 10.5 替身技术的六个核心原则

1. **改变语气**。这一原则既适用于言语交流，也适用于非言语交流。通过重复同样的话，但改变语气，用更柔和或更强调的语气，治疗师可以让体验到这种情绪的伴侣反思他是如何感知这种情绪的，或让伴侣某一方（治疗师正在扮演的）思考这是否是他想说的（但可能缺乏清晰表达的能力）。改变语气也可能会使一个模棱两可的陈述，重新解释，赋予它新的含义。例如，如果伴侣说"我不知道"，可能意味着他真的不知道某件事的答案（或如何回答某件事），也可能意味着，他知道但不知道如何直接说出来。同样，治疗师通过消除某个陈述（以某种方式）的歧义，帮助伴侣体验清楚的陈述是什么，然后做出反应。

2. **倾诉脆弱的感觉／将抱怨转化为愿望和恐惧**。这是一种触及愤怒（或恐惧）时言论的情感核心，并"软化它们"的方法。这也是一种解决更深层次依恋渴望的方式，有助于伴侣解决这些冲突。当一方或双方都疏远对方时，这一点尤为突出。它可以通过揭示隐藏在他们更敏感的感情之下的东西来帮助他们重新参与进来。

3. **做出确认**。根据 Wile（2017）的说法，在争吵中，双方都不愿意对对方做出任何让步，即使是在双方有效的观点面前。他们常常害怕这样做会削弱自己的论点，最终会输掉这场战斗。一个典型的策略是重申自己的立场，就好像他们根本没有听到配偶说话一样。不幸的是，这也意味着失去了达成共识和解决困难分歧的机会。当咨询师做出确认时（同样，让伴侣双方"核对"回应的有效性和反应），咨询师并不是说"我完全正确，你完全错误"，这延长了权力失衡。相反，咨询师说"也许我们在这里有个共同观点"或者"我能看出你有一个论点"或者"你是对的……"。这种做法带来的一种希望是，听到对方承认接受自己的观点，会让伴侣们减少对彼此的挫折感，进而减少疏离或防御的立场。做出确认（并向伴侣传授这一点）是一种有效的方法，可以用来消除最常见的导致沟通关闭的不良方式，即批评、指责和防御（大部分属于 Gottman 所说的末日四骑士）。将其与"改变语气"结合起来也很有帮助。

4. **表达愤怒而不是发泄愤怒**。当伴侣发生冲突时，愤怒是主要的情绪。通过使用表达愤怒而非发泄愤怒的原则，既使情绪得到了适当的表达，也使情绪置于适当的背景下。这类的例子包括"正如你所看到的，我很难过"或者"你对我说的话让我很受伤"，这些都是比大喊大叫、谩骂或沉默／拖延更好的选择。对于伴侣来说，听到治疗师基于这个原则的表述，可以让情绪激动的人听到他们的高度情绪化的想法从另一个人的嘴里说出来，同时他们可以从一个超然的角度来看待它（"是的，这正是我想说的"或者"哇，我听起来真的像那样吗"）。在这种方法中，重要的是咨询师要确保伴侣们积极地表达双方的观点，并为他们的观点提供一个冷静的"中间人"。

5. **描述伴侣的困境**。这一原则用于帮助伴侣双方看到他们共同的处境或困境。这种方式可以用来解释系统动力，尤其那些试图维持内稳态（homeostasis）的旧的或消极的系统动力。例如，如果一对伴侣在一场令人沮丧的对话中陷入僵局，因为他们在性方面的分歧，其中一个人通常处于主导地位，而另一个人默认但变得闷闷不乐或沉默寡言，咨询师可能会用"看着我们"或"我们又来了"来描述他们的困境。因此，对于上面这对伴侣，治疗师可能会说："看看我们，我们又回到了以前的斗争中，你试图满足你的生理需要，而我感到无力施加任何影响。这让我们陷入了困境"。治疗师发表这样的声明，会让这对伴侣能够彼此同情。这类似于叙事疗法中的"将问题外化"，也展示了一种相互的理解。

6. **把独白转换成对话**。当伴侣开始独白（即长篇大论地描述自己的立场或不满，细数自己长期的愤懑历史）时，这通常是一种在治疗过程中"消磨时间"或阻挠的策略。治疗师通过使用替身技术，把独白变成对话，能够打破独白，让另一方的声音进入对话。这样做的目的不是让对方闭嘴，而是为对方创造空间，让对方在对话中表达自己的观点，从而引发对话。治疗师采用的方式可以是打断这个人的独白，进行总结，并在最后加一个问题。或者，治疗师可能会说："你知道，当我听你说话时，我听到的是这样的。"治疗师也可以在这里添加一个对于愤怒的"表达"（原则4），或描述伴侣的困境（原则5）。

替身技术如何帮助伴侣解决权力问题

在使用替身技术时，伴侣治疗师就像一部戏剧的导演（这也是心理剧最初的用法），在活现中指导演员的"动作"。治疗师有三种策略可以用来指导对话：走进内部，走到中间，走到上面。这些导航策略可以被认为是故事的"第一人称"叙述者，创造人物对话，或者采取"第三人称"叙事立场。在小说中，当作者想让你知道一个人的内心想法时，她会用"第一人称"的视角。当使用替身技巧时，"走进内部"是伴侣治疗师试图让双方进入对方的大脑（或心里）。例如，"当我听到你这样说时，我十分好奇我对你是否真的那么重要？"或者"我忍不住想，'你真的会在我身边吗？'"当治疗师"走到伴侣中间"时，会更直接地指导他们的对话。这更具交互性，以促进双方对话或引导他们远离干扰或破坏，而不太具有启发性。这迫使伴侣双方"放慢"谈话速度，在对话中比平时更具反思性。最后，"走到上面"是使用"第三人称"叙述，即以"高空"视角看待伴侣之间发生的情况。这种方式将伴侣的对话提升到超越"街头"冲突的高度，要么使冲突变得普遍化（"看看其他人都这么想"），要么提供关于他们系统动力的反馈（"这里你们又被拖回了相同的模式……"），这可以打破许多僵局。这样做的目的是帮助这对伴侣解决可能无法平衡的权力问题，让每个人在表达中能够更真实，在情感上更脆弱。

替身技术的其中一个陷阱是，其中一方可能会觉得伴侣治疗师没有支持他。然而，如果处理得当，每一方的观点都会得到平等和公平的阐述。这确实需要伴侣治疗师在整个治疗过程中变换位置（字面上和比喻上）。如果成功，这能够将冲突转化为对话（Peluso，2018）。

雕塑

治疗大师萨提亚（1982）经常使用伴侣雕塑（Sculpting）作为一种活现技巧。在这个过程中，她通过将伴侣双方的身体安排在一个空间中，创造了伴侣关系的物理表征。我们对雕塑的内容和使用方式（包括质量和形式）进行了检查。这是一个很好的工具，适用于可能难以口头表达自己的伴侣。

沟通技巧

沟通对于所有的关系来说都是至关重要的。因此，当关系失调时，伴侣之间的沟通很可能会中断或无效。反之亦然，当缺乏沟通时，两人的关系很可能也会受到影响。根据 Week 和 Gambescia（2017）的观点，"伴侣治疗中最常见的主诉之一是伴侣之间缺乏沟通；因此，这是治疗中最常见的问题之一"（p.47）。沟通问题的范围很广，从完全无效的沟通，到被误解的沟通。

重要的是要意识到，这些沟通困难是大多数功能失调关系的核心。通常，伴侣会说："我们不沟通"。这种说法是错误的，因为沟通在伴侣关系中无时无刻不在发生。每一个行动或不行动都传递了一个信息。不幸的是，在功能失调的关系中，交流的通常是负面反馈。在其他情况下，沟通问题源于一方试图向另一方传递的信息没有被正确解读或被扭曲。例如，伴侣某一方觉得她是那个总是表现出柔情的人，迫切希望她的伴侣在身体上表达更多的渴望。因此，她在身体接触方面有所保留，而对方将此误解为一种拒绝，而不是邀请对方表现出亲密。根据 Weeks 和 Gambescia（2017）的说法，问题在于：

> 伴侣双方无法彼此理解，因为沟通的意图不是对方听到的那样……一个伴侣试图传递具有特定含义的信息，而另一个人对该信息的含义有不同的解读。当意图和效果非常不同时，就会产生误解，进而迅速爆发为冲突。
>
> （p.47）

重要的是，治疗师要能够对扭曲或隐藏的信息做出诠释，以便伴侣双方能够学会更一致地表达这些信息。

另一个有问题的沟通动力与时间垄断有关。通常在一段关系中，一方占用了大部分沟通时间，而另一方则默许了这种做法。因此，平衡沟通时间很重要。伴侣治疗师不得允许任何一方垄断治疗时间，或为另一方说话。这是对伴侣之间不良沟通方式的一种默认强化，这将使改变他们变得困难（即使能改变）。相反，伴侣治疗师的工作是教善于辞令的一方去倾听，而引导沉默寡言的一方去说话。

另一个重要的沟通技巧是具体、直接和清晰的表达。模糊的、笼统的说法无法解决冲突，也无法达成理解。治疗师寻找沟通中任何不良模式，指出它们，并帮助伴侣了解这些模式以及由此产生的态度是如何导致问题的。这让伴侣们打开了被封锁的沟通渠道和被压抑的情感。我们将展示一种技术来演示如何做到这一点。

戈特曼－拉波波特技术

戈特曼（Gottman，2011）创造了一种沟通技巧，伴侣可以在试图说服对方他的方法是正确的之前使用。它借鉴了数学家和系统思想家阿纳托尔·拉波波特（Anatol Rapoport）的工作。拉波波特认为，为了成功地说服某人改变他的观点，这个人需要感觉到他完全被理解了。因此，戈特曼－拉波波特技术（Gottman-Rapoport）教给伴侣一种方法，让他们就一个冲突领域进行对话，目的是他们必须能够在说服对方改变自己的观点之前（让对方满意地）陈述其立场。伴侣们需要扮演两个"角色"：诉说者和倾听者（参见表10.6）。

表10.6 戈特曼－拉波波特技术

诉说者：需要进行心理上的转变，转变到他们伴侣的观点

- 不责备，不使用"你"这种陈述方式
- 谈论你的感受
- 只在特定的情况下使用"我声明"
- 说出你的积极需求。记住，在每一种消极情绪背后都有一种渴望，一种愿望，因此这也是让你的伴侣和你一起成功的秘诀。这是你的积极需求。你想从你的伴侣那里得到什么？

倾听者：不要做出防御性的反应

- 推后你自己的议程。聆听诉说者的需求和观点并重复这些内容（故事）
- 带着同情心倾听伴侣的痛苦
- 倾听诉说者的情感（说出情感的名称，感受一下）
- 对诉说者进行确认，其方式是通过完成这样一句话："我认为你会有这种感觉，并有这些需求，因为……"
- 可以提问

来源：来自 Gottman 研究会。

这一技术让倾听者在被要求考虑另一种观点之前，有权力确保他们被理解。如果处理得当，它还可以让倾听者和诉说者对对方的观点有一个新的认识，并且往往会导向相互的妥协，因为他们在进行这项练习时会准确地表达同理心。

重组关系结构的技术

在每一对伴侣和家庭系统中，都有一种努力保持关系不变的平衡（内稳态）。这种平衡通过结构化的行为序列来维持，有助于维持症状性问题和行为（Peluso，2018）。以下是一些可以让伴侣治疗师打断和改变伴侣/家庭行为的技巧。

重新建构

任何事情都可以有不同的解释。每个人都从一个独特的角度来看待他的现实。当两个人在婚姻中走到一起，双方都基于自己的参照系感知现实时，困难往往会出现。有时，伴侣一方有不健康的观点；有时，双方都持有不健康的观点。当治疗师能使另一种不同的观点来对抗或进入伴侣关系时，就会对治疗大有裨益。这是一个重新建构的过程。这种重构可以是突然的，戏剧性的，甚至是幽默的。

结构技术

根据Minuchin和Fishman（1981）的观点，标记界限（boundary marking）可以用来关注和改变伴侣之间的距离。在这个过程中，治疗师会阻止伴侣一方代表另一方说话，他要求每个人都只代表自己发言。界限可以通过治疗中的言语重建、任务和空间的重新安排、非言语手势和眼神接触来划定。治疗师使用打破平衡（Unbalancing）技术来改变伴侣之间的等级关系。治疗师可以通过与一方更紧密地联系、忽略一方或偏袒另一方来打破平衡。另一个结构技术是互补性的。这包括使用一些主要的认知干预，来帮助伴侣双方觉察和理解婚姻关系的运作。伴侣们通常只会看到他们自己的行为和对彼此的反应，看不到关系系统的大局。

悖论技术

悖论（paradoxical）技术被用来公开加强或促进伴侣之间的内稳态防御，而不引起阻抗。悖论处方（paradoxical prescriptions）也被称为治疗性的双重束缚（double binds）。一个悖论包含两个（或更多）不能同时共存但又确实共存的说法（Mozdzierz，Peluso，& Lisiecki，2014）。治疗师在应用该技术时，会要求伴侣某一方来增强一个症状的发生。随后，这个症状便开始失去其神秘性和力量。虽然症状以前似乎无法控制，但现在似乎处在治疗师的控制之下。Mozdzierz 等人详细介绍了四大类悖论干预：中和剂、镇静剂、兴奋剂和挑战者。例如，对于一对经常互相疏远、不说话的伴侣，治疗师会要求他们每天晚上持续花一个小时看着对方，但不要说话。这项禁令扰乱了持续的进程，伴侣双方都可能反对这项命令。重要的是，治疗师要坚持到底，确保伴侣们按照预期的方式遵循指示。治疗师会每周询问伴侣是否完成了上述家庭作业。

情绪协调

根据 Gottman（2011）的说法，成功的伴侣具备一套关键的技能，这是"在长期承诺关系中建立信任的蓝图"（p.178），他称之为"协调（ATTUNEment）"。"ATTUNE"是一个首字母缩略词，代表以下六种技能：觉察（Awareness）情绪、面对（Turning toward）情绪、容受（Tolerance）情绪体验、理解（Understanding）情绪、非防御性地（Non-defensive）倾听情绪，并共情（Empathy）这些情绪（Gottman，2011）。表 10.7 给出了这六种技能的定义。

能够成功做到这一点的伴侣被称为"情绪教练"。他们能够共情自己的伴侣，可以帮助对方理解自己的情绪，而不用为伴侣的负面情绪负责。相反，如果伴侣一方（在面对配偶的负面情绪时）要么试图接管问题并为此承担责任，因此试图"解决"问题，要么无法（或不愿意）"解决"问题，并把它当作"愚蠢"的事情置之不理，就被称为"情绪忽视"。这种忽视往往会导致配偶感觉不被关心或被忽视。

表 10.7   情绪协调（ATTUNE）技能

1. 觉察（Awareness）情绪。这项技能的目的是让人们在不指责或不评判伴侣的情况下，评估伴侣的情绪状态。这意味着准确地标记和识别情绪。这也需要通过处理情绪来安抚伴侣，并通过让他们谈一谈，来帮助他们"释放"情绪。消极情绪可能是来自外部力量或实体（工作、老板、家庭、孩子），也可能是来自内部（对伴侣的不满，伴侣做了或没做什么）。

2. 面对（Turning toward）情绪。当消极情绪是与他人或其他事有关时，这项技能更容易掌握，但当它集中在伴侣身上时，就更难了，这需要具备自我安慰的技能（以及安慰伴侣！）。通过面对（消极的）情绪，伴侣能够发现隐藏在抱怨或批评的背后的"积极"需求，这是消极情绪的来源。"通常而言，悲伤意味着失去了某些东西；愤怒中包含着一个令人挫败的目标；失望意味着一个人的希望和期待；孤独中包含着与人联结的渴望"（Gottman，2011，p.193）。一旦找到了背后的需求，伴侣们就可以努力满足这种需求，而不是因为消极情绪而争吵。

3. 容受（Tolerance）情绪。"容受"伴侣的（消极）情绪体验并不等同于同意这种情绪（尤其是当这种消极情绪是针对他们的时候）。这也意味着他们不会试图改变这种情绪，也不会试图说服伴侣停止这种情绪。容忍伴侣的情绪，并不意味着他们也要和伴侣有同样的感受。相反，它意味着在伴侣的消极情绪中"坐下来"，陪伴在伴侣身边。

4. 理解（Understanding）情绪。这项技能包括从伴侣那里获取关于他们的体验的信息，以及能够直觉地了解消极情绪背后的潜在问题或动机。根据 Gottman（2011）的说法，"成功的伴侣推迟了自己的议程，以寻求理解另一半的观点"（p.194）。他们执行一项"任务"，去寻找配偶的体验是什么，以及配偶是如何理解的（而不是基于他们自己的观点）。同样，当这项技能指向他人时，它更容易以冷静和客观的方式去做。当它针对伴侣自己时，可能是非常具有挑战性的（尽管最终是有益的）。

5. 非防御性地（Non-defensive）倾听情绪。在理解情绪的基础上，非防御性地倾听情绪是指一个人能够以一种完全当下的方式（尤其是当他们可能是自己消极情绪的目标时）倾听对方，而不做出反应或"急于下结论"的过程。有几种方法有助于实现这一点。第一种是通过自我抚慰和深呼吸来调节自己的情绪。二是从认知上重塑自己和伴侣的经验。这可能采取"自言自语"的形式，即个体对自己说"我必须像这些与我无关一样去倾听"或"我知道听到这些很难过，但我不必因为它而难过"。

6. 对情绪的共情（Empathy）。ATTUNE 中的最后一个技能是共情。共情是一种"用别人的眼睛看"的能力，不仅是看他们所见的体验，而且是感受他们的体验。通过这样做，一个人能够与配偶的体验产生共鸣，并准确地向配偶反馈自己理解那种感受。这并不等同于说"我知道你的感受，因为我曾经感觉……"，而是说"如果我处在你的位置上，而这件事发生在我身上，我可能会感觉（就像你现在的感觉）"。它确认了伴侣的体验和对他们体验的解释，并建立了对他人的信任。

注释：引自 Gottman（2011）。

ATTUNE 技能对任何伴侣来说都是强有力的，因为它在伴侣之间建立了一种联结感（即"你了解我"），并使每一个伴侣都觉得对方能够帮助他们克服这种感受，而不是试图跳入、接管或为他们"解决"问题。这也让他们可以选择如何回应他们的伴侣（类似于 Carlson 和 Dinkmeyer 的工作），而不仅仅是冲动的反应。当冲突发生在伴侣之间（当接管或平息问题的愿望很强烈时），而不是与外部环境或人（如工作、朋友、学校、孩子等）发生冲突时，这种力量尤其强大。好消息是这些技能是可以学习的。然而，对于那些对情绪不屑一顾的伴侣来说，这需要他们"转变"关于消极情绪的看法。最后，ATTUNE 技能有助于伴侣建立信任，因为他们能够胜任地处理困难的情况、严酷的消极情绪以及共同生活中不可避免的起起伏伏。

让我们回到本章前面提到的汤姆和琳恩的例子。回想一下，他们的关系动力的核心是汤姆的愤怒爆发，这激发了琳恩童年时对不稳定的恐惧（就像她在母亲身上看到的那样），并促使她采取控制行为。反过来，这些又使汤姆产生了防御和恐惧，这是基于他童年与原生家庭中的女性的相处经历。

汤姆和琳恩是适合于 ATTUNE 技术的，这可以帮助他们更好地理解彼此的情绪反应，并更有效地帮助彼此处理情绪。第一，觉察情绪。治疗师可以教汤姆和琳恩如何在情绪出现时，更加觉察自己的情绪（恐惧、焦虑、愤怒、悲伤和不幸等）。第二，面对情绪。汤姆拒绝承认自己的悲痛反应，这更明显地表现出了他的"回避"，而琳恩也选择了"回避"，所以治疗师可以帮助双方，当他们感受到对方及其情绪时，可以设法面对彼此的情绪。第三，容受情绪体验。这是在每个人都保持与这种情绪同在的情况下发生的，治疗师可能还会教伴侣练习自我抚慰技巧，让他们在对方在场的情况下体验这种情绪，而不会扭曲它。第四，理解情绪。这意味着每个人都会帮助对方了解这种情绪的潜在原因或起源（彼此的原生家庭以及其他特定的关系事件）。第五，非防御性地倾听。这意味着治疗师帮助汤姆和琳恩聆听对方对自己（以及对方的情感体验）的看法，而不是进行防御性的攻击。我们的目标是用一种对每个人和伴侣关系都有帮助的互动循环，来取代这种消极的互动循环。

结束语

本章重点介绍了伴侣治疗师可以使用的各种策略和技巧。我们讨论了这些技术的差异化使用，尽管伴侣治疗正在变得越来越科学，但它仍然是一门艺术。随着持续接触各种策略和伴侣，伴侣治疗师将发展出必要的直觉，知道何时可以有效地使用这些策略。

参考文献

Aponte, H. J. (2017). Enactments: From the perspective of the use of self. In G. R. Weeks, S. T. Fife, & C. M. Peterson (Eds.), *Techniques for the couple therapist* (pp. 33–36). New York, NY: Routledge.

Bradford, K. (2012). Assessing readiness for couple therapy: The stages of relationship change questionnaire. *Journal of Marital and Family Therapy, 38*(3), 486–501.

Carlson, J., & Dinkmeyer, D. (1999). TIME for a better marriage. In R. Berger & M. T. Hannah (Eds.), *Preventative approaches in couple therapy* (pp. 149–168). Philadelphia, PA: Brunner-Mazel.

Cavedo, C., & Guerney, B. G. (1999). Relationship Enhancement(R) enrichment and problem prevention programs: Therapy-derived, powerful, versatile. In R. Berger & M. T. Hannah (Eds.), *Preventative approaches in couple therapy* (pp. 73–105). Philadelphia, PA: Brunner-Mazel.

Cordova, J. V., Warren, L. Z., & Gee, G. K. (2001). Motivational interviewing with couples: An intervention for at-risk couples. *Journal of Marital and Family Therapy, 27*, 315–326.

Davis, S. D. (2017). Enactments in five developmental stages. In G. R. Weeks, S. T. Fife, & C. M. Peterson (Eds.), *Techniques for the couple therapist* (pp. 37–40). New York, NY: Routledge.

Davis, S. D., & Espinoza, S. A. (2017). Effectively structuring enactments. In G. R.

Weeks, S. T. Fife, & C. M. Peterson (Eds.), *Techniques for the couple therapist* (pp. 41–44). New York, NY: Routledge.

DiClemente, C. C., & Wiprovnick, A. E. (2017). Action as a stage of change in couple and family therapy. In J. Lebow, A. Chambers, & D. Breunlin (Eds.), *Encyclopedia of couple and family therapy*. Cham, Switzerland: Springer.

Dinkmeyer, D., & Carlson, J. (1989). *Taking time for love*. New York, NY: Prentice-Hall.

Dreikurs, R. (1946). *The challenge of marriage*. New York, NY: Hawthorn.

Framo, J. L. (1983). *Workshop on couple therapy*. Bay City, MI: Michigan Psychological Association.

Glick, I. D., Berman, E. M., Clarkin, J. F., & Rait, D. S. (2000). *Marital and family therapy* (4th ed.). Washington, DC: American Psychiatric Press.

Gottman, J. M. (1999). *The marriage clinic*. New York, NY: W. W. Norton.

Gottman, J. M. (2011). *The science of trust: Emotional attunement for couples*. New York, NY: Norton.

Gurman, A. S. (2015). The history and practice of couple therapy: History, contemporary models and a framework for comparative analysis. In A. S. Gurman, J. Lebow, & D. Snyder (Eds.), *Clinical handbook of couple therapy* (5th ed., pp. 1–22). New York, NY: Guilford.

Kaslow, F. W., & Lieberman, E. J. (1981). Couples' group therapy: Rationale, dynamics, and process. In G. P. Sholevar (Ed.), *The handbook of marriage and couple therapy* (pp. 21–34). New York, NY: Medical and Scientific Press.

L'Abate, L. (1999). Taking the bull by the horns: Beyond talk in psychological interventions. *The Family Journal: Counseling and Therapy for Couples and Families, 7*(3), 206–220.

Masi, M. V., Miller, R. B., & Olson, M. M. (2003). Difference in dropout rates among couple and family therapy clients. *Contemporary Family Therapy, 25*(1), 63–75.

Miller, S., & Sherrard, P. A. D. (1999). COUPLE COMMUNICATION: A system for equipping partners to talk, listen, and resolve conflicts effectively. In R. Berger & M. T. Hannah (Eds.), *Preventative approaches in couple therapy* (pp.

125–148). Philadelphia, PA: Brunner-Mazel.

Miller, W. R., & Rollnick, S. (Eds.). (1991). *Motivational interviewing: Preparing people for change*. New York, NY: Guilford.

Miller, W. R., & Rollnick, S. (Eds.). (2002). *Motivational interviewing: Preparing people for change* (2nd ed.). New York, NY: Guilford.

Minuchin, S., & Fishman, H. C. (1981). *Family therapy techniques*. Cambridge, MA: Harvard University Press.

Mozdzierz, G., Peluso, P. R., & Lisiecki, J. (2014). *Advanced principles of counseling and psychotherapy: Learning, integrating, and consolidating the nonlinear thinking of master practitioners*. New York, NY: Routledge.

Napier, A. Y. (1988). *The fragile bond: In search of an equal, intimate, and enduring marriage*. New York, NY: Harper & Row.

Nichols, W. C. (2003). Family-of-origin treatment. In T. L. Sexton, G. R. Weeks, & M. S. Robbins (Eds.), *Handbook of family therapy: The science and practice of working with families and couples* (pp. 83–100). New York, NY: Brunner-Routledge.

Olson, D. H., & Olson, A. K. (1999). PREPARE/ENRICH Program: Version 2000. In R. Berger & M. T. Hannah (Eds.), *Preventative approaches in couple therapy* (pp. 196–216). Philadelphia, PA: Brunner-Mazel.

Peluso, P. R. (2018). *A systemic guide for counselors to understand and work with couples recovering from infidelity*. New York, NY: Routledge.

Prochaska, J. O., & DiClemente, C. C. (1982). Transtheoretical therapy: Toward a more integrative model of change. *Psychotherapy: Theory, Research & Practice, 19*(3), 276–288.

Prochaska, J. O., & DiClemente, C. C. (2002). Transtheoretical therapy. In F. W. Kaslow (Ed.), *Comprehensive handbook of psychotherapy: Integrative/eclectic* (Vol. 4, pp. 165–184). New York, NY: John Wiley & Sons.

Prochaska, J. O., & Norcross, J. C. (2002). Stages of change. In J. C. Norcross (Ed.),*Psychotherapy relationships that work* (pp. 110–125). New York, NY: Oxford Press.

Satir, V. (1982). *Conjoint family therapy*. Palo Alto, CA: Science & Behavior Books.

Schneider, W. J. (2003). *Transtheoretical model of change with couples* (Unpublished doctoral dissertation). Texas A & M University, College Station, TX.

Sherman, R., & Fredman, N. (1986). *Handbook of structured techniques in marriage and family therapy.* New York, NY: Brunner/Mazel.

Sholevar, G. P. (2003). Couple therapy: An overview. In G. P. Sholevar (Ed.), *Textbook of family and couple therapy* (pp. 417–438). Alexandria, VA: American Psychiatric Publishing.

Simon, F. B., Stierlin, H., & Wynne, L. C. (1985). *The language of family therapy: A systemic vocabulary and source book.* New York, NY: Family Process Press.

Sperry, L., & Carlson, J. (1990). Hypnosis, tailoring, and multimodal treatment. *Individual Psychology: Journal of Adlerian Theory, Research & Practice, 46*(4), 459–465.

Stanley, S. M., Blumberg, S. L., & Markman, H. J. (1999). Helping couples fight for their marriages: The PREP approach. In R. Berger & M. T. Hannah (Eds.), *Preventative approaches in couple therapy* (pp. 279–303). Philadelphia, PA: Brunner-Mazel.

Weeks, G. R., & Gambescia, N. (2017). Expanding levels of communication. In G. R. Weeks, S. T. Fife, & C. M. Peterson (Eds.), *Techniques for the couple therapist* (pp. 47–50). New York, NY: Routledge.

Wile, D. B. (2002). Collaborative couples counseling. In A. S. Gurman & N. S. Jacobson (Eds.), *Clinical handbook of couple therapy* (3rd ed., pp. 281–307). New York, NY: Guilford Press.

Wile, D. B. (2008). *After the honeymoon: How conflict can improve your relationship* (Rev. ed.). Oakland, CA: Collaborative Couple Therapy Books.

Wile, D. B. (2011). Collaborative couple therapy. In D. K.Carson & M. Casado-Kehoe (Eds.), *Case studies in couple therapy: Theory-based approaches* (pp. 303–316). New York, NY: Routledge.

Wile, D. B. (2017). *Doubling in collaborative couple therapy: Chapter 3 from solving the moment: Theory and method of collaboative couple therapy (in preparation).*

第十一章

伴侣治疗的专业和伦理实践

学习目标

本章中，读者将学习以下内容。

1. 关系伦理、原则伦理和美德伦理的要素。

2. 与伴侣治疗相关的伦理专题。

3. 伴侣治疗和咨询的伦理规范的相似性。

4. 伦理决策、理解伦理决策风格。

5. 伦理决策、专业决策和循证实践。

6. 伴侣治疗的伦理教学和督导。

多年来，伴侣治疗的实践不断发展，现已成为一种成熟的心理健康专业。这方面的一个指标是强调健康的、符合伦理的实践。然而，也许是因为伦理规范看似惩罚性的性质，对可能出现的医疗事故的焦虑，或是国家执照委员会或专业协会的伦理审查，许多治疗师认为伦理是一个不受欢迎的负担，认为它会侵犯有效实施治疗的权利。这种态度可能源自治疗师接受的训练、个人哲学，也可能源自伦理委员会纠偏功能的直接经验。它可能导致治疗师对伦理的态度出现有害的分裂，要么产生恐惧，要么满心期待，比如关怀、欣赏、包容和卓越。这种害处源于这样一种信念，即通过关注分裂的第一部分，

第二部分可以很容易被遗忘或掩盖（即："我不需要担心伦理问题。我认真写病历，遵循治疗计划，而且不和我的来访者发生性关系。"）。除非他们被传唤，否则这些治疗师只在更新执照和获得继续教育学分时，才会明确考虑伦理问题。因此，伦理是一个已经被降低为文书保存工作以及控制风险层面的话题，它在真正改变来访者生活、参与社会组织和专业组织方面产生的影响也十分有限。

本章概述了在伴侣治疗实践中常见的伦理问题和考量因素。为讨论这些伦理问题，我们首先介绍关系伦理、原则伦理和美德伦理。然后我们关注保密、秘密、隐私、双重关系和在线治疗等伦理问题。接下来，我们简要比较了美国婚姻家庭治疗协会（AAMFT）以及国际婚姻家庭咨询师协会（IAMFC）的伦理规范。最后一部分关注了伦理决策。

关系伦理

我们在本章开始时指出了治疗师对伦理的分裂观点。在本节中，我们将介绍另一种看待伦理的方法，这种方法整合了先前的分裂。我们认为，伦理实践与健全的专业实践密不可分。伦理价值（善行、尽职、忠诚、正义和自主）能够指导和告知临床医生以最佳方式进行治疗。因此，这些价值也是所有最佳实践的核心。我们也认为，伦理实践是一种活生生的关系体验。根据Sperry（2007a）的观点，这被称为第三视角伦理。与第一视角伦理（其中临床医生的注意力完全集中在伦理规范、风险管理和出于恐惧的避免制裁）不同，第三视角（或关系）伦理则体现为伦理规范、更高的伦理原则（善行、尽职、正义、自主和忠诚）和个人价值观的整合。这意味着伦理不会，也不能被孤立地锁在文件柜里，而必须在与来访者的关系中表达出来。临床医生应该将伦理视为与伴侣建立联系的一种手段，而不是为他们设置障碍。此外，关系伦理实践对治疗师来说是一个过程，它会随着时间的推移而演变。与伴侣治疗实践的所有方面（评估、干预和个案概念化）一样，伦理实践永远不应该只学习一次，然后就被束之高阁。相反，伦理实践是由治疗师的成长、对新思想和概念的接触、发展与来访者互动的一致性以及对更广泛的组织动力的反思所塑造的。这些动力既可以是普遍的（即专业协会），也可以是独特的个人性的（即机构或实践文化）。简而言之，我们认为伦理是一种积极的努力，从健康的、整体的角度（而不是从消极的、基于恐惧的角度），它允许治疗师在治疗实践中有意识地吸收和实施这些原则。从这个角度看待伦理问题的伴侣治疗师有可能成长和成熟，成为拥有强大有效工具的临床医生（see Peluso, 2007；Sperry, 2007a）。

就伴侣治疗的实践而言，在伴侣治疗的工作中涉及一些具体的伦理问题。治疗师在伦理上应该服务哪一方？治疗师应该从其中一方开始治疗，并试图让另一方配偶参与进来吗？如果是不情愿的伴侣该怎么办？治疗师是否应该对伴侣撒谎，以帮助解决他们的问题？伴侣双方是否应该试图揭露所有秘密，即使他们可能会感到尴尬、焦虑和失去尊重？技术在提供服务方面的作用如何？对未来的伴侣治疗师有什么影响？伴侣治疗师如何运用关系伦理（第三视角）方法来解决这些问题？这些问题是影响伴侣治疗师工作的许多棘手和复杂的伦理问题中的一部分。在本章中，我们将触及其中的一部分问题，并提出当前的伦理规范。此外，我们还讨论了职业协会中伦理投诉的普遍性及其解决方案。最后，我们讨论了伦理决策的过程，以及影响伦理决策的个人因素。

原则伦理和美德伦理

伴侣治疗的实践通常涉及伦理考量。如果治疗师所要做的只是参考伦理规范，来获得"答案"，那么专业实践就会相对简单和直接。不幸的是，在做出伦理决策之前，很少有伦理准则不经审议和磋商就能实现。原因是伦理规范提供的是指导，而不是绝对的指令。偶尔，一项守则会提供明确的指示，比如获得知情同意，不与来访者发生性关系，或防止来访者伤害自己或他人。然而，许多案例更难理解和解决，特别是当涉及伦理困境时（Kleist & Bitter, 2014）。伦理困境是一种"涉及伦理考量的情况，使专业人员感到困惑，要么是因为存在相互竞争或冲突的适用标准，要么是因为伦理标准和道德标准之间存在矛盾"（Sperry, 2007a, p.486）。

那么，是什么引导伴侣治疗师做出伦理决定，尤其是涉及伦理困境的时候？是个人美德、原则伦理、美德伦理还是三者的结合？让我们简单地看看这三者。

个人美德是治疗师在道德上善良或正直的个人性格或品质（Sperry，2007b）。原则伦理是一种运用一套伦理规范和原则体系，在出现伦理困境时做出正确决策的方法。它侧重的是基于预定值的行动和选择（Corey，Corey，Corey，& Callanan，2014）。该伦理强调的是"做"。原则伦理通常通过伦理规范体现出来。

相比之下，美德伦理关注的是个人或职业的性格特征（Sperry，2007b）。在这里，重点在于"是"而不是"做"。因此，原则伦理提出了这样一个问题："应该做什么？"美德伦理则是问："伴侣治疗师应该是什么样的人？"伴侣治疗师要思考的一个不那么显而易见的问题是，作为伴侣治疗师，你的伦理行为是否更多的是关于个人道德存在，而不仅仅是理解和应用一套伦理原则和伦理规范（Kleist & Bitter，2014）？随着时间的推移和对不同的伦理考量的经验增长，治疗师会得出这个问题的答案，即是什么引导他们做出伦理决定。

治疗取向和知情同意

作为健康、专业实践的一部分，伴侣需要以伦理上负责的方式接受治疗。根据 Margolin（1998）的说法，要全面实现这一目的，应该满足下列五点。

1. 全面阐释治疗过程和治疗目的。
2. 明确讨论治疗师的资格和治疗师在治疗过程中扮演的角色。
3. 披露治疗预期的不适、风险和好处。
4. 更适合来访者需求的备选治疗方法和可用的转诊资源。
5. 明确知道每个人和伴侣整体可以根据他们的意愿随时停止治疗。

除了引导来访者接受治疗外，在治疗开始前获得来访者的同意是伦理实践的基石。从关系伦理的角度来看，它做了两件事：（1）向来访者展示治疗过程中会发生什么，这样他们就不会感到惊讶，并且可以充分参与；（2）允许治疗师开始与来访者建立一种合议和合作的基调。伴侣的定位包括彻底了解前面提到的要点，以及解决来访者可能遇到的任何问题、恐惧或疑惑。通常，需要解决的结构性问题是治疗的频率或费用，但也可能有更微妙的问题，如来访者的整体安全（心理、保密和身体）。看起来，治疗师提供准确、诚实的描述或知情同意的要求可能是压倒性的，甚至是不可能的。请记住（除了在极端情况下），能够为自己做出决定是符合来访者的最大利益的，特别是从关系伦理的角度来看。事实上，知情同意不应该是一个单一的事件，而应该是一个持续的过程，随着治疗的推进，目标会日臻完善，甚至发生改变（Margolin，Shapiro & Miller，2015；Sperry，2007a）。

知情同意的特殊情况：缺乏共同目的

在伴侣治疗中，可能不清楚病人是谁。通常，有问题的一方被伴侣视为病人，或者一方可能单方面给另一方贴上有问题的标签，但对于治疗师来说，将伴侣整体指定为病人是很重要的。许多人来接受治疗是希望帮助他们的另一半。当某个人一开始不认为自己有问题和需要签订治疗合同，伴侣治疗师需要意识到这往往暗示有一个无症状的潜在病人。正确地引导来访者了解伴侣治疗过程，并提供一些关于伴侣系统的简短教育是有益的。

伴侣治疗师面临的另一个常见挑战是，一方想要离婚（或分居）咨询，而另一方抱着挽救婚姻或改善关系的期望来参加咨询。

虽然治疗可能开始于一个共同的目标，似乎是服务于双方的最佳利益，但情况可能会发展到个人利益优先，而最适合伴侣一方的实际上会损害另一方的利益。

（Margolin，1998，p.79）

在这种情况下，谁是主要的来访者？当关系中的两个人有不同的期望时，治疗师如何履行他的伦理责任？如果一方拒绝参加，而另一方继续参加，会发生什么？治疗师如何平衡对一方和伴侣关系的治疗责任？这涉及复杂的判断。因为这两种责任都不能抵消另一种责任的重要性，所以伴侣治疗师不能盲目追求两种极端（Margolin et al.，2015）。相反，伴侣治疗师有责任清楚地传达治疗的界限和限制，联合治疗和个体治疗的政策是什么，治疗的性质或治疗目标如何改变，以及在什么时候改变（例如，从和解到分开）。

保密、秘密和隐私

就像任何类型的治疗一样，治疗师也会给予伴侣一定程度的保密承诺。治疗师应在治疗开始时讨论保密问题，将其作为知情同意和全面指导治疗的一部分（Wilcoxon，Remley，& Gladding，2013）。这个部分应包括与任何法定报告人或警告法规义务相关的保密限制。此外，与个体治疗不同，伴侣治疗不能保证完全保密，因为治疗师不能假设两位来访者都会对治疗中披露的信息保密（例如，与朋友或家人交谈）。治疗师所能保证的是，根据健全的专业实践的法律和伦理规范，他不会披露任何关于伴侣的信息。最后，治疗师还应该公开他们对通过任何个人会面收集到的信息的保密立场，这些会面可能是伴侣治疗的辅助（Margolin et al.，2015）。

根据伦理原则，保密要求伴侣治疗师平衡所有相关来访者的需求，就像善行意味着对每一个伴侣都有益一样。这并不总是容易做到的。很多时候，善行和尽力的原则是矛盾的，因为对个人或家庭大多数成员来说是最好的，可能对另一个成员来说不是最好的。例如，如果一个人需要药物滥用治疗，这可能对家庭有利，但对药物使用者可能不利或不舒服。此外，如果药物滥用者是家庭的唯一经济支柱，药物滥用治疗建议可能会给家庭带来不适当的经济负担。同样，善行和自主等伦理价值观也可能相互冲突，因为对家庭最有利的可能会损害一个人为自己做出决定的能力。在这一点上，为了克服这些问题，考虑关系情境是必要的，因为解决伦理困境的最直接方法不再奏效。治疗师就如何难以实现所有成员的平衡和结果展开对话（或者更好，继续从第一次治疗开始的对话）可能会有所帮助。讨论所有家庭成员合作的必要性，以帮助家庭克服挑战，可能有助于达成一种良好的共识。

对于治疗师来说，与家庭公开讨论具体的伦理原则可以帮助他们看到治疗师的意图不是在"战斗"中偏袒一方，而是真正努力为家庭带来最好的结果（Caldwell，2016）。此外，讨论隐私与保密的概念有助于促进更诚实的讨论，以便于来访者能够坦率处理相关信息。在这个框架内，治疗师可以解决保密问题（特别是在不能保密的情况下）。一些治疗师将保密范围扩大到个人，并同意在个人会面中不与伴侣分享任何信息，而其他治疗师则认为来访者是伴侣整体，保守秘密会适得其反（Margolin，1998；Woody，2000）。

通常，治疗师对隐私和秘密的区别，以及它们对关系的影响感到困惑。隐私是一个人所持有的不希望分享，但也不会影响他与他人关系的信息（Sperry，2007b）。这方面的例子可能是他们在上次选举中如何投票，他们一直梦想成为体育英雄，他们秘密幻想拥有 10 亿美元，或他们在幼儿园时的初恋。这些都是对于全情投入一段关系来说，没有必要分享的个人幻想或自我方面。相比之下，秘密是一个人拥有的可能会影响关系的信息或感觉（Wilcoxon et al.，2013）。这可能是包括恐惧的感觉，对关系的矛盾心理，或者对自己的行为（例如有外遇）感到羞耻。因此，治疗师对保密原则的看法与秘密议题交织在一起，而隐私则不在此列。

伴侣治疗师同意保守秘密有好处，也有坏处。遵循保密政策的好处包括能够从来访者那里获得关于他们想法或感受的更可靠的信息，如果他们知道这些信息会被分享给他们的伴侣，他们就不愿意提供这些信息。这就避免了治疗师被其中一方的秘密计划蒙骗的情况，那可能会破坏治疗。这种政策的缺点是，它要求治疗师记住哪些信息是伴侣可以分享的，哪些信息需要保密。此外，这可能会使伴侣治疗师处于违背另一方和伴侣整体利益的境地（Margolin，1998）。因此，越来越多的治疗师显然做出了这样的决定，即他不会承诺对如下事项保密：对婚姻关系有重大影响的事项，或有充分证据表明有犯罪行为和意图的事项。

保密的特殊情况：婚外情

对于治疗师来说，一个常见的两难境地是伴侣一方透露自己卷入了婚外情。除了本身就是一个治疗问题之外，它还常常使治疗师在决定如何与来访者处理这些信息（在保密的情况下）和如何处理这种行为（作为对治疗的威胁）时陷入伦理困境。这种披露通常是伴侣一方单独向治疗师披露的，并且要求治疗师不要泄露。事实上，来访者经常要求为其保密。除非治疗师明确了他对秘密的立场，否则泄露婚外情会违反保密原则，即使治疗师认为公开处理婚外情的问题从长远来看会对伴侣有利。承诺保密的治疗师有义务为每一个伴侣保守秘密。但如果治疗的保密政策是完全共享信息，则应该告知伴侣另一方。当伴侣治疗师面临秘密（如婚外情）时，应评估披露对另一方的损害程度，治疗师应尽量减少披露造成的伤害（Snyder & Doss，2005）。理想情况下，披露信息的应该是出轨的伴侣一方。然而事实却往往并非如此，治疗如何继续下去将取决于治疗师的决定。

可能令治疗师感到困惑的一点是，如何处理伴侣不希望治疗师透露的婚姻外正在进行的性关系（Snyder & Doss，2005）。一个有益的立场是，治疗师不参与这种情况下的伴侣治疗。治疗师必须值得信任，因此不能保守秘密。如果另一方知道这段关系，伴侣双方也许可以朝着相互满意和信任的目标前进。当然，这只适用于目前的婚外性关系。过去的事件是当事人的财产，是否分享取决于记忆所有者，而非治疗师。一般来说，治疗师需要说这样的话：

我不认为我能帮助你与你的配偶建立亲密关系，如果你正在与你的情人寻求类似的目标。因为权力、地位、孩子或其他原因，你可能希望继续这段不满意的婚姻，并在其他地方获得亲密关系。这当然是一个值得尊敬的，或许也是可行的选择，但如果你希望促进你和你的配偶在生活中的成长，放开你的情人将是必要的，以避免陷入悬而未决的矛盾情绪中。

治疗师可能同意以个体治疗的方式与伴侣一方或双方工作，但不是联合治疗（Peluso，2018）。

双重 / 多重关系

治疗关系注入了对治疗师的大量信任，同时增强了来访者的脆弱感。当治疗师与来访者有不止一种关系（如业务关系、友谊等）时，保持中立或为来访者的最佳利益行事的能力就会受到损害（或至少会受到质疑）。因此，禁止治疗师和来访者的多重关系（即保持专业的、治疗性的关系），是为了保护治疗师和来访者避免卷入操纵、共谋、边界混淆和剥削的关系中（Sperry，2007a）。在这一伦理禁令中明确的一点是，禁止治疗师在来访者接受治疗期间与其发生性关系。治疗师在伴侣治疗时与一方发生不适当的性行为，是对治疗关系最大的背叛之一（Margolin，1998；Woody，2000）。由于禁止治疗师和来访者之间的性接触，因此，所有双重关系都可能存在风险。这是一个滑坡式的论点，认为专业领域之外的任何关系都有可能逐渐（且不可避免地）导致性行为不当（Zur，2002）。这并不是说该准则的存在是没有理由的。我们的几个同事成了不当行为的牺牲品，或者（更糟糕的是）在来访者脆弱的时刻利用了来访者，这是对我们这个行业的一个可悲的评论。然而，无论如何，现在任何双重角色 / 关系都 "带有性或其他剥削性渎职的含义"（Coale，1998，p.101）。事实上，一些专家甚至建议，卷入任何类型双重角色的从业者应被暂停执照和专业协会成员资格（Coale，1998；Lazarus，2002；Pope & Vasquez，1998）。

那些希望所有双重关系都被禁止的人会失望的，因为治疗师不可避免地要同时扮演两个或多个角色。无论是在人际关系上还是在心理上，治疗师都必须在多个层面上与来访者打交道。在人际关系方面，治疗师可能与他们的来访者有共同的社交环境（尤其是在小城镇），例如学校或儿童体育联盟，或购物区，他们可能不得不与来访者互动。此外，他们可能必须担任多个专业角色（如法院案件的评估员）或工作职能，以及虐待问题的法定报告员。在心理上，当与来访者合作时，治疗师不仅必须应对他们作为专业人士的角色，还必须应对他们作为男性、父母、配偶、儿子等的角色。所有这些都是在本质上与性无关的双重角色，这必然会提出一个问题：有没有一些情况下，双重或多重关系是健康或有用的？

维持对双重关系的严格界限，与不注意潜在的来访者剥削，都是危险的。"人际关系是错综复杂的，在某些情况下，不涉入双重关系可能比这样做更具破坏性"（Coale，1998，p.105）。以回避全部双重关系的方式，将这些关系掩盖起来也有危险（Zur，2002，2005，2011）。

有时，治疗师不可能完全避免多重关系。对于在远离大城市的小社区执业的治疗师来说，处理多重关系是司空见惯的。例如，治疗师可以决定从来访者那里购买汽车，因为如果他在其他地方购买汽车，可能恰恰表明了作为汽车经销商的该来访者正在接受治疗。当面对双重和多重关系时，一个值得考虑的问题是：谁的需求得到了满足？如果答案是治疗师的需要，那么这时治疗师就需要非常小心地推进并寻求咨询。

当然，禁止所有的双重关系肯定是一个简单明了的解决思路。人们不需要区分好的双重关系和坏的双重关系（这个过程在法律意义上可能是令人无法忍受的负担），而只需要检查是否存在双重关系。如果存在双重关系，这便是不好的，从业者会受到惩罚。如果不存在，这便是无害的。这种思路完全不考虑语境和环境。然而，接下来的问题是"这个过程对谁最有利——是来访者，治疗师，还是评估机构"，如果有利于来访者，那么它可能是合乎伦理的和合理的。如果是有利于另外两方，它就不符合善行或正义的原则，而是接近于渎职的边缘（Coale，1998）。

在伦理原则方面，应该指出的是，那些剥削性的双重关系（包括性关系）不符合"好的""公正的""真实的"原则。此外，这些关系（对来访者和从业者来说）总是有害的，它们剥夺了来访者做出自由选择的能力。因此，他们违反了所有的伦理原则（善行、尽职、自主、正义和忠诚）。然而，非剥削性的双重关系呢？它们是否有益，尊重当事人的自主性，促进当事人的正义，并维护真相？换言之，治疗师是否可能与来访者建立非性的双重或多重关系，并将治疗维持在伦理原则框架内？同样，这取决于治疗师是否有能力明确界定和维持界限，以及是否能够以来访者的最大利益为核心进行协商，同时开诚布公地承认治疗关系满足了他们个人、情感甚至经济需求的方式。那么，也许，这种关系可以被视为符合伦理的。从基于原则伦理和关系伦理的角度来看，这是一个超越了任何特定的准则的更高标准。它也是任何良好的、符合伦理的伴侣治疗实践的起点（Peluso，2007）。

在线伴侣治疗和技术使用

在一个奇怪的对比中，我们引入了伴侣治疗实践中的一个新兴领域的讨论，该领域一方面旨在通过提供与治疗师接触的新途径来创造更方便的联结；另一方面，这项技术本身的特性令使用它的个体之间的人际纽带消失了。在伴侣治疗实践中技术（尤其是互联网）的使用是一个不断发展的前沿领域。一些治疗师通过 FaceTime① 的 Skype② 进行伴侣会谈，还有人预测治疗机器人将开始在咨询中发挥作用（Fulmer，2018）。

自 20 世纪 90 年代末互联网爆炸式增长以来（尤其是自本书最后一版发行以来），网络技术在工作环境和社交生活中的使用呈指数级增长。那么，有多少伴侣治疗师在他们的临床实践中使用它呢？不幸的是，由于没有全国性调查结果的报告，它的使用情况不得而知。然而，有两项小规模研究的报告提供了一些线索。第一项研究调查了伴侣和家庭治疗杂志发表的关于互联网在伴侣和家庭生活中的结合的文章。研究发现，从 1996 年到 2010 年，在17 种伴侣和家庭治疗杂志上发表的 13 274 篇文章中，只有 79 篇聚焦于互联网的使用（Blumer，Hertlein，Smith & Allen，2014）。

第二项研究考察了伴侣和家庭治疗师与来访者在线交流的频率和方式。它还确定了治疗师对在线治疗的舒适度。研究人员对 28 个州的 169 名执业伴侣和家庭治疗师进行了调查。他们发现，大多数（83.4%）的治疗师报告说，他们偶尔会通过电子邮件与来访者交流。相比之下，研究显示，72% 的心理学家通过电子邮件与来访者交流。值得注意的是，大多数接受调查的伴

① 美国苹果公司开发的视频通话软件。——译者注
② 一种在线通话工具。——译者注

侣和家庭治疗师表示，只在网上治疗伴侣和家庭时，他们感到不适。这与其他心理健康专业人士的观点相似。最后，认为应该在农村地区使用在线治疗的应答者，是认为应该在郊区或城市地区使用在线治疗的应答者的两倍（Hertlein，Blumer，& Smith，2014）。

这两项研究都表明，在治疗中使用技术刚刚开始，是该专业的前沿领域。与其他前沿领域一样，对于正在考虑利用这些技术进步来改善对来访者的服务的治疗师来说，他们面对的问题仍然比答案多。美国婚姻家庭治疗协会（AAMFT）和国际婚姻家庭咨询师协会（IAMFC）的伦理条例包含了在线咨询的伦理条款（AAMFT，2015；IAMFC，2017）。其他协会也有关于在线治疗的意见书和声明，但通常带有一些"买者自负"（提醒购买者注意）的条款。我们将简要概述一些问题。

关于在线治疗的第一个问题是"这合法吗？"，答案是肯定的，也是否定的。在线咨询的合法性在各州不同。然而，这引出了在线治疗争论中的第一个（也是经常被引用的）问题：治疗发生在哪里？更具体地说，执行哪一套法律来保护从业者或来访者？是来访者所在州的法律还是治疗师所在州的法律？根据 Leslie（2002）的说法，"大多数人认为，医疗服务是在患者接受治疗时所在的州进行的"（pp.39-40）。同样的原则也适用于执业许可，因为并非所有州都承认其他州的被许可人。因此，无论在线咨询师在自己州的情况如何，他们可能会冒着被指控在来访者所在州无证执业的风险（Leslie，2002）。此外，由于许多专业协会尚未就伴侣治疗中使用互联网做出伦理决定，因此违反伦理规范的风险正不断增加。

与在线咨询相关的其他伦理问题，包括知情同意（书面的还是口头的）、处理来访者的电子邮件沟通，以及与来访者的身体接触和观察非语言行为是否会影响治疗的质量。然而，最严重的伦理问题之一可能与保证在线咨询的机密性和安全性有关。互联网上的通信，无论是书面的、语音的还是视频的，除非经过加密或在安全的网络上进行，否则无法保证其安全性（Shallcross，2011）。即使如此，黑客攻击的发生或通过公共电话线传输敏感信息，也不可能绝对保证保密。作为良好临床实践的一部分，治疗师必须披露所有这些问题给来访者带来的风险。然而，在线咨询也有一些潜在的好处，例如增加获得高质量服务的机会（特别是在偏远地区），减少旅行成本和整体的不便，以及更大的治疗连续性的潜力（Shallcross，2011）。显然，各种形式的技术将继续在治疗实践中发挥作用。传真、语音信箱和电子报销的使用并没有终结反而促进了治疗实践。然而，与任何新的发展领域一样，技术的扩张速度超过了对技术的伦理和法律监管。

在线治疗的伦理问题研究

虽然技术的使用在伴侣治疗实践中具有优势和益处，但其使用也涉及许多伦理问题和缺陷。一项对在线治疗的伦理问题和缺陷的研究发人深省。它调查了 226 名持照婚姻和家庭咨询师、学生和督导（Hertlein，Blumer，& Mihaloliakos，2015）。

关于在线治疗中出现的伦理问题和缺陷，出现了五个主题。第一个也是最常被提及的伦理问题是保密。这包括对隐私、谁可以查看视频或反馈以及用户真实性的担忧。其他的担忧包括，除了这对伴侣之外，其他人可能会访问计算机账户。

第二个主题涉及治疗关系。有人担心所传递的信息可能会被误解或曲解，从而影响治疗过程。另一个担忧是，在线治疗无法提供身体互动的机会，比如为哭泣或痛苦的来访者提供纸巾或适当的治疗性接触。同样，边界相关的议题也涉及复杂的双重关系问题，因为来访者可以在社交媒体上联系他们的治疗师。

第三个主题涉及对有风险的人进行治疗，比如那些有自杀倾向或经历其他危机的人。具体的困难包括评估风险因素、难以监测自伤行为、来访者的安全以及治疗师无法立即干预等。

第四个主题涉及责任和许可问题，如满足健康保险流通与责任法案（HIPAA）要求、记录保存、知情同意、向来访者分发表格和讲义、强制报告和第三方支付人的参与。

第五个主题涉及接受足够的在线治疗训练和教育、隐私训练及在社交媒体网站上使用个人和专业页面（Hertlein et al.，2015）。

这项研究中参与者的担忧是真实存在的，值得伴侣治疗的实践者以及督导和指导人员考虑。培训计划将很好地讨论这些担忧，并就如何将技术应用于伴侣治疗的实践提供指导。

指导伴侣治疗实践的伦理规范

一个"职业"的决定性标志是存在一个代表该职业的职业协会，并发布和执行这个领域的伦理规范。所有心理健康专业，即社会工作、咨询、心理学、伴侣和家庭治疗以及精神病学，都制定了伦理准则。目前至少有两个与伴侣治疗实践相关的专业组织：美国婚姻家庭治疗协会（AAMFT）和国际婚姻家庭咨询师协会（IAMFC）。本部分简要概述了这两个协会的最新准则。

美国婚姻家庭治疗协会伦理准则（2015 版）

这一准则自 2015 年 1 月 1 日起生效。它的目的是通过制定伦理实践标准来尊重公众对伴侣和家庭治疗师的信任，这些标准定义了治疗师的专业期望，并将由 AAMFT 伦理委员会强制执行。《准则》序言部分简要讨论了伴侣和家庭治疗实践应遵循的核心价值观。这些价值观旨在提供一个理想的框架，伴侣和家庭治疗师可以在该框架内追求专业实践的最高目标。这些核心价值观是：

接纳、欣赏和包容不同的成员。在培训婚姻和家庭治疗师（以及那些希望在系统治疗和伴侣治疗中提高技能、知识和专业知识的人）方面的独特性和卓越性。为会员提供卓越的服务。在临床实践、研究、教育和管理方面的多样性、公平和卓越。协会管理下的高门槛的符合伦理的、诚信的会员行为所体现出的正直。系统治疗和关系治疗知识的创新和进步。

（AAMFT，2015a，p.1）

在这一版准则中，有九项伦理标准被指定为实践规则，伴侣和家庭治疗师必须遵守这些标准，并接受监督。引言部分为每个标准提供了一个理想的/解释性的方向。

国际婚姻家庭咨询师协会伦理准则（2017 版）

本准则自 2017 年 1 月 1 日起施行。由于 IAMFC 是美国咨询协会（American Counseling Association，ACA）的一个分支，所以 IAMFC 伦理规范中提出的准则是对 ACA 现行伦理标准的补充（IAMFC，2017，2018）。IAMFC 准则的序言提出，IAMFC 成员致力于支持来访者、咨询专业和咨询师的专业性。序言还指出，IAMFC 成员"致力于改善家庭关系，倡导家庭健康发展，同时也考虑到家庭系统中个人的独特性"（IAMFC 伦理准则，2015a，p.1）。该准则规定了伴侣和家庭咨询的指导方针。它分为十个部分，详情见表 11.1。这个表提供了这两个规范的标准或章节的简单比较。

表 11.1　AAMFT 与 IAMFC 伦理准则的对比

AAMFT 2015 版伦理准则	IAMFC 2017 版伦理准则
前言	前言
Ⅰ 对来访者的责任	A 咨询关系和来访者福祉
Ⅱ 保密原则	B 保密和隐私
Ⅲ 专业胜任力和诚信	C 胜任力和专业责任
Ⅳ 对学生和受督者的责任	D 合作与专业关系
Ⅴ 研究和发表	E 评估和评价
Ⅵ 技术辅助下的专业服务	F 咨询师教育和督导
Ⅶ 专业评价	G 研究和发表
Ⅷ 财务安排	H 伦理决策和解决方案
Ⅸ 广告	I 技术辅助下的伴侣和家庭咨询
	J 多样性和宣传

来源：来自 IAMFC（2017，2018）；AAMFT（2015a）。

伦理违规的情况

通常，由于对起诉和惩罚的无端恐惧，初级治疗师和持有风险管理第一视角的会员使用理事会和专业协会的制裁，来替一个存在伦理局限的（可能是不符合伦理的）方法辩护是合理的。我们希望下述信息能够为辩论提供一些急需的背景。

投诉有三种类型：法律（医疗事故）、监管和伦理（Woody，2000）。根据 Woody 的说法，由于许多案件在庭外和解或处于旷日持久的诉讼中，没有上报到任何地方，因此不可能获得准确的法律投诉数量。然而，Peterson（1996）认为，医疗事故诉讼正在上升。同样，向州执照委员会投诉治疗师违背伦理行为的案件也在增加。

与许多其他专业协会一样，AAMFT 设有一个伦理和专业实践委员会。伦理委员会根据 AAMFT 章程运作，解释《伦理原则的准则》，考察那些针对 AAMFT 成员的违反准则的指控，如果司法顾问审理了案件，则裁决对该成员的指控（AAMFT，2015b）。

根据 AAMFT 伦理委员会的一份关于伦理违规的报告，在过去 50 年里共报告了 1120 起伦理案件（AAMFT，2001）。委员会报告说，他们每年大约会收到由州执照委员会、咨询师同行或临床咨询师、来访者提交的 50 ～ 60 份投诉。最常被成员违反的伦理准则包括与双重 / 多重关系相关的方面。这占报告案例的 40%。此外，在这组人中，65% 涉及性诱惑或性不当行为。第二大违规方面（13%）是与治疗师的能力和缺陷相关的问题。这些问题中有许多涉及治疗师的超出训练或专业领域之外的操作，或者治疗师的缺陷削弱了其伦理或专业实践能力。9% 的案件与州监管委员会的纪律行动有关（违反了 AAMFT 的伦理规范），6% 的案件是由于违反保密、广告和终止治疗（原则 1）。其余 20% 的类别包括重罪或轻罪、不服从伦理委员会（拒绝接受调查）和财务不正当行为。每一类案例占总数的 5% 或更少。无论如何，很明显，治疗师在处理职业关系和个人关系（性关系或其他）之间的界限上存在最大的问题。这是一个必须有针对性地进行进一步培训的领域。

考虑到前面提到的伦理违规发生率，治疗师可能会对此感到沮丧。然而，一旦这些问题被发现，调查的结果会怎样？伦理委员会查明的大多数案件都没有得到必要的保密豁免（约 65%），必须结案。因此，只有 49% 的投诉提交了伦理委员会。根据 AAMFT（2001）的数据，从 1990 年到 2001 年，只判决了 281 个案件，其中 17% 的案件导致会员资格的终止（AAMFT 伦理委员会的最终制裁）。超过一半的案件（52%）没有采取行动，因为要么指控被驳回，要么指控被调查后发现没有根据，要么违规行为太轻微，不需要采取纪律行动。27% 的案例被发现违反伦理规范，需要治疗师采取一些改过措施。通常，这包括个人治疗、暂时停止执业或在持续督导下执业。

伦理决策

AAMFT 伦理委员会的研究结果似乎表明，对于那些违反规范的治疗师，一个有益的补救措施是关注他们的伦理决策过程。这对于避免制裁和（更重要的）真正符合伦理的、专业的伴侣治疗实践至关重要。伦理规范不仅是该行业的自我监督机制，也能够在这些困难议题上提供指导。然而，治疗师面临的情况往往需要对伦理规范进行一定的解读，对于必须应对复杂情况的从业者来说，这些伦理规范可能是模棱两可和不一致的（Corey et al.，2014；Haber，1996；Kitchener，1986）。这种挣扎通常是由于治疗师的情绪反应，这通常会影响他理解事件和相关问题的能力。事实上，已经有人指出，

当现有的指导方针没有提供方向时，伦理问题就会产生……当面临伦理困境或新问题时，治疗师必须能够批判性地评估和解读相关的准则，并将他们的感受作为伦理行为的适当或不适当的基础来评价。

（Kitchener，1986，p.306）

从关系伦理的角度来看，我们觉得理解、处理和结合治疗师的情感和智力观点是第三伦理视角的标志（Peluso，2007）。

作为治疗师最困难的方面之一是理解并按照伦理准则行事（Robson，

Cook，Hunt，Alred，& Robson，2000）。综合伦理决策过程的尝试传统上被分为两类，一类侧重于逐步解决困境，而另一些则着眼于决策过程中涉及的更广泛的道德或伦理问题（Corey et al.，2014）。Kitchener（1984）提出了一个模型，包括伦理决策过程的两个方面。她的模型包含两个层次的伦理决策：伦理正当性的直觉（intuitive）层次和伦理正当性的批判－评价（critical-evaluative）层次。直觉层面包括个人的道德信念以及情况的直接事实，而批判－评价层面则基于具体的伦理准则和更大的伦理原则：善行、尽职、正义、自主和忠诚（Haber，1996；Kitchener，1984）。Kitchener 的伦理决策模型已被应用于临床、医学和研究领域，被认为是更全面和多功能的模型之一（Haber，1996；Robson et al.，2000）。

根据 Kitchener（1986）的说法，直觉层面包括治疗师对情况的直接感觉和反应以及个人的伦理信念。Robson 等人（2000）进一步将这种直觉层面描述为"对伦理困境的预思考反应（pre-reflective response），这是由个人自带的知识、信念和假设决定的"（p.542）。因此，治疗师在直觉层面要做出进一步决定，以确定是否需要采取额外行动（Haber，1996）。然而，许多从业者只关注伦理决策的批判－评价层面，而不是直觉层面。

当我们决策时，依据的不仅是那些事实，还基于我们对事实的感觉，以及我们所持有的形成这些感觉的价值观。我们往往低估了自己决策时的情感反应和受价值观驱动的反应，我们"合理化"了自己的直觉过程。

（Robson et al.，2000，p.534）

然而，没有意识到或忽视这些最初的直觉或直觉的影响，可能会导致治疗师反应不足或反应过度，这可能会导致伦理问题（Peluso，2007；Robson et al.，2000）。

家庭治疗师认为，这些情绪水平的反应在一定程度上是由个人原生家庭的影响形成的（Aponte，1994；Haber，1996；Minuchin，1974；Peluso，2003）。根据 Aponte（1994）的观点，治疗师——尤其是那些接受培训的治疗师——应该把理解自己的原生家庭作为一种合理的、合乎伦理的实践。目前，从业人员或教育工作者对这一层面的伦理决策还没有给予足够的重视。然而，为了更好地理解一个人的基本哲学假设和对伦理困境的直觉反应，对可能影响它们的原生家庭动力的探索似乎是有意义的（Peluso，2003）。

Peluso 及其同事（Bilot & Peluso，2009；Peluso，2003，2006）对家谱图进行了扩展开发，以理解原生家庭动力对当下的伦理决策风格的影响。伦理家谱图的生成方式与普通家谱图相同。一旦绘制了原生家庭，并建立了受督者与其家庭成员之间的关系，就可以讨论在父母、兄弟姐妹和其他人身上出现的与总体伦理决策风格有关的其他问题（see Peluso，2003，2006）。

这个过程应该会提供一个画面，可以表明什么样的伦理困境可能是受督者或治疗师难以识别的。此外，通过伦理家谱图可以帮助确定受督者是否在灰色区域和非黑即白的伦理决定之间存在困难。当这些潜在的原生家庭动力被揭示时，治疗师或受督者就能理解这些力量的背景和对伦理决定的初始评估的影响。通过这种训练，一些治疗师可能会发现他们从未意识到的力量或影响的来源。其他人可能会理解，原生家庭内部未解决的冲突所导致的特别消极的模式如何影响伦理决策。当某些潜在的问题出现时，治疗师可以处理可能出现的任何洞见或制定策略，以做出更好的伦理决定（Bilot & Peluso，2009；Peluso，2003，2006）。

伦理决策和循证实践

伴侣治疗会产生独特的伦理考量。这些困难包括在面对伴侣相互冲突的欲望时确定治疗目标的困难，决定何时讨论从一个伴侣那里私下获得的信息，以及管理风险以维护伴侣的安全。治疗师可以通过在获得知情同意时和在治疗过程中清楚地阐明自己的政策来减少这些伦理困境（Margolin et al.，2015）。他们还可以基于证据、来访者需求和伦理规范做出治疗决定。

不久之前，治疗师根据他们信奉的取向和经验做出治疗决定是很常见的，而不是基于证据——所提供的治疗将是安全、有效和合乎伦理的。随着循证实践的出现，这种情况在 20 世纪 90 年代初开始改变。正如最初描述的那样，循证实践是一个探究的过程，其目的是帮助治疗师和他们的来访者对治疗做出重要决定。这是一个过程，其中治疗师通过考虑研究证据、他们的临床经验和专业知识、来访者的偏好和价值观、职业伦理、情境和资源的可用性来决定提供哪些干预措施（Gambrill，2011；Sackett，Richardson，Rosenberg，Haynes，& Brian，1997）。

我们可以描述两种证据：外部证据，即高质量的实证研究；内部证据或临床专业知识，包括从来访者或伴侣收集信息，然后根据特定的来访者或伴侣调整外部证据。换句话说，"在提出治疗建议时，所有临床医生的伦理责任，无论其取向如何，都应以当前的实证研究以及他们自己的特定能力、经验和局限性为指导"（Sookman，2015，p.1295）。

回顾一下我们在第四章—第八章中对各种伴侣治疗方法的描述，这些方法中只有一小部分得到了实证支持。我们认为会导致的一个实际影响是，鉴于使用循证干预措施的需求不断增加，许多这些方法可能会失去第三方报销的资格。另一个影响是，这些方法中只有少数能提供足够的外部证据，以保证它们被纳入临床决策。

发展循证实践的关键前提是设计一个决策工具，以支持临床治疗师提升来访者的福祉，并避免在此过程中的伤害、渎职和不符合伦理的行为。值得注意的是，这一前提反映并支持了美国心理咨询协会（ACA）伦理准则的第一条原则："咨询师的首要责任是尊重来访者的尊严和提升其福祉"（ACA，2014，p.2）。

伴侣治疗中的伦理指导和督导

伴侣和家庭治疗的历史显示了一种反实证研究的巨大偏见。尽管如此，

新一代的家庭治疗受训者诞生了，他们渴望科学的治疗策略。在我们所教授的几乎所有课程中，学生们都会问这样的问题"对于解决该问题的治疗方法或干预方法，研究是怎么说的？"他们的假设是，应该有研究来支持我们所做的事情。

（Williams，Patterson & Edwards，2014，p.206）

那么，这一切对培训伴侣治疗师的教师和督导师意味着什么呢？根据
Gambrill（2011）的研究：

> 在其发起者看来，循证实践既是教育者和研究人员的伦理责任——作为
> 知和不知（knowledge and ignorance）之间的诚实中介，也是从业者和管理人
> 员履行其职业伦理规范的义务，例如，将实践和研究结合起来，并履行知情
> 同意义务。从根本上强调的伦理责任包括帮助来访者和避免伤害他们，以及
> 让他们作为知情参与者投入治疗。
>
> （p.33）

我们可以推测，这意味着教师和督导师——无论他们的偏好取向如
何——都会帮助学生或受督者评估来访者需求和价值，审查相关的实证研究，
并根据这些因素和他们目前的专业水平定制治疗方案。基本上，"当学生在寻
找帮助来访者的方法时，我们鼓励教师帮助学生使用循证实践原则（evidence-
based principle，EBP）。当 EBP 技能对他们自己的来访者有帮助时，学生将
最有动力学习 EBP"（Williams et al.，2014，p.236）。在此过程中，教师和督
导师将成为有效和符合伦理的临床实践的榜样。

结束语

本章介绍了伴侣治疗师面临的一些最常见的伦理问题。此外，我们试图
引入一种不那么惩罚性的、更具关系性的伦理视角，将伦理视为一种培养治
疗师与伴侣之间的关系的手段，而不是设置的障碍。我们介绍了伴侣治疗师
的主要组织（IAMFC 和 AAMFT）的伦理准则，一些伦理违规情况的统计数
据，以及关于伦理决策过程的讨论。最后，我们回顾了循证实践中的伦理决
策，以及对培训伴侣治疗师的教师和受督者的一些启示。从本质上说，我们
赞同一种伦理视角，即伴侣治疗师健全的伦理实践与其有效的专业实践交织
在一起，就像 DNA 的双链一样。

参考文献

American Association of Marriage and Family Therapy. (2001, June/July). Do all ethics complaints end in termination of membership? *Family Therapy News,* 8–9.

American Association for Marriage and Family Therapy. (2015a). *Code of ethics.*

American Association of Marriage and Family Therapy. (2015b). *AAMFT procedure for handling ethical matters.* Author.

American Counseling Association. (2014). *ACA code of ethics.* Alexandria, VA: Author.

Aponte, H. J. (1994). How personal can training get? *Journal of Marital and Family Therapy, 20*(1), 3–15.

Bilot, J., & Peluso P. R. (2009). The use of the ethical genogram in supervision. *The Family Journal: Counseling and Therapy for Couples and Families, 17*(2), 175–179.

Blumer, M. L., Hertlein, K. M., Smith, J. M., & Allen, H. (2014). How many bytes does it take? A content analysis of cyber issues in couple and family therapy journals. *Journal of Marital and Family Therapy, 40*(1), 34–48.

Caldwell, B. (2016). *User's guide to the 2015 AAMFT Code of Ethics.* Create Space Independent Publishing Platform.

Coale, H. W. (1998). *The vulnerable therapist: Practicing psychotherapy in an age of anxiety.* New York, NY: Hawthorne Press.

Corey, G., Corey, M., Corey, C., & Callanan, P. (2014). *Issues and ethics in the helping professions* (9th ed.). Belmont, CA: Brooks Cole.

Fulmer, R. (2018). Counseling with artificial intelligence. *Counseling Today.* (January).

Hertlein, K. M., Blumer, M. L., & Mihaloliakos, J. H. (2015). Marriage and family counselors' perceived ethical issues related to online therapy. *The Family Journal: Counseling and Therapy for Families and Couples, 23*(1), 5–12.

Hertlein, K. M., Blumer, M. L., & Smith, J. M. (2014). Marriage and family therapists' use and comfort with online communication with clients. *Contemporary*

Family Therapy, 36(1), 58–69.

Haber, R. (1996). *Dimensions of psychotherapy and supervision: Maps and means.* New York, NY: W. W. Norton.

International Association of Marriage and Family Counselors. (2017). *IAMFC Code of Ethics.* Alexandria, VA: Author.

International Association of Marriage and Family Counselors. (2018). International association of marriage and family counselors ethics code. *The Family Journal, 26*(1), 5–10.

Kitchener, K. S. (1984). Intuition, critical-evaluation and ethical principles: The foundation for ethical decision in counseling psychology. *Counseling Psychologist, 12*(3), 43–55.

Kitchener, K. S. (1986). Teaching applied ethics in counselor education: An integration of psychological processes and philosophical analysis. *Journal of Counseling and Development, 64*(1), 306–310.

Kleist, D., & Bitter, J. R. (2014). Virtue, ethics, and legality in family practice. In J. Bitter (Ed.), *Theory and practice of family therapy and counseling* (2nd ed., pp. 71–94). Belmont, CA: Brooks/Cole.

Lazarus, A. A. (2002). Psychologists, licensing boards, ethics committees and dehumanizing attitudes: With special reference to dual relationships. In A. A. Lazarus & O. Zur (Eds.), *Dual relationships and psychotherapy* (pp. 239–248). New York, NY: Springer.

Leslie, R. S. (2002). Practicing therapy via the internet: The legal view. *Family Therapy Magazine, 1*(5), 39–41.

Margolin, G. (1998). Ethical issues in marital therapy. In R. M. Anderson, T. L. Needels, & H. V. Hall (Eds.), *Avoiding ethical misconduct in psychology specialty areas* (pp. 78–94). Springfield, IL: Charles C. Thomas Publishers.

Margolin, G., Shapiro, L. S., & Miller, K. (2015). Ethics in couple and family psychotherapy. In J. Sadler, B. Fulford, & C. Van Staden, (Eds.), *Oxford handbook of psychiatric ethics* (Vol. 2., pp. 1306–1314). New York, NY: Oxford University Press.

Minuchin, S. (1974). *Families and family therapy.* Cambridge, MA: Harvard

University Press.

Peluso, P. R. (2003). The ethical genogram: A tool for helping therapists understand their ethical decision-making styles. *The Family Journal: Counseling and Therapy for Families and Couples, 14*(3), 286–291.

Peluso P. R. (2006). Expanding the use of the ethical genogram: Incorporating the ethical principles to help clarify counselors ethical decision making styles. *The Family Journal: Counseling and Therapy for Couples and Families, 14*(2), 158–163.

Peluso, P. R. (2007). The professional and ethical practice of couples and family counseling. In L. Sperry (Ed.), *The professional and ethical practice of counseling and psychotherapy* (pp. 285–351). Boston, MA: Allyn & Bacon.

Peluso, P. R. (2018). *A systemic guide for counselors to understand and work with couples recovering from infidelity.* New York, NY: Routledge.

Peterson, C. (1996). Common problem areas and their causes resulting in disciplinary actions. In L. Bass, S. DeMers, J. Ogloff, C. Peterson, J. Pettifor, R. Reaves … R. Tipton (Eds.), *Professional conduct and discipline in psychology* (pp. 79–81). Washington, DC: American Psychological Association.

Pope, K. S., & Vasquez, M. J. T. (1998). *Ethics in psychotherapy and counseling: A practical guide* (2nd ed.). San Francisco, CA: Jossey-Bass.

Robson, M., Cook, P., Hunt, K., Alred, G., & Robson, D. (2000). Toward ethical decision making in counseling research. *British Journal of Guidance and Counseling, 28*(4), 532–547.

Sackett, D., Richardson, W., Rosenberg, W., & Haynes, R., & Brian, S. (1996). Evidence based medicine: What it is and what it isn't. *British Medical Journal, 312*, 71–72.

Shallcross, L. (2011). Finding technology's role in the counseling relationship. *Counseling Today.* (October).

Snyder, D. K., & Doss, B. D. (2005). Treating infidelity: Clinical and ethical directions. *Journal of clinical psychology, 61*(11), 1453–1465.

Sookman, D. (2015). Ethical practice of cognitive behavior therapy. In J. Sadler, B. Fulford, & C. Van Staden (Eds.), *Oxford handbook of psychiatric ethics* (Vol. 2., pp. 1293–1305). New York, NY: Oxford University Press.

Sperry, L. (2007a). The professional and ethical practice of couples and family therapy: An overview. In L. Sperry (Ed.), *The professional and ethical practice of counseling and psychotherapy* (pp. 3–19). Boston, MA: Allyn & Bacon.

Sperry, L. (2007b). *Dictionary of ethical and legal terms and issues: The essential guide for mental health professionals*. New York, NY: Routledge.

Wilcoxon, A., Remley, T., & Gladding, S. (2013). *Ethical, legal, and professional issues in the practice of marriage and family therapy* (5th ed.). Upper Saddle River, NJ: Pearson.

Williams, L., Patterson, J., & Edwards, T. M. (2014). *Clinician's guide to research methods in family therapy: Foundations of evidence-based practice*. New York, NY: Guilford.

Woody, R. H. (2000). Professional ethics, regulatory licensing and malpractice complaints. In F. W. Kaslow (Ed.), *Handbook of couple and family forensics: A sourcebook for mental health and legal professionals* (pp. 461–474). New York, NY: John Wiley & Sons.

Zur, O. (2002). The truth about the codes of ethics: Dispelling rumors that dual relationships are unethical. In A. A. Lazarus & O. Zur (Eds.), *Dual relationships and psychotherapy* (pp. 55–63). New York, NY: Springer.

Zur, O. (2005). The dumbing down of psychology: Faulty beliefs about boundary crossings and dual relationships. In R. Wright, & N. Cummings (Eds.) *Destructive trends in mental health: The well-intentioned path to harm* (pp. 253–282). New York, NY: Routledge.

Zur, O. (2011). *Dual relationships, multiple relationships & boundaries in psychotherapy, counseling & mental health*.

第十二章

物质滥用和伴侣暴力

学习目标

在本章中，读者将学习以下内容。

1. 与物质滥用有关的伴侣治疗议题。

2. 伴侣疗法治疗物质滥用的疗效。

3. 家庭暴力的基本动力及其对关系的影响。

4. 伴侣虐待的差异化治疗选择。

尽管每对伴侣都有独一无二的成长历程和故事，但伴侣治疗师面临着一些共同的问题和议题。接下来的两章将重点介绍其中几个主题。本章将介绍伴侣治疗的两个常见且最具挑战性的领域：物质滥用和家庭暴力。

酒精和物质滥用

据美国国家物质滥用研究所（National Institute on Drug Abuse，NIDA）估计，每个月有超过 2600 万美国人使用非法药物。此外，酒精使用障碍的终生患病率在男性的 17.5% 到女性的 8.0% 之间（Schumm，O'Farrell，Kahler，Murphy & Muchowski，2014）。据估计，与劳动能力丧失、犯罪活动和医疗保健有关的吸毒、酗酒和吸烟的成本加起来每年超过 7000 亿美元。根据美国疾病控制和预防中心（CDC，2011）的数据，这一成本与肥胖和癌症相关的成本相当。然而，伴侣和家庭的成本可能更高，因为配偶和孩子往往承担着处理与物质滥用相关的负面行为的负担，或应对由此产生的健康和其他后果。存在物质使用问题的伴侣通常关系满意度较低，人际沟通技能较差，并存在性功能障碍和不和谐（Klosterman & O'Farrell，2017；McCrady & Epstein，2015；O'Farrell，Schumm，Dunlap，Murphy，& Muchowski，2016）。在这一部分，我们将讨论一些与伴侣治疗中的物质滥用相关的诊断、评估和治疗议题。

诊断议题

在最新版本的 DSM-5（APA，2013）中，"药物使用和成瘾性障碍"部分发生了重大变化。在以前的版本中，在物质滥用和药物依赖之间有不同描述，但在 DSM-5 中，这些被合并为一个诊断：药物使用障碍。虽然该清单与早期版本的 DSM 几乎相同，但现在所有物质都使用相同的 11 条标准进行评估（见表 12.1）。要做出物质使用障碍的诊断，只需满足 11 条标准中的两条即可。

表 12.1　DSM-5 物质使用障碍的诊断标准

1. 使用该物质的量和时间都超过了预期。
2. 想要减少或放弃该物质的使用，但做不到。
3. 花了很多时间来获取该物质。
4. 存在对该物质的渴望或强烈的欲望。
5. 在工作、学校或家庭中，因滥用该物质而多次无法履行主要责任。
6. 尽管物质使用导致或恶化了持续或反复出现的社交或人际问题，但仍继续使用。
7. 因使用物质而停止或减少了重要的社交、职业或娱乐活动。
8. 冒着身体受伤的风险反复使用该物质。
9. 尽管承认因使用药物而出现持续或反复的身体或心理困难，但仍持续使用药物。
10. 产生耐受性，即需要显著增加的剂量才能达到陶醉或预期效果，或持续使用相同剂量时，效果显著降低。（不包括在医疗监督下适当使用时的效果减弱的情形）。
11. 戒断症状，表现出典型的戒断综合征或继续使用物质来回避戒断（不包括在医疗监督下适当使用的情形）。

来源：DSM-5（APA，2013）。

标准本身被进一步细分为四个子类别。标准 1—4 涉及药物使用导致的控制能力受损。标准 5—7 评估物质使用造成的社会性方面的损害，而标准 8 和 9 调查的是危险使用行为。最后，标准 10 和 11 是评估耐受性或戒断症状的药理学标准。DSM-5 取代了单独的虐待和障碍类别，根据满足的标准的数量，它包含了一个严重程度评级。如果符合两三个标准，就可以诊断为轻度物质使用障碍。如果患者符合四五个标准，则诊断为中度障碍。如果一个人符合六条或六条以上的标准，那么就被诊断为严重的物质使用障碍。

评估

如第九章所述，评估的目的是评估伴侣的直接需求，并获得来访者的完整的生物 – 心理 – 社会关系图景。除了前面概述的诊断过程之外，还包括物质滥用的历史和广泛程度。如果一对伴侣明确表示物质滥用是他们现在最关注的问题，或者如果治疗师怀疑问题可能比报告的更严重，那么他就会希望获得更深入的信息。首先，重要的是评估物质滥用的严重程度，并确定适当的护理水平（急性排毒、住院、门诊、伴侣治疗、团体治疗或某些组合）。接下来，治疗师应该评估物质滥用的程度及其对当事人产生的影响（例如失业、被捕、认知功能下降）。

评估物质滥用对伴侣的影响也很重要。治疗师通常从了解物质滥用问题的历史开始，无论物质滥用问题出现在关系开始之前还是之后。根据 McCrady 和 Epstein（2015）的说法，用行为取向方法来概念化一对有物质使用障碍的伴侣，包括三个不同的领域：确诊病人的角度、重要他人的视角以及整体的伴侣关系。详见表 12.2。

表 12.2　有物质滥用问题的伴侣个案系统阐述

给确诊伴侣（Identified Partner, IP）提的问题

1. 是什么因素让确诊伴侣的酗酒*问题得以维持？生理依赖、心理问题和人际关系问题在多大程度上影响了酗酒？
2. 确诊伴侣的主要触发因素是什么？
3. 最重要的让酗酒问题得以维持的积极后果是什么？哪些负面结果可能是病人做出改变的动机来源？

给重要他人（Significant Other, SO）提的问题

1. 重要他人如何有效地应对酗酒问题？
2. 重要他人的行为在哪些方面引发了酗酒？
3. 重要他人在哪些方面强化了酗酒？
4. 重要他人在什么情况下为酗酒创造了适当的后果？

关于伴侣功能的问题

1. 伴侣双方在应对酗酒问题上是合作还是对抗？
2. 作为一个合作的整体，这对伴侣是如何运作的？
3. 伴侣关系的整体质量是更积极还是更消极？
4. 伴侣双方相互支持的程度如何？
5. 他们在沟通方面的具体优势和不足是什么？

来源：McCrady 和 Epstein（2015）。

*"酗酒"此处表示通常的物质使用。

此外，伴侣治疗师可能想要评估配偶在关系开始前是否意识到饮酒问题，或物质滥用是否在婚后成为问题。没有滥用的伴侣一方是否也参与了这种行为，但在某个时刻停止了？评估的另一个方面是物质滥用对伴侣整体的影响——特别是，物质滥用是否导致了关系问题或痛苦，或者物质滥用是不是避免关系出现问题的一种方式。这也有助于评估家族史和了解物质滥用的代际模式。此外，评估这对伴侣是否曾经在没有滥用物质的情况下生活也很重要。如果滥用是最近才出现的问题，那么他们很可能已经建立了适当的关系模式。否则，治疗师就必须采用一种更具教育性的方法教会伴侣双方在一个新的技能水平上生活。还必须评估婚姻关系的现状及其物质滥用情况。滥用物质的伴侣一方能否自己停下来，或者是否有必要为其提供支持？

伴侣治疗师可以通过多种方式获得这些信息，包括联合或单独面谈、生理测试（血液测试、尿液筛查、呼吸分析），或评估物质滥用程度和影响的投射测试。此外，治疗师使用家谱图等技术可以快速获得这些信息。一旦完成这个过程，治疗师将与伴侣双方分享关于最佳治疗方案的决定。很多时候，伴侣一方或双方会抗拒治疗决定，否认有问题，或拒绝遵守治疗决定。这种情况下，治疗师适合使用动机访谈技术（在第十章中概述），目的是为来访者提供客观信息，以便做出充分知情的决定（Epstein & McCrady，2002；

McCrady & Epstein，2015）。根据 Kelly、Esptein 和 McCrady（2004）的一项研究，只有 29% 符合条件的物质滥用门诊患者进入了治疗。他们还指出，如果有一方伴侣没有物质滥用情况，那么存在物质滥用问题的另一方伴侣更容易步入治疗。

治疗

当伴侣中的一方或双方酗酒或滥用其他药物时，关系问题既可能是诱发因素，也可能是维持因素（Klosterman & O'Farrell，2017；McCrady &Epstein，2015；O'Farrell et al.，2016）。然而，似乎没有任何一种可接受的方法来帮助物质滥用者做出停止使用的决定。许多作者认为，在寻求或接受治疗之前，有必要让物质滥用者"跌到谷底"（即，如果他继续滥用药物，将经历严重的后果）。伴侣治疗师需要对这个问题给出自己的答案。最终，治疗师的工作是帮助伴侣恢复到以前的功能水平。因此，我们认为重要的是让病人停止所有物质滥用，而不仅仅是适度使用受控数量，或用对另一种新物质的滥用代替初始的药物选择。

目前，对于患有物质滥用障碍的伴侣，研究最充分的方法是行为伴侣疗法（BCT）或认知行为伴侣疗法（CBCT）。正如第五章所详述的，大多数基于伴侣的物质滥用治疗在一定程度上是基于班杜拉（1997）的社会学习理论和他的自我效能感概念，即相信一个人有能力完成某些任务或目标（McCrady & Epstein，2015）。此外，BCT 也被广泛用于治疗患有药物使用障碍的伴侣（O'Farrel et al.，2016）。McCrady 和 Epstein（2015）指出，这种方法概念化了酗酒和伴侣关系障碍的病因，它们可能是相互关联的，也可能是独立的（即由于关系之外的个人原因），但有几个共同的假设。

1. 经由反复的积极或消极的强化（或对于强化的预期），酗酒的外部前因与酗酒行为之间存在一种法定的关系。
2. 内部生理、认知和情感状态在外部前因和酗酒行为之间起中介作用。
3. 强化的对于酒精价值的预期，在决定后续酗酒行为方面起着重要作用。
4. 酗酒行为的维持来源于其更直接和正面的结果，这些结果可能体现在生理、个人或人际层面。

5. 酗酒的负面后果往往会延迟，因此对酗酒行为的影响较小（p.558）。

系统治疗师也知道，一旦做出了停止物质使用的决定，就有必要帮助不酗酒的一方停止那些导致配偶酗酒维持的行为，并处理他的共生（codependent）议题。以联合的方式与伴侣工作是通常采用的策略（Klosterman & O'Farrell，2017；McCrady & Epstein，2015；O'Farrell et al.，2016）。在物质滥用的 BCT 中，有四种假设的行为改变机制：确诊病人（IP）的动机、确诊病人的应对技能、重要他人（SO）的支持和伴侣互动。对于确诊病人，"干预应该帮助他们发展出：（1）更好地识别高风险情况的能力；（2）更好地应对这些高风险情况的技能；（3）使用这些应对技能时更强的自我效能感"（McCrady & Epstein，2015，p.572）。对于重要他人，干预措施包括：

（1）识别自己的引发配偶酗酒的行为；（2）培养更好的技能来应对与酗酒有关的高风险情况；（3）更好地支持酗酒者改变的努力，并提供更频繁的戒酒强化；（4）减少对酗酒的关注。

（McCrady & Epstein，2015，p.572）

最后，在关系层面上，治疗带来的改变对伴侣双方的影响会体现在：（1）更频繁的积极反应；（2）更多的积极互动的互惠性；（3）双方积极和支持性的沟通更多；（4）消极沟通的减少；（5）更好的解决问题的技能（McCrady & Epstein，2015，pp.572-573）。治疗的长期目标是帮助伴侣发展出一种新的伴侣系统，改变他们的态度、价值观和行为。根据 Trepper、McCollum、Dankoski、Davis 和 LaFazia（2000）的说法，"由于关系困难会加剧物质滥用，因此理所当然地，改善这种困难可以加强戒酒"（p.203）。重要的是要注意，这些改变不是由咨询师做的。物质滥用的控制权掌握在个人及其关系系统手中（Klosterman & O'Farrell，2017；McCrady & Epstein，2015）。

然而，为了打破物质滥用对伴侣关系的影响，可能需要各种各样的干预形式。干预策略取决于具体的问题以及治疗的阶段。为了改变伴侣系统，治疗师经常分别会见每一个伴侣，以帮助不使用药物的一方减少触发行为，或帮助使用药物的一方停止使用药物。治疗师有多种额外的治疗资源可供使用，例如行为契约。此外，治疗师还发现，增加家庭治疗、伴侣团体治疗、嗜酒者匿名治疗、麻醉品匿名治疗、可卡因匿名治疗和酗酒者家庭成员治疗，以及住院和日间住院治疗是很有用的（O'Farrell et al.，2016）。我们发现，在治疗物质滥用问题时，利用这些现有的项目作为治疗的辅助手段是有帮助的。特别地，我们鼓励来访者结合关系议题，实施 12 步戒断项目。

物质滥用伴侣治疗的研究发现

在伴侣治疗和物质滥用治疗的效果方面，有令人鼓舞的发现。Raytek、McCrady、Epstein 和 Hirsch（1999）研究发现，联合治疗和物质滥用治疗之间存在联系。具体来说，他们发现，如果治疗物质滥用患者的伴侣治疗师能够成功地与这对伴侣保持治疗联盟，那么治疗完成率就会更高。他们指出，这些治疗师

能够更积极地与来访者互动，承认并解决来访者提出的问题，并且能灵活地运用手册指南。即使伴侣提出了非常困难的问题，如对节制的矛盾心理，彼此缺乏信任，身体暴力和性问题，他们也能够应对自如。发生上述情况时，资深的治疗师们能够以持续有助于治疗联盟的方式，管理上述议题带来的消极影响和敌意。

（Raytek et al.，1999，p.328）

Trepper 等人（2000）报告，包括配偶或伴侣在内的治疗的保留率几乎是单纯的个体治疗的两倍。他们还报告说，当其配偶也参与治疗时，吸毒者参与治疗的程度也会提高。包括行为方法在内的伴侣干预措施（p.597）在实现治疗目标方面更成功，这些行为方法旨在"通过自我控制训练和技能训练，以促进戒酒，不酗酒伴侣更好地应对与饮酒有关的情况，以及沟通技巧"。事实上，Kuenzler 和 Beutler（2003）发现，与滥用药物的伴侣一起进行基于家

庭系统的伴侣治疗，不仅使受影响的一方受益，而且改变了滥用药物一方的药物使用行为。然而，当他们使用认知行为疗法时，却没有发现同样的结果。关系系统可以有效地改变，以适应这种向健康行为的转变。

Schumm 等人（2014）进行了一项随机临床试验（RCT），将 BCT 与酒精依赖女性的个体治疗进行了比较。他们发现，在一年的随访期内，有伴侣治疗成分的被试有更高的节制天数，相关问题也更少。此外，男性被试报告称，与他们的女性伴侣一起接受治疗后，他们的满意度更高。O'Farrell 等人（2016）报告了他们的随机对照试验的结果，该试验的目的是调查与单用行为取向伴侣疗法（BCT）相比，BCT 的团体疗法对治疗物质滥用的伴侣是否会有更好的效果。伴侣团体的情况没有显示出比 BCT 观察到的任何更多益处。事实上，接受团体疗法的伴侣的结局更差，而仅进行伴侣治疗的伴侣在治疗后一年内保持了其收益。虽然这与他们最初的假设相反，但研究结果为伴侣治疗提供了潜在的支持，使其成为比团体咨询更好的物质滥用治疗形式，尽管对于许多治疗环境来说并不是最经济的（O'Farrell et al.，2016）。我们提供以下案例来说明其中的一些观点。

---

28 岁的特雷西和 25 岁的简已经在一起四年了。一天晚上，他们在一个酒吧里认识，是由共同的朋友介绍认识的。他们"喝高了"，那天晚上睡在一起，然后就开始了交往。他们的约会一直围绕着每周末的聚会，然后喝个烂醉，有时在工作日也是如此。这种模式在过去给他们带来了一些问题。两年前，由于宿醉而持续旷工的简失去了一份初级行政培训工作，这对她的职业生涯产生了负面影响。他们的朋友都是"派对狂"，他们的社交活动似乎都围绕着酒精。这种模式已经开始让简和特雷西的关系付出代价。

去年，特雷西的父亲因一生酗酒导致的肝衰竭去世，年仅 59 岁。简对特雷西并不是很支持，甚至没有参加葬礼，她说："我就是不喜欢面对死亡。"这深深地伤害了特雷西，也让他怀疑简在这段关系中的投入。特雷西一直希望从简那里得到更多的承诺，但他没有提起这个话题。现在，他们的未来不那么确定了。结果，也许是一种考验，特雷西开始更多地待在家里，减少聚会。起初，特雷西找借口不出门，说自己生病了或在工作，但最终，他开始质疑为什么他们在一起时总是要喝酒。简取笑特雷西老了，但她不愿改变旧的模式。最终，他们开始更多地争吵，并对这段关系感到不满。

特雷西觉得伴侣治疗是他们关系的最后希望。简表达了对伴侣治疗不公平和不公正的担忧，显然不愿意做出任何改变。回顾一下第十一章中关于 Prochaska 和 DiClemente（1982）的改变阶段模型的讨论。这对伴侣显然在改变的准备程度上并不相同。特雷西很可能处于打算改变阶段和准备行动阶段之间，因为他意识到存在问题，并尝试了一些改变，但不足以构成行动（发生持续改变的阶段）。另一方面，简更可能处于未打算改变阶段，这意味着她没有太多的动力去改变，因为她觉得他们没有问题。

这给咨询师带来了一个两难的境地：他应该试着进行伴侣治疗，单独治疗特雷西的物质滥用，还是与简就她不愿意接受治疗的问题进行工作？根据 Prochaska 和 DiClemente（2002）的观点，对于在未打算改变阶段进入治疗的患者，如果在前三次治疗中没有进入打算改变阶段，那么治疗成功的机会就不大。治疗师可以尝试动机访谈技巧（Miller & Rollnick，1991），这也在第十章中介绍过。通过测试和提问的结合，治疗师可能会让简考虑存在问题的可能性。此外，这可能有助于特雷西对这段关系的未来做出更明智的决定，是决定寻求帮助，还是两者兼而有之。到那时，他们就可以决定选择哪种合适（门诊治疗、住院治疗、12 步项目等）的治疗方式了。

伴侣暴力

伴侣暴力（intimate partner violence，IPV）是 21 世纪家庭和社会面临的最具破坏性和普遍性的问题之一。简单地说，伴侣暴力是指一个家庭成员或伴侣受到另一个家庭成员或伴侣的身体、性、言语或情感虐待。针对女性的伴侣暴力的起源可以追溯到有记录的文明，并植根于父权制态度（Gelles & Cornell，1985；Walker，1979）。历史上，在西方文化中，妻子被认为是丈夫的财产。这一分类在希腊和罗马社会的公民身份、财产持有和继承的定义中被编成法典，这些定义只承认法律规定的男子权利。这些父权制态度还规定，丈夫有义务以他认为合适的任何方式惩罚妻子的不当行为，这往往导致许多女性在社会认可的情况下遭到殴打、残害和死亡（Gelles & Cornell，1985；Pagelow，1984）。在许多不同的文化中，包括俄罗斯、中欧、法国和英国（Pagelow，1984；Sonkin，Martin，& Walker，1985），使用武力制服妻子也同样受到法律的认可。"拇指规则"就是这样一个例子，它允许丈夫用不超过拇指宽度的棍子打妻子。此外，被丈夫殴打的女性不允许起诉，其原因极具讽刺意味——这样的诉讼会破坏家庭的和睦。执法官员和法官通常不愿意对这些案件（"家庭口角"）提出指控，即使同样的罪行如果是由家庭以外的人犯下的，会受到法律的严厉惩罚（Walker，1979）。

今天，社会对伴侣暴力的反应不同了。美国许多州都通过了家庭暴力法，联邦政府也在20世纪90年代通过了《反女性暴力法》，对伴侣暴力施暴者的立场变得强硬。这些变化导致了对施暴者的某种形式的治疗和对家庭暴力犯罪的国家起诉（而不是受害者起诉）的授权。虽然最近法律发生了变化，但关于女性治疗的态度反应更缓慢（Peluso & Kern，2002）。事实上，伴侣暴力问题给伴侣治疗师带来了独特的挑战。

伴侣暴力的发生率

每年约有16%的伴侣或约870万对伴侣直接感受到伴侣暴力的影响（Straus，1999）。此外，据估计，在整个婚姻过程中，接近25%~30%的伴侣将经历至少一次伴侣暴力（Horst，Stith，& Spencer，2017）。一般来说，暴力形式包括互相推搡、抓、挤对方（24%）；互相掌掴或扔东西（18%）；踢、咬或试图打对方（约10%）。有2%~5%的伴侣曾威胁要对对方使用或实际使用了枪或刀（Straus，Gelles，& Steinmetz，1980）。与伴侣暴力相关的一个更可怕的数据是，它几乎占美国所有杀人案件的10%（Epstein，Werlinich，& LaTaillade，2015）。通常情况下，IPV的受害者是女性，而施暴者是男性（Glick，Berman，Clarkin，& Rait，2000；Holtzworth-Munroe，Meehan，Rehman，& Marshall，2002；Horst et al.，2017）。然而，在一个家庭中，女性的暴力行为几乎和男性一样频繁，尽管她们的大部分攻击行为是自卫或报复（Epstein et al.，2015）。根据Straus等人（1980，2003）的观点，当女性有暴力倾向时，他们更有可能向伴侣扔东西，踢或咬他们的伴侣，或试图用东西打他们的伴侣。当男性有暴力倾向时，他们更有可能对伴侣推搡、抓住、猛推、掌掴、殴打，并使用刀或枪。围绕儿童的冲突是最有可能导致身体暴力的冲突形式。

暴力类型

伴侣暴力是一个有待研究的复杂现象。一些研究者指出，存在不同类型的暴力，虽然没有多少暴力是适当的或可容忍的，但了解不同类型的暴力有助于制订适当的治疗计划（Horst et al.，2017；Karakurt，Whiting，van Esch，Bolen，& Calabrese，2016）。人们一致认为有两种类型的暴力。第一种是情境暴力，其特点是

暴力形式不太频繁，也不太严重。通常这种类型的暴力是双向的，这意味着双方都对对方施暴。情境暴力通常是压力反应或情绪反应的结果，而非施暴者为了控制或操纵而有计划的行动。

（Horst et al.，2017，p.454）

第二种暴力更为严重。它通常被称为"亲密恐怖"或性格暴力，其特征是"中度至重度、慢性、高伤害暴力和男性对女性的暴力。亲密恐怖中的暴力通常是对伴侣施加权力和控制的一种手段"（Horst et al.，2017，p.454）。大部分可用的研究和写作都围绕着更严重的版本（亲密恐怖），尽管其发生频率不如更常见的情境暴力（Horst et al.，2017；Karakurt et al.，2016）。临床医生和研究者认为，这些伴侣可能适合联合治疗，而涉及更严重身体暴力的伴侣暴力施虐者则不适合联合治疗（Armenti & Babcock，2016；Epstein et al.，2015）。

暴力循环

社会学习理论家将暴力解释为一种对压力的习得性反应，这一点通过殴打事件后压力的减少而得到加强。性别角色也是一个促成因素，特别是因为男性通常在很小的时候就被社会化，即要抑制他们的情绪，并以身体而不是

语言来表达（Bandura，1973）。在此基础上，1979 年，Lenore Walker 出版了《被殴打的女人》（*The Battered Woman*）一书，这本开创性的书开始改变治疗师对伴侣暴力发生和后果的看法。沃克的突破性想法包括暴力循环的概念（见表 12.3）。Walker 观察到，在伴侣暴力事件中，似乎有一个可预测的暴力循环，分为三个阶段，长度和强度各不相同。第一阶段，即冲突的形成阶段，可能以不断争论或冲突升级为标志。它可能持续几天到几年，并经常导致一个殴打事件。第二阶段，暴力事件，往往导致警察干预、女性主动离开家或住院治疗。在第三阶段，也就是缓和期（或蜜月期），施虐者通常会懊恼、忏悔，并乞求宽恕。他可能会给伴侣买礼物，向她保证这种情况不会再发生，在某些情况下但不是很多，他可能会自己寻求治疗。这一阶段提供了维系伴侣关系的黏合剂，因为双方都有一种他们渴望的亲密感觉，并让自己相信事情在他们的掌控之中。不幸的是，随着伴侣暴力的持续，特别是伴随着更野蛮的身体虐待，蜜月期变得更短，甚至完全消失，只留下冲突形成阶段和暴力事件阶段之间的转换（Peluso & Kern，2002）。

表 12.3　暴力循环

---

1. **冲突形成期**。此阶段以不断争论或冲突升级为标志。它可能持续几天到几年，并经常导致一个殴打事件。
2. **暴力事件期**。此阶段会爆发某些形式的躯体虐待，以缓解冲突。这往往导致警察干预、女性主动离开家或住院治疗。
3. **缓和期或蜜月期**。此阶段施虐者通常会懊恼、忏悔，并乞求宽恕。他可能会送妻子礼物并发誓下不为例。一些人会在这个节点寻求治疗。

来源：改编自 Walker（1079）。

伴侣暴力的受害者

人们探究伴侣暴力的根源的需要，对受其影响的家庭的治疗需要，推动了过去二十年来对该领域的认真研究。不幸的是，通常情况下，伴侣暴力的受害者要么被描绘成温顺、卑躬屈膝的形象，要么被描绘成泼妇和挑衅的形象。这些概括是短视和不公平的。相反，许多受害者在儿童时期经常受到虐待，其中许多人自尊心很低，相信殴打是他们自己造成的，他们要为施暴者的行为负责。此外，许多受虐女性变得习以为常，以致当伴侣不虐待她们时，她们一开始会变得抑郁，并担心伴侣不再关心她们。受虐待的女性也倾向于认同传统的性别角色和价值观念。与非暴力关系中的女性相比，暴力关系中的女性更容易出现临床抑郁症状，婚姻满意度更低（Holtzworth-Munroe et al.，2002），而且倾向于对伴侣提出更多要求（Berns，Jacobson，& Gottman，1999）。然而，Berns 等人（1999）这样解释：

尽管受虐女性比非暴力婚姻中的女性提了更多的要求，但是我们有理由假设，对她们而言，提要求的行为发挥的作用是有所不同的。毕竟，她们正在遭受着身心的双重虐待，我们有理由相信她们渴望虐待行为的停止。

（p.672）

这造成的结果是，处于暴力关系中的女性有时被视为暴力的共同贡献者（无论公平与否）。然而，尽管两性之间的暴力比率是相对平等的，但 Stets（1988）指出，有两个原因造成对女性遭受暴力的关注远远超过对男性遭受暴力的关注。首先，女性通常使用暴力作为抵御配偶攻击的自卫手段，而不是作为控制他人的手段。其次，女性比男性更容易遭受身体虐待。另外，根据 Holtzworth-Munroe 等人（2002）对于暴力类型的描述，这些女性暴力似乎更有可能属于轻微的身体暴力类别。伴侣暴力和虐待的受害者中普遍存在的另一个因素是既往（童年）的创伤。Susan Johnson［她创立了情绪聚焦伴侣疗法（EFCT）；关于治疗细节详见第八章］最近写了一篇关于一方经历创伤的伴侣的成功治疗的文章。根据 Johnson（2002）的说法：

创伤加剧了对于保护性依恋的需要，同时往往也破坏了信任的能力，而信任恰恰是这种依恋的基础……创伤幸存者更容易在亲密关系中体验到痛苦，并缺少应对痛苦的资源。他们的大部分精力都消耗在面对一个充满危险和不确定性的世界上。他们更容易陷入追－逃和批评－防御的循环，这不仅消耗关系，还更可能会导致与伴侣分手。

（p.10）

因此，基于来访者的自我－他人工作模型，这些人更可能最终陷入呼应（echo）和加重（compound）这些创伤的关系中。回忆一下第二章的讨论，工作模型是个体基于早期依恋经历与世界和周围人联系的图式或模板（Fraley & Shaver，2000；Johnson，2002；Peluso，Peluso，White & Kern，2004）。虽然它们通常是自适应的（即使它们是消极的，基于不安全的依恋关系），但如果它们是僵硬和封闭的，这些模型就会出现问题。结果，伴侣暴力的受害者被困在他们的旧反应集群中（无论他们是高度警惕，对被遗弃过度焦虑，还是嫉妒），这导致了伴侣互动的负面循环，比如暴力循环。因此，伴侣治疗师不仅必须"减轻幸存者在关系中的痛苦，而且要创造安全的依恋，促进积极和最佳的适应，以适应一个包含危险和恐怖，但不一定由它定义的世界"（Johnson，2002，p.10）。在处理伴侣暴力时，这可能是棘手的，但对于治疗一对真诚地试图消除暴力行为，并解决所有导致暴力的因素的伴侣来说，创伤和依恋的议题难以回避。

伴侣暴力的施暴者

Jacobson 和 Gottman（1998）对施暴者的评估和分类进行了最全面的研究。他们研究了 63 对存在暴力问题的伴侣，包括任何身体上或情感上的攻击，目的是通过使用恐惧来控制或恐吓配偶。在实验室环境下，他们收集了每对伴侣的心率、血流和皮肤电反应（出汗）的读数。此外，研究人员还制作了伴侣们讨论一个持续存在分歧的领域的视频，并将其与生理数据同步。他们的研究结果揭示了两种截然不同的攻击者：眼镜蛇型和斗牛犬型。

Jacobson 和 Gottman（1998）查看了这些伴侣的视频和生理数据，他们发现，在他们的施暴者样本中，大约 20% 的男性呈现出一种生理反应模式，即当他们在争吵中与配偶发生言语攻击时，心率会下降。从外表上看，他们表现得很有攻击性（如语气、行为等），但在内心深处，他们变得很平静。Jacobson 和 Gottman 还发现，这些人在争吵开始时更具攻击性，一开始是防御性的或好战的："他们被激怒得很厉害，让人觉得他们很可能会中风或心脏病发作"（p.29）。然而，他们的内心却像眼镜蛇一样保持平静，等待着时机给猎物以致命一击。Dutton（1995）将这些人称为迷走神经反应器（指控制心率的迷走神经）。就暴力行为而言，这些人更有可能使用武器（如枪、刀等），或者威胁要这么做。他们可能更严厉地使用暴力，并向配偶灌输强烈的恐惧和悲伤，而不是愤怒，这表明他们属于 Holtzworth-Munroe 等人（2002）所描述的严重身体虐待类别。他们被视为孤僻的人物，似乎不需要任何人，也更有可能对他人（不仅仅是他们的配偶）使用暴力或攻击（Jacobson & Gottman，1998）。

相比之下，斗牛犬型的施虐者在生气时心率会加快。他们的愤怒程度似乎会随着时间慢慢增加（被描述为"慢慢点燃"），最终占据主导地位，变得更具威胁性，直到他们发动攻击。他们就像斗牛犬，逐渐变得愤怒，但猛烈攻击，不松手。情感上，他们依赖他人，害怕被抛弃。这些人会在很少或没有证据的情况下指责妻子有外遇，这可能让他们感到强烈的嫉妒，特别是受到否认或没有得到满意的回答时（Dutton，1995）。他们经常查问妻子，希望她们解释每一个行为，或禁止她们外出（没有工作、朋友等），以确保妻子的忠诚（Jacobson & Gottman，1998）。然而，斗牛犬型施虐者的妻子们发现这样的生活越来越难以忍受，她们便经常反击，这使得关系更可能不稳定和崩溃，除非有外部干预。这些关系似乎与 Holtzworth-Munroe 等人（2002）描述的轻度身体暴力类别相对应。

对施暴者的进一步研究发现，寻求治疗的施暴者群体之间存在类似Jacobson 和 Gottman（1998）所描述的差异。Peluso 和 Kern（2002）发现，在治疗中脱落的施暴者与完成治疗的施暴者具有不同的人格特征。具体而言，脱落组更可能叛逆、不愿意遵守规则、高度僵化、谨慎和不信任他人。他们推测，完成治疗的个体具有的人格类型使他们似乎更倾向于使用轻微的身体暴力，这可以在治疗环境中解决，而不用在监狱中。这一点尤其突出，因为伴侣暴力治疗的大多数参与者都是为了免除牢狱之灾。

除了可能发生的暴力类型外，临床医生还需要了解暴力行为的起源和目的。Holtzworth-Munroe 等人（2002）回顾了与施暴男性的背景相关的因素

（即年龄、社会经济地位、种族和民族、婚姻状况、童年影响、头部损伤和神经生理缺陷）的研究。具体来说，他们发现 30 岁以下的低收入、失业或教育背景较低的男性更有可能有暴力倾向。在种族和民族方面，研究结果并不明确，有一些证据表明，当 SES 变量被控制时，种族不再成为一个影响因素（Holtzworth-Munroe，Smutzler & Sandin，1997）。从统计数据来看，同居伴侣似乎比已婚伴侣面临更大的风险，在成长过程中暴露于家庭暴力或不安全的父母依恋中的个体也是如此。最后，头部创伤，尤其是额叶（起着控制冲动的作用），似乎与个体的暴力倾向有很强的关系。虽然这些因素不能作为治疗的目标，但它们可以提醒临床医生在评估来访者的暴力倾向时应该注意什么（Espstein et al.，2015；Horst et al.，2017）。然而，他们也确定了可能需要治疗的因素。这些因素包括社交技能和社会支持的缺陷、权力和性别问题、压力生活事件、愤怒和敌意、态度、嫉妒和依恋、酒精使用和精神病理。Straus 等人（1980，2003）发现，年轻伴侣是最暴力的，在低收入家庭和有失业和经济压力的情况下（尽管不是完全如此），伴侣虐待更严重，这似乎与 Holtzworth-Munroe 等人（2002）的数据相符。

联合治疗的适宜性和伴侣暴力

当存在伴侣暴力（IPV）时，进行联合（conjoint）伴侣治疗的想法仍然是一个有争议的话题。如果发生了暴力，许多治疗师不会同时治疗伴侣双方，因为他们担心受害者的安全，担心他们会因在治疗中说的话而受到报复，担心受害者会不愿意说出暴力的真相，或者担心暴力的责任会从施暴者身上转移到伴侣双方身上（Holtzworth-Munroe et al.，2002）。传统上，由于理论上的原因，许多治疗师不会治疗有暴力行为的伴侣，他们认为暴力问题与性别和权力问题有关，必须采取与特定性别相关的团体治疗（Dutton，1995；Glick et al.，2000；Jacobson & Gottman，1998）。然而，没有证据表明施暴者干预小组能够成功预防未来的暴力行为（Karakurt et al.，2016）。事实上，一些综述文献发现，这些团体往往有较高的脱落率，甚至导致了在关系中使用暴力行为的正常化（Armenti & Babcock，2016；Horst et al.，2017；Karakurt et al.，2016）。

许多伴侣治疗师已经开始认为，联合治疗是唯一适合解决伴侣暴力问题的疗法。他们认为暴力是伴侣之间互动的结果，只有双方共同努力才能制止暴力。这些治疗师认为，伴侣双方都参与的轻微身体暴力最适合采用这种方法。联合治疗比针对特定性别的团体治疗有优势，后者可能在没有解决问题的情况下将治疗与治疗对立起来（"我的小组说我没有问题，是你有问题！"）。相反，伴侣治疗师可以更平衡地了解伴侣的动态，并对双方进行直接干预，从而确保治疗依从性（Epstein et al.，2015；Holtzworth-Munroe et al.，2002；Horst et al.，2017；Pittman，1990）。

当面对伴侣暴力问题时，治疗师最好在对暴力的严重程度进行全面评估后，再决定是否启动伴侣治疗。治疗谁和不治疗谁，这是一个困难的问题，而且对于何时应该将来访者转介到特定性别的团体治疗，也没有经验规则可以参考。Holtzworth-Munroe 等人（2002）总结了治疗师面对伴侣暴力时，该如何做出治疗决定的文献，如下：

大多数作者同意，暴力的严重程度和女性面临的危险程度是重要因素；他们一致认为，只有当攻击程度较低或中等，并且女性没有感觉到即将遭受身体伤害的危险时，联合治疗才是合适的。与此相关的是，女性在治疗中不会对男性感到害怕，必须在与男性治疗时感到舒适，并且不会感到被恐吓或支配，以至于无法在治疗中保持诚实。此外，双方都必须对维持这段关系感兴趣。联合治疗最适合那些认为身体攻击是个问题，并且愿意努力建立非暴力关系的伴侣；如果一方不承认暴力的存在或有问题，或不愿意采取措施减少暴力（例如，从家中取出武器，寻求药物/酒精治疗，暂时分开），则是不适当的。

（p.453）

Armenti 和 Babcock（2016）提出了针对伴侣暴力问题进行伴侣咨询的以下考量因素：

只有存在很强的证据证明是情境性暴力时，才建议采取伴侣治疗。也就是说，暴力在很大程度上不是出于控制和支配伴侣的愿望，几乎没有身体伤害的风险，没有危及安全的物质滥用或心理健康问题，不将暴力行为的责任归咎于伴侣，暴力是由对情景冲突的不适应反应造成的。

（p.119）

最后，Karakurt 等人对现有的关于使用伴侣疗法治疗伴侣暴力的实证研究进行了元分析。他们发现伴侣治疗的效果适中（ $d = 0.84$ ），结论是"在处理暴力伴侣时，伴侣治疗是一种略好于标准治疗的治疗方法"（p.578）。与此同时，研究者警告说，这只适用于情境性暴力的伴侣，而不是性格暴力或"亲密恐怖"类型的暴力。

开展联合治疗

一旦决定进行伴侣治疗，首先必须采取几个步骤。这包括设定目标、设定治疗合同、明确对暴力的预期。Epstein 等人（2015）创建了一项供治疗师在 CBCT（如第五章所述）背景下使用的协议，他们描述了以下几个组成部分：

通过对伴侣攻击行为及其后果的心理教育，以及促进个人对另一半的行为承担责任，重在减少攻击行为。通过愤怒管理和减压技巧的培训来改善情绪调节。通过沟通和解决问题技能的培训，减少攻击行为，增加建设性的冲突管理；使用认知重建技术，来修正那些助长了心理和身体虐待的消极归因和信念；教授从以前的家暴中修复关系的策略；增强积极的伴侣互动——既降低攻击的风险，又增加伴侣对关系的满意度。

（pp.399-400）

与此同时，Stith、Rosen 和 McCollum（2003）回顾了现有的文献和治疗模型，并提出了几种 IPV 伴侣治疗中的共同核心成分（见表12.4）。治疗师要传达给伴侣的主要信息是，他们必须立即停止任何暴力行为（身体上的、情感上的、语言上的或性的）。此外，作为治疗合同的一部分，双方都应该承认他们对自己的暴力行为负有责任。治疗师应该为伴侣双方制订安全计划，还应该从双方那里得到一份"不使用暴力"的合同，明确指出违反合同的后果。在这一点上，可以讨论两个广泛的、直接的治疗目标：管理伴侣的愤怒和暴力行为，提高伴侣的沟通和解决问题的能力（Holtzworth-Munroe et al.，2002；Horst et al.，2017）。

表 12.4　成功的 IPV 治疗的共同核心成分

- 来访者在进入项目时经过认真筛选。
- 严重伤害过伴侣的来访者被排除在外。
- 伴侣双方（在单独访谈中）必须表示他们希望参与伴侣治疗，并且不害怕向另一半表达自己的担忧。
- 治疗的首要重点是消除所有形式的伴侣虐待（躯体上、情感上和言语上），而非拯救婚姻。
- 大多数项目都强调对个体自己的暴力行为负责，并包括技能培养的部分，包括教授技能，如认识到愤怒何时升级、缓解和暂停。
- 所有成功项目的有效性都是通过暴力的减少或消除来衡量的。

来源：改编自 Stith 等（2003）。

　　一旦治疗合同和治疗目标到位，下一阶段的治疗将致力于解决和管理与愤怒和使用暴力有关的行为。具体来说，治疗师教伴侣如何识别愤怒的生理、认知、情感和行为线索。他们的愤怒模式被识别出来，特别是典型的事件、言语或引发暴力发作的话题。最后，伴侣双方会学习暂停程序（time-out procedures）和其他愤怒管理技巧，以避免破坏性的暴力行为。

　　下一个目标是沟通技能和解决问题的技能。这些包括非言语倾听、言语倾听和释义、表达感受、问题解决、定义问题和解决问题。适当的沟通和解决问题的技巧为伴侣双方提供了新的、建设性的选择，使他们能够与彼此相处，抵制对彼此使用愤怒或暴力的需要。这些技能都需要治疗师采取更积极的态度来示范技巧，并评估伴侣双方理解和实施新行为的程度（Joltzworth-Munroe et al.，2002）。

　　一旦实现了这些初步目标，治疗师就可以处理可能出现的或伴侣双方想要解决的更传统的问题了。然而，伴侣治疗师必须继续监测暴力事件，并为伴侣的非暴力行为选择提供支持。在治疗效果方面，Jacobson 和 Gottman

（1998）对眼镜蛇型施暴者是否可以选择治疗表示了怀疑："我们怀疑目前的教育和康复计划是否能使眼镜蛇型来访者康复。但完全有可能有相当数量的斗牛犬型来访者从干预中受益"（p.234）。然而，似乎对于大多数施暴者以及大多数伴侣来说，以某种形式进行治疗是可能的，而且往往是成功的（Peluso & Kern，2002）。

53岁的萨拉和54岁的理查德已经结婚21年了。他们有一个大儿子（20岁）、一个女儿（18岁）和一个小儿子（17岁）。萨拉和理查德在过去六周的时间里已经分居，因为理查德因简单殴打罪被逮捕并短暂监禁后，被迫离开了家。目前，有一项禁令禁止他回家，直到两人都通过IPV治疗评估。

理查德对不得不来接受治疗感到愤怒，在接受治疗的前15分钟里，他一直在抱怨政府无权干涉他的生活和家庭，律师、法官和治疗师都是相互勾结，从像他这样无辜的人身上赚钱。在最初给咨询中心打的电话中，这对伴侣被告知要带一份警方关于这一事件的报告。这样可以减少对事件的偏见，而且经常有助于伴侣双方把注意力集中在手头的任务上。当理查德被问及报告的细节时，他开始变得顺从。在被直接询问之前，萨拉大部分时间都保持沉默。治疗师向他们解释了3次评估访谈的范围和目的，包括联合访谈、分别与他们进行访谈，以及提供反馈和建议的访谈。治疗师还明确指出，他们可能被推荐参加团体治疗、个人或伴侣治疗，或治疗方式的组合。

治疗师在访谈时（包括联合访谈和个人访谈）收集到的信息显示，这段婚姻饱受言语虐待和情感虐待的困扰。理查德经常用"肥猪"和"笨蛋"这样的言语贬低妻子，并经常在单独访谈中称他的妻子为"那个婊子"。萨拉回答说："他的辱骂曾经让我很烦恼，但现在我看着他，他又胖又秃又丑，我心想他真是个失败者。""所以，不，这真的不再困扰我了。"身体暴力大约始于13年前，当时萨拉开始反驳，而不是"像奴隶一样畏缩在他面前"，身体虐待开始于推搡和钳制，"只有几次"。然而，在过去的三年里，殴打开始变得更加激烈和频繁。当时，萨拉开始回到学校完成学士学位（孩子们出生后，她放弃了学士学位）。晚上上课的时候，她经常不在家，理查德不得不根据她或孩子们的时间安排自己的日程。她说："当孩子们上高中时，我会回到学校，这都是协议的一部分。最小的一个孩子已经上高中了，所以我回到学校。他只是嫉妒我真的这么做了，而且现在我也有了工作！"

　　尽管警察曾多次被叫到他们家，但萨拉从未提出指控，因此在法律上什么都做不了。有一次，她甚至因为手腕骨折去了医院急诊室，因为她和理查德打了一架，他把她撞倒在地，她用手支撑自己，手腕骨折了。"他甚至不和我一起去医院。我的手腕断了，还得开车！"然而，他们所在的州最近修改了法律，现在允许执法官员对 IPV 案件进行"无受害人起诉"。因此，当警察被叫来处理最后一件事时，他们认定理查德是施暴者（尽管萨拉承认她也扇了他一巴掌）。结果，他被送进了监狱。当被问及他们对于关系的期待时，萨拉表达了对继续这段婚姻的矛盾情绪。理查德表示，他只想回到自己的家里，"把这一切都抛在脑后"。

　　很明显，在这一点上，这对伴侣并没有太多的动力去为婚姻而努力。事实上，根据之前提出的指导方针，没有足够的承诺来结束暴力（任何类型的）以保证首先进行伴侣治疗。相反，治疗师推荐了一个为期一年的治疗方案，首先是对理查德进行每周 8 次的个体治疗，然后是一个只有男性参与、为期 24 周的施暴者干预团体，该团体将与最后 4 次个体治疗的疗程重叠。然后，在男性小组成功完成后，治疗师将重新评估开始伴侣治疗的前景。个体治疗的目标是开始解决理查德对治疗的抗拒，以及他暴力背后的权力和控制问题。此外，这些治疗还能帮助他为团体活动做准备。团体治疗将继续在权力和控制问题上发挥作用，并有更多的好处，让其他男性参与进来，倾听他们的故事和与伴侣的斗争。与此同时，萨拉将被推荐进行个体治疗和团体咨询，时间也将与理查德的治疗相匹配。这将使他们有机会决定，一旦暴力在关系中减少，他们是否准备好解决他们的婚姻问题，或者他们甚至想要继续婚姻。

物质滥用和伴侣暴力

　　考虑到本章的重点，我们希望简要介绍这两个问题之间重叠的领域。多数证据似乎表明，物质滥用和 IPV 之间存在密切的关联（Glick et al., 2000）。根据一项全国性的调查，Kantor 和 Straus（1987）的研究表明，在从未殴打妻子的丈夫中有 31% 的人承认在过去一年中有过一次或多次醉酒，相比之下，在中度殴打妻子的丈夫中有 50% 的人承认曾醉酒，在严重殴打妻子的丈夫中该数据是 70%。研究者发现，在 IPV 的受害者中，在未受虐待的女性中只有 16% 的人报告说自己有过一次或多次醉酒，在受中度虐待的女性中有 36% 的人承认自己有过醉酒的经历，而在受严重虐待的女性中该数据是 46%（Kantor & Straus，1987）。

虽然暴力的因果关系不能完全归咎于物质滥用，但它往往是施暴者和受害者发生暴力事件的促发、促成或诱发因素（Glick et al.，2000）。最后，Schumm 等人（2014）发现，针对物质滥用的伴侣治疗在降低 IPV 方面同样发挥了重要作用。因此，遇到其中一个问题的婚姻咨询师很可能（虽然不总是）会遇到另一个问题，因此应该了解这两个问题之间的复杂关系。此外，根据暴力或物质滥用的严重程度，伴侣咨询师必须准备好积极干预，或为这些问题提供适当的治疗。

结束语

与经历物质滥用和 IPV 的伴侣合作，可能是该领域最具挑战性和最困难的治疗之一。然而，这些问题的普遍性和破坏性使得伴侣治疗师必须对与物质滥用和 IPV 相关的动力学和相关治疗问题有所了解。接下来，我们将继续探讨伴侣治疗中另外两个常见问题的治疗：性功能障碍和不忠。

参考文献

American Psychiatric Association. (2013). *Diagnostic and statistical manual of mental disorders* (5th ed.). Washington, DC: American Psychiatric Association.

Armenti, N., & Babcock, J. C. (2016). Conjont treatment for intimate partner violence: A systematic review and implications. *Couple and Family Psychology: Research and Practice, 5*(2), 109–123.

Bandura, A. (1973). *A social learning analysis*. Englewood Cliffs, NJ: Prentice-Hall.

Bandura, A. (1997). *Self-efficacy.* Englewood Cliffs, NJ: Prentice-Hall.

Berns, S. B., Jacobson, N. S., & Gottman, J. M. (1999). Demand-withdraw interaction in couples with a violent husband. *Journal of Consulting and Clinical Psychology, 67*(5), 666–674.

Centers for Disease Control and Prevention. (2011). *Alcohol use and your health.*

Dutton, D. (1995). *The batterer.* New York, NY: Basic Books.

Epstein, E. E., & McCrady, B. S. (2002). Couple therapy in the treatment of alcohol problems. In A. S. Gurman & N. S. Jacobson (Eds.), *Clinical handbook of couple therapy* (3rd ed., pp. 597–628). New York, NY: Guilford.

Epstein, N. B., Werlinich, C. A., & LaTaillade, J. J. (2015). Couple therapy for partner aggression. In A. S. Gurman, J. Lebow, & D. Snyder (Eds.), *Clinical handbook of couple therapy* (5th ed., pp. 389–411). New York, NY: Guilford.

Fraley, R. C., & Shaver P. R. (2000). Adult romantic attachment: Theoretical developments, emerging controversies, and unanswered questions. *Review of General Psychology, 4*(2), 132–154.

Gelles, R., & Cornell, C. (1985). *Intimate violence in families.* Beverly Hills, CA: Sage Publications.

Glick, I. D., Berman, E.M., Clarkin, J. F., & Rait, D.S. (2000). *Marital and family therapy* (4th ed.). Washington, DC: American Psychiatric Press.

Holtzworth-Munroe, A., Meehan, J. C., Rehman, U., & Marshall, A. D. (2002). Intimate partner violence: An introduction for couple therapists. In A. S. Gurman & N. S. Jacobson (Eds.), *Clinical handbook of couple therapy* (3rd ed., pp. 597–628). New York, NY: Guilford.

Holtzworth-Munroe, A., Smutzler, N., & Sandin, E. (1997). A brief review of the research on husband violence: Part II. The psychological effects of husband violence on battered women and their children. *Aggression and Violent Behavior, 2*, 179–213.

Horst, K., Stith, S., & Spencer, C. (2017). Intimate partner violence. In J. Fitzgerald (Ed.), *Foundations for couple therapy: Research for the real world* (pp. 453–463). New York, NY: Routledge.

Jacobson, N. S., &. Gottman, J. M. (1998). *When men batter women.* New York, NY: Simon and Schuster.

Johnson, S. M. (2002). *Emotionally focused couple therapy with trauma survivors: Strengthening attachment bonds.* New York, NY: Guilford Press.

Kantor, G. K., & Straus, M. A. (1987). The "drunken bum" theory of wife beating. *Social Problems, 34*(3), 213–230.

Karakurt, G., Whiting, K., van Esch, C., Bolen, S. D., & Calabrese, J. R. (2016). Couple therapy for intimate partner violence: A systematic review and meta analysis. *Journal of Marital and Family Therapy, 42*(4), 567–583.

Kelly, S., Epstein, E. E., & McCrady, B. S. (2004). Pretreatment attrition from couple therapy for male drug users. *The American Journal of Drug and Alcohol Abuse, 30*(1), 1–19.

Klosterman, K., & O'Farrell, T. (2017). Couple therapy in the treatment of substance use disorders. In J. Fitzgerald (Ed.), *Foundations for couple therapy: Research for the real world* (pp. 404–414). New York, NY: Routledge.

Kuenzler, A., & Beutler, L. E. (2003). Couple alcohol treatment benefits patients' partners. *Journal of Clinical Psychology, 59*(7), 791–806.

McCrady, B. S., & Epstein, E. E. (2015). Couple therapy and alcohol problems. In A. S. Gurman, J. Lebow, & D. Snyder (Eds.), *Clinical handbook of couple therapy* (5th ed., pp. 555–584). New York, NY: Guilford.

Miller, W. R., & Rollnick, S. (Eds.). (1991). *Motivational interviewing: Preparing people for change.* New York, NY: Guilford.

O'Farrell, T. J., Schumm, J. A., Dunlap, L. J., Murphy, M. M., & Muchowski, P. (2016). A randomized clinical trial of group versus standard behavioral couple therapy plus individually based treatment for patients with alcohol dependence. *Journal of Consulting and Clinical Psychology, 84*(6), 497–510.

Pagelow, M. D. (1984). *Family violence.* New York, NY: Praeger Publishers.

Peluso, P. R., & Kern, R. M. (2002). An Adlerian model for assessing and treating the perpetrators of domestic violence. *Journal of Individual Psychology, 58*(1), 87–103.

Peluso, P. R., Peluso, J. P., White, J. F., & Kern, R. M. (2004). A comparison of attachment theory and individual psychology: A review of the literature. *Journal of Counseling and Development, 82*(2), 139–145.

Pittman, F. (1990). *Private lies: Infidelity and betrayal of intimacy.* New York, NY: W. W. Norton.

Prochaska, J. O., & DiClemente, C. C. (1982). Transtheoretical therapy: Toward a more integrative model of change. *Psychotherapy: Theory, Research & Practice, 19*(3), 276–288.

Prochaska, J. O., & DiClemente, C. C. (2002). Transtheoretical therapy. In F. W. Kaslow (Ed.), *Comprehensive handbook of psychotherapy: Integrative/eclectic* (Vol. 4, pp. 165–184). New York, NY: John Wiley & Sons.

Raytek, H. S., McCrady, B. S., Epstein, E. E., & Hirsch, L. S. (1999). Therapeutic alliance and the retention of couples in conjoint alcoholism. *Addictive Behaviors, 24*(3), 317–330.

Schumm, J. A., O'Farrell, T. J., Kahler, C. W., Murphy, M. M., & Muchowski, P. (2014). A randomized clinical trial of behavioral couple therapy versus individually based treatment for women with alcohol dependence. *Journal of Consulting and Clinical Psychology, 82*(6), 993–1004.

Sonkin, D. J., Martin, D., & Walker, L. E. (1985). *The male batterer: A treatment approach.* New York, NY: Springer.

Stets, J. E. (1988). *Domestic violence and control.* New York, NY: Springer-Verlag.

Stith, S. M., Rosen, K. H., & McCollum, E. E. (2003). Effectiveness of couples treatment for spouse abuse. *Journal of Marital and Family Therapy, 29*(3), 407–426.

Straus, M. A. (1999). The controversy over domestic violence by women: A methodological, theoretical, and sociology of science analysis. In X. B. Arriaga & S. Oskamp (Eds.), *Violence in intimate relationships* (pp. 17–44). Thousand Oaks, CA: Sage Publications.

Straus, M. A., Gelles, R. J., & Steinmetz, S. K. (Eds.). (1980). *Behind closed doors: Violence in the American family.* New York, NY: Doubleday/Anchor.

Straus, M. A., Hamby, S. L., & Warren, W. L. (2003). *The Conflict Tactics Scales handbook.* Los Angeles, CA: Western Psychological Services.

Trepper, T. S., McCollum, E. E., Dankoski, M. E., Davis, S. K., & LaFazia, M. A. (2000). Couple therapy for drug abusing women in an inpatient setting: A pilot study. *Contemporary Family Therapy, 22*(2), 201–221.

Walker, L. (1979). *The battered woman.* New York, NY: Harper & Row.

第十三章

性功能障碍和不忠

学习目标

　　在本章，读者将学习以下内容。

1. 性功能障碍对关系的影响。

2. 详尽的性史调查的必要性。

3. 将性治疗纳入伴侣治疗。

4. 与陷入不忠困扰的伴侣合作。

　　人类如何在身体上彼此联系，以及在不忠行为被披露后如何修复关系，这些都是错综复杂的活动。任何一个伴侣治疗师在日常生活中都可能遇到其中一种或者两种问题，因此必须了解如何有效地进行干预。在这一章中，我们将概述在与伴侣的合作中常见的、有时非常具有挑战性的领域：性功能障碍和不忠。

性功能障碍和伴侣治疗

　　性在一段关系中发挥着核心作用。它提供了伴侣之间的情感和身体联系点，也是相互安慰和快乐的来源。它是人类的一种生理功能，受人类条件的限制。因此，性功能障碍通常由医学问题引起，尽管它对伴侣的影响可能超出生理问题。因此，由于性功能障碍是一个关系问题，所以性治疗和伴侣治疗之间有许多重叠。特别是随着人们对性的态度和期望的改变，许多关系问题出现了。

性爱通常被视为娱乐，而不是一种义务或生殖功能。人们早就知道，性行为与各种动机混合在一起，如权力、敌意、依赖和顺从。这些因素，加上对女性性行为和性偏好的新态度，导致了两性关系和伴侣之间的性需求的变化。在历史上，性功能在很大程度上被认为是在异性婚姻的背景下满足男性的快乐；而现在的女性越来越多地期待在其中获得快乐和达到性高潮，就像男性一样。女性现在以一种更自信的方式参与性活动，而且（基本上）她们的性利益在西方文化中已经合法化了。女性向更自信的性角色转变让许多男性感到不安，这可能是他们感受到的威胁和功能障碍增加的原因，尤其是在他们的伴侣没有达到高潮的情况下。除了女性在性中的角色发生了变化，社会对性和性行为的认知也发生了变化，这使得伴侣（和伴侣治疗师）开始考虑异性恋、双性恋和同性恋对亲密关系功能（或功能障碍）的影响（Glick，Berman，Clarkin，& Rait，2000）。

因此，研究人员估计，在所有寻求伴侣治疗的人中，有多达 75%～80% 的伴侣存在性困难，而约 80% 的接受性治疗的伴侣有严重的关系问题（Heiman，LoPiccolo，& LoPiccolo，1981；McCarthy，2002；McCarthy & Ross，2017；Schnarch，1997；Weeks & Gambescia，2015）。根据 Glick 等人（2000）的研究，大约 50% 的恋爱关系在某一时刻会遇到性问题。这一比例适用于同性伴侣和异性伴侣。因此，伴侣治疗师既要精通性功能方面的知识，也要精通性功能障碍的治疗。性治疗领域已经走出羞耻和误解的阴影，作为一种合法的针对有性功能障碍问题伴侣的治疗形式，它已得到了公众认可。

性治疗模型

我们将介绍历史上的三种性治疗模式——Masters 和 Johnson 里程碑式的工作、Helen Singer Kaplan 的性治疗模型以及 David Schnarch 的性坩埚方法——最后介绍 Weeks 和 Fife 的融合了伴侣治疗和性治疗的系统间方法。

Masters 和 Johnson 的模型

William Masters 和 Virginia Johnson 被视为科学而系统地探索人类性功能的先驱。他们的模型包括性反应的四个阶段（见表 13.1）：兴奋阶段（勃起、唤起和其他生理反应）、平台阶段（在性爱过程中感觉的逐渐累积）、高潮阶段（强烈的、愉快的性紧张的形成和释放）和消退阶段（身体恢复正常或为更多的性刺激做准备的阶段）。Masters 和 Johnson（1996）认为，性功能障碍通常是主要或核心的问题，而不只是更深层次的心理或关系问题的症状。他们认为，有关性表现的压力和对失败的恐惧往往是性功能障碍的原因，良好的性表现是一种可以学习的技能。因此，他们的治疗重点是使用教育材料和行为技术克服性障碍，旨在奖励伴侣朝着他们的最终目标取得小步胜利。

表 13.1　Masters 和 Johnson 的性反应四阶段模型

兴奋阶段	勃起、唤起和其他生理反应
平台阶段	在性爱过程中感觉的逐渐累积
高潮阶段	强烈的、愉快的性紧张的形成和释放
消退阶段	身体恢复正常或为更多的性刺激做准备的阶段

在性治疗的最初阶段，Masters 和 Johnson 通常建议伴侣避免性交或任何类型的生殖器接触。他们引入了一种基本的方法——感觉集中训练，来帮助伴侣实现目标。感觉集中训练是一个放松的过程，将一个人的注意力引导到身体不同部位的愉悦刺激上。双方都有责任在对方过度刺激或不舒服时启动或停止对方的刺激，而不必感到羞耻或内疚。治疗师教伴侣倾听和回应对方对更多或更少刺激的渴望。这有几个目的：（1）它使接受刺激的一方能够控制自己的身体以及对方的身体接触；（2）它使双方都有机会在取悦对方方面感到成功；（3）它开始在伴侣之间建立一定程度的信任。当伴侣关系取得成功时，他们会被指导逐步走向性接触，同时继续向伴侣传达他们的需求。最终，在成功的基础上，伴侣双方能够实现他们的目标。这种方法对早泄障碍和其他性欲抑制或表现障碍特别有帮助。

Kaplan 的三相模型

Helen Singer Kaplan（1974）在开发人类性反应的综合模型方面做出了重大贡献（Schnarch，1991）。她创造了一个人类性功能的三相模型，包括欲望、唤起和高潮。该模型建立在 Masters 和 Johnson 的研究基础上，增加了人类欲望是性唤起的前兆的观点。这样，Kaplan 的模型开始将认知和情感维度纳入性功能，使治疗师在伴侣治疗中不只专注于生理反应。Kaplan 能够区分欲望、唤起和性高潮障碍，这使得治疗师能够针对不同的主诉，运用不同的治疗干预措施。这种方法并不反对治疗师在与伴侣合作时融入感觉集中训练或 Masters 和 Johnson 的技术，而是将愿望和幻想的元素提升为唤起和高潮的必要前提，不仅仅是它的副产品（McCarthy，2002；McCarthy & Ross，2017；Weeks & Gambescia，2015）。

David Schnarch 的性坩埚方法

Schnarch（1991）指出，以前的性功能模型缺乏对人类性功能的完整解释。特别是，忽视了人格在性活动中的作用。他质疑性高潮代表了性高潮体验的极限的观点。相反，他认为，还有大量未开发的超越躯体的性潜力。在 Schnarch 看来，性满足的主观体验并不一定与生理体验相关。相反，实现一个人的性潜力意味着既能体验来自彼此的真正脆弱的情感强烈度，同时又能独处和满足。亲密的能力与容忍存在孤独的能力和一个人感知的相对性直接相关。分化是使个体能够参与到一个系统中——无论是伴侣、家庭还是社会——而不被它淹没。低分化水平的个体需要他人确认的亲密关系，然而这种期望往往无法得到满足。具有高分化水平的个体能够在亲密关系中自我确认，这使得每个伴侣彼此真实地存在，而不是作为配偶需求的投射而存在（Schnarch，2010）。

Schnarch（1991，1997）的突破性概念之一是，性关系可以被视为整个关系的隐喻。他认为，伴侣的性行为是伴侣关系的整体功能和关系风格的表现，可以指导治疗师进行干预，以影响整个关系（Schnarch，1997）。因此，他对性训练的使用提出了质疑，因为它们有一种倾向，即强调需要得到另一方在性方面的确认，这与分化的过程背道而驰。相反，Schnarch 提倡一种结合了伴侣治疗和性治疗的治疗方法，他称之为"性坩埚"。这种方法将 Bowen 的系统理论（分化）、客体关系理论（投射性认同）和存在理论（孤独和焦虑）的各个方面结合到他的亲密关系表达模型中。虽然这种方法促进了自我分化和自我调节，将它作为在伴侣关系中获得满足的重要组成部分，但 Schnarch 的治疗方法在面质、自我探索和个人挑战方面具有深远意义。Schnarch 认为，低欲望和高欲望是关系系统中可变的地位，不是单个个体的稳定特征。因此，他并不是宿命般地认为欲望是无法改变的。事实上，他注意到性欲高和性欲低的伴侣在分化上是相似的，尽管性欲低的伴侣总是控制着性行为的频率和途径。尽管欲望的冲突不可避免且非常普遍，但它们经常导致需要解决的重大关系裂痕（Schnarch，2010）。

在坩埚疗法中，治疗师必须表现得像坩埚一样，在面对伴侣由于这些基本分化和性行为问题而产生的心理和情感能量时保持平静。当个体修通了他们的亲密需求，并变得更加分化时，他们便能发生转变（就像坩埚中的金属）。这种转变使伴侣能够充分发挥他们的性潜力，超越物质层面，进入精神层面（Schnarch，2010）。

系统间方法

Weeks 和 Fife（2014）创建了系统间方法，作为评估和治疗性功能障碍的一种整合方法。该方法采用了几种不同的视角来看待性功能障碍，包括遇到问题的个体、关系动力（可能导致了问题的产生或持续，或两者都有），以及伴侣的原生家庭对他们当前性功能的影响（Weeks & Gambescia，2015）。系统间方法有五个不同的领域，用于指导伴侣治疗师针对伴侣不同的性功能障碍制订治疗计划。

第一个领域是个体生理领域。在这一领域，每个人的"病史、遗传倾向、健康状况、体力、疾病和生命周期变化"（Weeks & Gambescia，2015，p.636）为症状的躯体表现提供了多层次解释。第二个领域是个体心理领域。

在这一领域，伴侣治疗师评估性别认同、人格特征和任何可能影响性功能的心理健康症状（如焦虑）的作用。第三个领域是伴侣关系领域。在这一领域，治疗师评估伴侣的关系风格，包括冲突解决策略、沟通模式、对亲密关系的容忍和关系满意度。例如，"性生活满意度下降可能对整体关系满意度产生不利影响。缺乏兴趣／性唤起等性问题可能导致无症状的伴侣功能障碍"（Weeks & Gambescia，2015，p.637）。第四个领域是代际领域。这一领域的中心是双方的原生家庭对性的感受和对性的交流，以及与性相关的问题如何影响每个人。通常，关于性的错误信息或厌恶的表达会传递给儿童，并保留到成年。另一些时候，童年期对性的讳莫如深（比如父母的不忠）会影响个人的恋爱关系。第五个领域是环境领域。治疗师将评估与文化价值观、宗教习俗和性的媒体信息等有关的问题以（不现实的）对性的期望或禁忌的形式给伴侣造成的影响（Weeks & Gambescia，2015）。

系统间方法"综合并整合了多种理论模型，形成了一个有凝聚力的范式，而不是一系列孤立的干预"（Weeks & Gambescia，2015，p.638）。因此，它为那些表现出各种性功能障碍的伴侣提供了一个全面的框架。通过对跨多个领域的功能障碍进行概念化，系统间方法提供了一种细致的方法，以实现与伴侣性功能和关系满意度相关的目标。

性功能障碍的评估

虽然性功能障碍和婚姻困境可以相互独立，但它们通常不是这样的。治疗师需要良好的评估技能，以确定哪些问题是主要的以及在什么时候进行干预。为了确定哪些问题是主要的，治疗师通常需要一份详尽的性史。对性主诉和伴侣共同的性史的探究有助于治疗师做出临床决定——是否有必要调查双方的完整性史。

为了确定功能障碍的性质和程度以及所需的治疗种类，临床医生需要掌握必要的全部信息。表 13.2 列出了获取性史的一些指引，这可以与传统评估（见第九章）一起进行，也可以单独进行。

表 13.2　获取性史的指引

1. 对当前问题的描述
2. 问题的发生和过程
　　a. 发生（逐渐发生还是突然发生、突发事件以及后果）
　　b. 过程（随时间变化：严重程度、频率和强度的增加、减少或波动；与其他变量的函数关系）
3. 来访者对问题起因和持续性的认识
4. 过去的治疗和效果
　　a. 医疗评估（专业、日期、治疗形式、效果以及目前因任何原因服用的药物）
　　b. 其他专业帮助（专业、日期、治疗形式和效果）
　　c. 自我治疗（类型和效果）
5. 目前的期望和目标（具体的和一般的）

　　第五版《精神障碍诊断与统计手册》（APA，2013）对性障碍的诊断分为几类。性问题的主要类型包括延迟射精、勃起障碍、女性性高潮障碍、女性性兴趣／性唤起障碍、性交疼痛／插入障碍、男性性欲减退障碍、早泄、物质／药物引起的性功能障碍、其他特定的性功能障碍和不明确的性功能障碍。性功能障碍的典型特征是一个人的性反应或体验性快感的能力达到临床显著障碍程度。一个人可能同时有几种性功能障碍。在这种情况下，所有的功能障碍都应该得到诊断。在大多数情况下，参考妇科医生、泌尿科医生或内科医生给出的医学评估是有必要的。因此，对治疗性障碍的伴侣治疗师来说，与这些医生建立工作关系很重要。此外，治疗师最好掌握常规的测试类型以及测试结果对性功能的影响。最后，了解万艾可、艾力达和其他治疗勃起功能障碍或性欲低下的药物的影响和局限性也至关重要，因为这些药物已经成为治疗性功能障碍的标准方法（McCarthy，2002；McCarthy & Ross，2017；Weeks & Gambescia，2015）。

　　对性功能的评估也为治疗师提供了机会，为如何讨论性问题定下基调。伴侣通常会感到焦虑，可能会对与陌生人讨论性问题持高度防御的态度。如果治疗师很焦虑，在讨论性互动时笨手笨脚，问的问题看起来很挑衅，或者以冷漠的临床方式谈论性，将传达"我无法处理关于性的讨论"的信息，伴侣双方也不会深入讨论这个问题。这通常会对治疗产生负面影响，导致僵局，因为关键成分无法得到披露。因此，治疗师轻松自如地讨论性问题是非常必要的。如果在谈论性方面有任何犹豫，那么治疗师应该寻求适当的培训或督导。表 13.3 为伴侣治疗师提供了一些关于他们对性的态度和感受的思考题。

表 13.3　问题：帮助咨询师反思自己对性的信念

- 当意识到有些伴侣的性生活比我好时，我是不是有点怨恨？
- 我能接受一个女人或一个男人在晚年通过自慰达到高潮或自我愉悦的想法吗？
- 当我想到一对老年伴侣互相口交的时候，我能接受吗？我能想象他们热吻的情景吗？
- 我是否假设所有来访者都是异性恋者，除非他们特别声明？
- 我能想象一对伴侣正在享受性爱的画面吗？
- 对于一位丧偶者与许多约会对象只发生性关系却不想结婚，我有何感想？
- 当我与一对伴侣面谈时，可以自如地评估性传染病和艾滋病吗？
- 我是否可以自如地询问来访者的性和亲密需要情况？
- 当没有提到性的话题时，我是否会偷偷地松一口气，并安慰自己是在保护伴侣的隐私？
- 当我在与情侣的工作中出现"色情情境"时，我会做何反应？
- 我的沉默、改变话题、不接受暗示、大笑或看起来很尴尬，向我的来访者传达了什么信息？

来源：改编自 Moll（2013）。

最终，治疗师应该：（1）在伴侣双方讨论性问题时，对他们持开放和理解的态度；（2）有能力以建设性的方式获取信息；（3）理解健康的性生活在伴侣双方的功能水平中起的适当作用。有了这些技能，治疗师成功地治疗这对伴侣的机会就能大幅增加（McCarthy，2002；McCarthy & Ross，2017；Weeks & Gambescia，2015）。

伴侣治疗中的性功能障碍干预模型

性问题可以分为两类：原发的性问题（由与性相关的刺激引起，仅发生在性情境下）；次发的性问题（是更大的个人或关系问题的一种表现）。

区分继发性或原发性个案有助于确定适当的咨询策略。原发问题通常对简单的治疗的反应就很好，而次发问题需要更深入的强化治疗。表 13.4 列出了伴侣和性问题之间的相互作用，以及一些治疗建议（传统的性治疗、传统的伴侣治疗或两者兼而有之）。

表 13.4　伴侣问题、性问题和治疗建议之间的相互作用

相互作用	治疗建议
1. 性功能障碍造成或促成了次发的关系失调	建议采用传统的性治疗，针对性功能障碍的具体策略将被视为治疗选择。如果同样的性功能障碍发生在这个人的其他关系中，这一建议就尤其正确。
2. 性功能障碍对关系失调而言是次发的	根据关系不和谐的严重程度，一些简短的性治疗可能为伴侣双方带来双赢，这可能转化为解决更大的关系问题的积极动力。否则，传统的伴侣治疗被视为首选。
3. 关系失调与性问题同时发生	传统的伴侣治疗将被视为主要治疗过程。在这种情况下，最初是不鼓励进行性治疗的，特别是当伴侣公开敌对时。然而，如果伴侣治疗取得了重大进展，就可以对性问题给予一些关注。
4. 只有性功能障碍，没有关系失调	传统的伴侣治疗是首选的治疗方法，因为性功能障碍可能是由于疾病或事故造成的，其中的机能丧失是器质性的，或者一方有性虐待史。

来源：改编自 Glick 等（2000）。

　　我们认可的一个成功的性治疗模式是最初由 Annon（1974）开发的 PLISSIT① 方法，最近由 Taylor 和 Davis（2006，2007）更新并重新命名为 Ex-PLISSIT 方法。ExP-LI-SS-IT 是该方法逐步强化的四个层级的首字母缩写。每一组字母都指向了一种建议的方法，以处理基于伴侣主诉的性困扰（见表13.5）。这四个层级是：扩展的许可、有限的信息、具体的建议和强化的治疗。

表 13.5　短程性治疗的 ExP-LI-SS-IT 方法

ExP	扩展的许可（Extended Permission）
LI	有限的信息（limited information）
SS	具体的建议（specific suggestions）
IT	强化的治疗（intensive therapy）

注释：改编自 Annon（1974）以及 Taylor 和 Davis（2007）。

---

① 是 permission（许可）、limited information（有限的信息）、specific suggestions（具体的建议）和 intensive therapy（强化的治疗）的缩写。——译者注

扩展的许可

第一级——扩展的许可——是治疗的初始阶段。在 Ex-PLISSIT 模型中，第一步是，作为"扩展的"许可，伴侣可以表达（express）他们可能存在的任何困扰（因此也称为"Ex-"）。这一修订使许可成为一个更加正式和受重视的过程，而不是一个常被忽略的形式。根据 Taylor 和 Davis（2006，2007）的说法，许可被置于治疗方法的核心。因此，通过给予人们明确的（explicit）许可来讨论他们对自己性取向的担忧，伴侣治疗师确认了每个人作为性主体的存在。有时候，人们想知道的只是他们是否正常，是否变态，是否偏离，是否不正常。一旦他们从具有专业背景的人或有权威的人那里获得确认，问题就会消失。其中一个例子就是来访者梦见自己与同性发生性关系。这个问题可以很简单地加以解决，治疗师可以说："许多人都做与同性、异性、群体或不同种族的人有关的性梦，这是完全正常的。一个人平均每天有 4 次或更多次性幻想。"另一个令人困扰的问题可能是，配偶们担心他们每个月只有一次性生活。或者另一个可能是"只有当他用舌头触碰我时，我才能达到高潮"，或者"当我的宝贝女儿在我腿上蹦蹦跳跳时，我会勃起，我是变态吗？我会对她做些什么吗？"这些都是正常人会有的完全正常的性困扰（Taylor & Davis，2006，2007）。

有限的信息

第二级治疗是向来访者提供与其性问题直接相关的具体事实信息。来访者可能对此无动于衷，也可能导致一些不同的结果。通常，方法是提供书籍或录像带。来访者提的问题可能很简单，"细菌会通过口腔－生殖器接触传播吗？"对此，我们建议你回答："是的，口腔里有很多细菌。"另一个问题可能是，"我的胸部很小，我想做整形手术，这样我就能有更好的高潮。"我们见过的另一位男性来访者想做包皮环切术。他的阴茎没有做包皮环切术，且有早泄的问题。他认为，如果他做了包皮环切术，这个问题就会解决。

进一步的信息非常有助于消除许多性误区。表 13.6 列出了一些常见的误解。再次强调，治疗师在对性功能的大部分领域有全面而准确的理解的同时，对讨论这些问题感到舒服也至关重要。

表 13.6　伴侣治疗中常见的性误区

"性交才是最重要的，那是正常或正确的方式。"

"寻求同步高潮是值得的，只有同时到达高潮的伴侣才长远。"

"男性需要勃起来做爱。"

"性必须是自然而然发生的。"

"男性随时蓄势待发。女性要为此做好准备。"

"所有性问题都能解决。"

"女人不会因为幻想而兴奋。"

具体的建议

为了实现第三级治疗——具体的建议——治疗师必须首先获得具体的信息，通常包括详尽的性问题史。一旦完成了这个工作，确定了具体的问题，治疗师就可以提出具体的建议。这其中就包括感觉集中活动和渐进式放松、幻想满足和角色扮演。治疗师的建议可以针对伴侣中的一方，也可以针对伴侣双方（McCarthy，2002；Mcarthy & Ross，2017；Weeks & Gambescia，2015）。

强化的治疗

第四级治疗仅在其他阶段不起作用时使用。通常，性问题（正如我们已经指出的）与对性解剖学和生理学的无知、消极的态度、自我挫败的行为乃至使用药物有关。有时，这些问题的根源是精神障碍。最近，研究人员证实了 Ex-PLISSIT 模型对一方患有慢性疾病或残疾的伴侣是有用的（Daneshfar et al.，2017；Khakbazan et al.，2016）。

在这一节中，我们试着概述在伴侣治疗背景下的性话题，以及在伴侣治疗范围内与伴侣合作的一些模式。然而，美国的有些州要求治疗师必须接受特殊培训方可自称"性治疗师"。美国性教育者、咨询师和治疗师协会（American Association of Sexuality Educators, Counselors and Therapists，AASECT）是一个认证机构，负责管理认证性治疗师的培训。我们鼓励读者阅读该机构的培训指南，以便熟悉性治疗的主题和领域。

应对不忠议题

　　不忠是促使伴侣接受治疗的主要原因。矛盾的是，这也是大多数治疗师表示最不愿意治疗的问题（Whisman，Dixon，& Johnson，1997；Peluso，2018）。Atkins、Eldridge、Baucom 和 Christensen（2005）报告，在一个大型随机临床样本中，超过 50% 的伴侣认为不忠是他们关系中的一个问题。就一般的非临床人群而言，事实是关于伴侣不忠的统计数据差异很大。一些报告估计，个人报告自己有婚外情的比例从 25% 到超过 50% 不等（Starratt，Weeks-Shackelford，& Shakelford，2017；Weiser & Weigel，2015）。在约会的人群中，女性的这一数字高达 70%，男性高达 75%（Shackelford & Buss，1997），尽管研究结果的普适性非常有限（Labrecque & Whisman，2017）。相反，最好的信息来自大规模的全国性调查。综合社会调查（General Social Survey，GSS）是一项多轮调查，自 1972 年以来每两年对美国家庭进行一次抽样调查，由芝加哥大学组织实施，可能提供最接近的人口估计。每一轮参与者都是新的，由普通成年人（18 岁及以上）抽样组成，包括关于一般健康和关系议题的问题。该调查研究了 2000—2016 年的九轮 GSS 中 13000 多个回复，以了解人们对婚外性行为相关问题的回答是如何变化的，或者在过去 16 年中是如何保持不变的。总体而言，在某一年中，约有 3% 的已婚人士报告发生婚外性行为。就已婚伴侣一生中不忠的比例而言，在男性中为 22%～25%，在女性中为 1%～15%。Tafoya 和 Spitzberg（2007）对 50 项研究进行了元分析，发现 24% 的女性和 34% 的男性在一段关系中有过婚外性行为。

系统论与不忠

　　当不忠成为伴侣治疗的主要关注点时，它似乎是一个会耗费所有精力的问题。对于许多伴侣来说，他们对不忠、背叛和情感后果的细节给予了激光般的关注。这种关注也会让伴侣治疗师陷入其中，并使治疗停滞不前。然而，系统取向的伴侣治疗师从不同的角度对不忠进行了概念化。

根据 Peluso（2018）的说法，他们利用了两个重要的系统原则来处理不忠的前导因素和不忠的后果：

1. 不忠不是关系的核心问题，而是一种症状。
2. 伴侣双方共同导致了某一方的不忠。

这两个系统性问题对伴侣（以及许多伴侣治疗师）来说很难把握。要真正理解上述原则的含义，需要一个系统的视角，因为它"违背"追究一方的责任而把另一方视为受害者的立场。然而，如果伴侣治疗师能理解这些原则，并能有效地与伴侣沟通，成功地解决不忠问题的机会就会大大增加（Peluso，2018）。

系统原则一：不忠不是关系的核心问题，而是一种症状

根据 Peluso（2018）的说法：

一开始，这似乎是一个难以理解的概念。毕竟，已经发生了不忠，这不是可能发生的最糟糕的事情吗？如果双方都认为伴侣关系应该是一夫一妻制和终身的，那么是的，不忠似乎是可能发生的最糟糕的事情。然而，事实是，不忠暴露了关系中更严重的问题。不仅仅是背叛本身和对信任的侵蚀。不忠表明，这段关系在更深的层次上比在表面上更危险。

（p.16）

系统原则二：伴侣双方共同导致了某一方的不忠

根据 Peluso（2018）的说法：

这可能是一个系统取向的伴侣治疗师所要做的最难的"推销"。原因是人们总是想把自己的痛苦归咎于别人。他们希望有人承担责任，并且经常（像孩子一样）希望那个人消除痛苦。现实情况是，如果你把伴侣视为一个系统，

那么在传统意义上，没有任何一个人应该受到责备。相反，双方共同导致了某一方的不忠。

（p.17）

系统取向的伴侣治疗师当然理解伴侣系统的潜在动力是不忠的原因，但他们必须说服伴侣也以这种方式看待不忠与他们的关系问题之间的联系。与此同时，伴侣治疗师还必须像"穿针"一样小心行事。一方面，伴侣系统营造了不忠发生的环境，即双方都有责任，但这并不意味着发生婚外情的伴侣对其个人行为或其后果不承担责任。因此，记住前面描述的两个系统原则，系统取向的伴侣咨询师必须小心地处理个人的行为责任，才能使治疗产生预期效果（Peluso，2018）。

婚外情的类型

Emily Brown（2001，2007）提出了婚外情的类型。Brown 的婚外情类型的有用之处（虽然只是根据经验，缺少实证支持）在于，她并不认为所有不忠都是一样的。相反，她说：

婚外情的类型与伴侣之间的互动模式以及婚外情背后的问题有关……识别婚外情中隐藏的信息，有助于治疗师制订治疗计划。婚外情的类型是以伴侣的行为模式和情感动力为基础的。

（2001，p.30）

从根本上来说，这五种类型的婚外情分别是回避冲突型、回避亲密型、性成瘾型、分裂 - 自我型和出口型。下面将对每一种类型进行说明。

回避冲突型婚外情。这意味着伴侣避免和对方发生冲突。他们可能对一段"好的"关系有完美主义的看法，即没有冲突的关系才是好关系。就他们的组成和原生家庭而言，Brown（2001，p.33）说："那些从小被教导愤怒是不好的，被教导'看事情积极的一面'，或者因为不同意而受到惩罚的人，很可能很难表达不满。"这样的伴侣可能认为冲突具有不必要的破坏性或侵蚀性，因此害怕冲突。婚外情暂时减少了冲突（通常是关于性的），但它通常只是一种症状，背后是伴侣之间无法谈论冲突和解决冲突这一深层问题。有趣的是，不忠的一方（也就是对现状不满的一方）似乎总是设法让婚外情"意外"被发现。婚外情的败露会令婚姻里的一系列问题变得明确，也能促使伴侣们求助于咨询。

就不忠本身而言，婚外情很少对主要关系构成真正的威胁。"对婚姻的威胁不是婚外情，而是对冲突的回避。只有当婚外情的信息被误解或忽视时，它才会成为威胁"（Brown，2001，p.34）。它通常发生在关系的早期（尽管也可以发生得更晚），并具有治疗成功的最佳潜力。这种伴侣在治疗中表现出的一些特征包括不忠的一方极度内疚、悔恨和负责。另一方可能表现为受伤、悲伤或愤怒（尽管通常不会公开表示敌意，以免引发冲突）。对于伴侣治疗师来说，最重要的治疗考量是把避免冲突放在伴侣治疗的首要位置，并观察这种动力是如何在婚外情和伴侣关系中发挥作用的。这类婚外情的最终成功在于提高伴侣双方成功地谈论冲突，然后在不回避的情况下解决冲突的能力。

回避亲密型婚外情。亲密议题是这类婚外情的核心。这种不忠"保护人们免受伤害和失望。它是在说，'我不想太需要你（所以我会在其他地方满足我的一些需求）。'伴侣双方都害怕打破障碍，变得在情感上很脆弱"（Brown，2001，pp.34-35）。通常，这类婚外情开始于伴侣关系的"蜜月期"结束后，或者开始于伴侣关系的几年之后。触发这类婚外情的原因是害怕（甚至是恐慌）这段关系可能导致真正的脆弱。因此，婚外情被用来延续冲突，起到分散注意力的作用。与回避冲突的伴侣不同，回避亲密的伴侣在争吵和分歧上看起来更有敌意。这些通常都是"烟雾弹"，让伴侣双方不断发生冲突，这样他们就不必靠近对方。在这些伴侣的原生家庭中，通常有很多混乱（如酗酒或虐待的家庭），冲突和争吵是常态。结果，没有人设定适当的界线，也没有人感受真正的亲密或真正的脆弱（Brown，2007）。婚外情成为在其他地方寻找亲密（或伪亲密）的一种方式，但当它被发现时，它也可能成为持续冲突的来源（从而使亲密—回避的循环永久化）。

对伴侣治疗师来说，一个重要的治疗考量是让伴侣双方把争吵视为对真正亲密的干扰，然后专注于他们的亲密需求。由于对拒绝的恐惧占主导地位，这些伴侣通常对对方的动机和行为非常谨慎和高度警惕，这在一开始可能相当困难。然而，让双方表达他们在冲突（和婚外情）背后的愿望和需求，对于他们努力维持这段关系也很重要。如果这对伴侣能够学会冒着脆弱的风险，而不诉诸争吵和愤怒，来掩盖他们的孤独，并向对方敞开心扉，那么前景是积极的。如果他们无法做到这些，可能的结果就是卷入另一种高度冲突、回避亲密的关系（以及相关的婚外情）（Brown，2007）。

性成瘾型婚外情。当来访者与不同的人发生多段婚外情，而且似乎有强迫性质时，通常就是性成瘾型的婚外情。根据 Brown（2001）的说法，这类婚外情的来访者通过赢得战斗和征服他人来处理自己的情感需求，他们希望以这种方式获得爱。童年时，他们在情感上被剥夺、不堪重负或受到虐待，但他们还没有长大（p.37）。性成瘾的人可能来自这样一个家庭：他们是家里的"特殊的"孩子，或者是父母其中一人最喜欢的孩子。家里可能会有成瘾问题（物质、赌博或性等），并有一种强烈的权力、保密和"不说话"的规则。有强迫性婚外情的来访者往往身居要职（如在政治或金融界等），取得了一定的成功或名声，或在性方面寻求权力。因此，打破规则并"逍遥法外"的想法变得非常令人陶醉。然而，背后的动力是一种内在的空虚和痛苦的感觉，他们强烈需要将这种痛苦的感觉转换为一种麻木，并需要填补空虚感（Brown，2007）。

伴侣另一方可能在孩提时代就知道父母的婚外情，且不得不保守秘密。他们通常有性虐待或创伤史，这使得他们倾向于接受伴侣的这种不忠行为，因为他们不相信自己值得拥有一段良好的关系。总而言之，性成瘾类型的关系动力包括：一方可能是冷漠疏离的或孤立软弱的，而另一方魅力十足、自以为是。因此，当婚外情曝光时，情况通常非常戏剧化。对这些伴侣的治疗通常是先关注成瘾问题，再解决他们的问题。如果有性成瘾的一方已经在寻求治疗，并启动了恢复模式，那么伴侣工作可以专注于潜在的依恋需求和权力需求，这些需求通常伴随着性成瘾事件（Brown，2001）。否则，这种关系就会持续下去，当另一方继续视而不见时，婚外情就会复发。

分裂－自我型婚外情。 分裂－自我型婚外情的核心概念是，一个人长期以来（或感觉到自己不得不）拒绝或压抑自己的某个自我面，以保持体面的外表或成功家庭的社会规范。通常，这些伴侣关心的是做社会眼中"正确"的事情，这样做的代价是牺牲了他们自己的个人幸福或自我实现。"个人需求消失了，因为他们试图让自己的家庭成为'理想'家庭。这通常意味着将家庭资源，无论是经济上的还是情感上的，都集中在孩子身上"（Brown，2001，pp.40-41）。在关系刚开始的时候，他们可能就有一种婚姻观念，即和怎样的人结婚（或者在什么时候结婚）才是"正确的"，或者结婚是一种获得安全感的方式。关系中的双方"很早就认识到他们应该做正确的事情，而不是关注自己的需求和感受"（p.41）。很多时候，他们在个人和职业上都很成功，但在情感上或人际关系上并不尽然。通常，在外界看来，他们就像一个"完美的"家庭，被认为是社区的支柱（这使得对婚外情的披露更加令人震惊）。然而，当这些关系无法令人满意时，就可能带来挫败、困惑或孤独。根据Brown（2001）的说法：

> 在分裂－自我型的关系中，婚姻是空虚的，而在性成瘾型关系中，个人感到空虚。无论是否在同一间卧室里睡觉，他们的性生活都流于形式，他们过着非常独立的生活。沟通仅限于实际事务，如倒垃圾或获取社会生活必需品。

（p.41）

婚外情为人们提供了获得多年来被剥夺的激情和乐趣的机会。虽然这经常被认为是"中年危机"的一部分，但这种观点缺乏深度，因为这种婚外情可能反映了一系列更深层次的问题。有时，婚外情已经持续数年，可能代表对另一个人的强烈依恋。事实上，有外遇的一方可能会在两段关系之间摇摆不定，不确定哪一段关系该结束（Brown，2007）。在天平的一端，当发生分裂－自我型婚外情时，原来的婚姻通常已经持续了 10 年或 20 年——这意味着他们在这段关系中投入了大量时间、资源和情感。但在另一方面，原来的关系已经变得非常僵化，而新的关系令人在情感上充满活力、兴奋不已。结果，不忠的一方可能会单独接受治疗，以决定要追求哪一段关系，决定如何把这段关系告诉另一方，也许更重要的是，将之前压抑的想法和感受告诉配偶。总之，在分裂－自我型婚外情中，亲密关系的前景并不乐观：

在通常情况下，在伴侣之间建立令人满意的情感关系为时已晚。丈夫可能会离开，去娶另一个女人；或者通常会留在婚姻中，但把感情投入婚外情中。女性通常会选择后者。这种婚外情可以一直持续到他们离开人世的那一天。

（Brown，2001，p.45）

出口型婚外情。在这一类型中，一方或双方都知道原来的婚姻已经没有希望，但不知道如何结束它。结果，婚外情就变成了一种将问题公开化的方式，并且/或迫使另一方做出最终决定。由于婚外情发生在恋情结束之前，有时会被误认为是分手的"原因"。然而，长期以来，这段关系已经"岌岌可危"。在许多情况下，不忠的一方不想伤害他们的配偶，但他们也不想努力挽救这段关系，而婚外情提供了一个出口。被背叛的一方通常会表现出愤怒和受伤，而不忠的一方通常会表现出遗憾，但也感到解脱。每一位伴侣都会将关系的现状归咎于对方，以此回避关系破裂带来的痛苦。在这些案例中，伴侣治疗可以帮助伴侣双方看到关系模式，如果这些模式得不到解决，往往会在下一段关系中重现，从而继续这个循环。

Brown 的类型学只是看待不忠行为的一种方法，但它符合前面概述的两个重要的系统原则。首先，它为梳理不忠症状产生的不同系统动力提供了一个很好的起点。其次，它让伴侣双方都能看到他们是如何参与创造这个系统的，正是这个关系系统导致了回避冲突、回避亲密等类型的婚外情。一旦你知道了这对伴侣的婚外情是什么类型的，下一个问题就是，可否有效地处理它？到目前为止进行的研究给临床治疗师和伴侣带来了怎样的希望？

关于不忠的临床研究发现：治疗真的会有效吗？

根据 Kroger、ReiBner、Vasterling、Schutz 和 Kliem（2012）的说法，只有 5 项关于不忠治疗的疗效研究使用了被视为实证支持性治疗"黄金标准"的随机对照试验（Castonguay，2013）。那么，伴侣咨询对治疗不忠有效吗？简单的回答是"有"，但有一些重要的前提条件。

2005 年，Atkins 等人研究发现，在治疗前，比起因其他原因寻求伴侣治疗的伴侣，因婚外情而接受咨询的伴侣的总体满意度得分较低。但在治疗后，这些差异不再存在，这表明伴侣治疗是成功的。这些结果在一个寻求伴侣咨询的欧洲样本中得到了复制，在治疗后 6 个月，伴侣们保持了满意度的提高（Atkins，Marin，Lo，Klann，& Hahlweg，2010）。Atkins 等人（2005）还报告了一项有趣的发现，若伴侣中的一方在治疗期间没有公开婚外情（但以保密的形式披露），他们似乎就没有从伴侣咨询中受益。Greenberg、Warwar 和 Maclom（2010）研究了不忠后的创伤（作为一项更大的依恋伤害研究的一部分）。毫不奇怪，受伤的（或被背叛的）伴侣在治疗前报告了较低的关系满意度和更大的个人压力，但在伴侣治疗期间、治疗结束时和随访时（3 个月后）表现出了改善。此外，另一位伴侣的问题也有所改善，这再次显示出治疗的成功。

Gordon、Baucom 和 Snyder（2004）进行了一项研究，研究对象是在过去 6 个月内被披露有婚外情并寻求伴侣咨询的伴侣。他们研究了一种专门针对不忠而非其他伴侣问题的方法。结果显示，被背叛的伴侣一方在治疗前后的焦虑和抑郁得分有所改善，使用相同的方法，不忠的一方获得了更高的收益。但在 6 个月后的随访中，只有不忠的一方继续表现出了积极的改善，并提高了关系满意度。最后，2012 年，Kroger 及其同事调查了近 90 对接受治疗的伴侣（一组在等待名单上，一组在接受治疗）。有趣的是，他们发现，超过一半（56%）的参与者在治疗结束前脱落了（这凸显了情绪的波动）。他们的研究结果支持了伴侣治疗在治疗不忠方面的有效性，尤其是治疗创伤和焦虑症状时，这是处理不忠的一部分。然而，他们只发现，从治疗前到治疗后，伴侣中不忠的一方的抑郁评分结果喜忧参半，并未看到关系满意度的提升。

同样，就像 Gordon 等人的研究一样，他们的研究方法更多地关注不忠的具体问题，而不是伴侣系统，后者可能是导致不忠结果的原因。

最后，在综述中，Kessel、Moon 和 Atkins（2007）指出，"既包括针对不忠的特殊治疗策略，又包括一般的伴侣治疗策略的混合方法，可能会提供最现实而灵活的策略"（p.62）。因此，为了确保治疗成功，伴侣需要一位称职的伴侣治疗师，他需要能够做到以下方面。

1. 提供一个解释模型，来解释这对伴侣是如何陷入不忠境地的。它需要解决发生不忠的具体方面，以及导致这种情况发生的伴侣之间的问题。这个模型必须包含前面讨论过的两个系统原则。
2. 提供一个治疗模型，该模型将：（1）指导治疗师和治疗过程，解决不可避免出现的混乱问题；（2）让伴侣双方理解治疗过程，并提供一张带有"隧道尽头的光明"的"路线图"。接下来将讨论一个由 Peluso（2018）开发的此类模型。

理解和治疗不忠的三步模型

对以往的治疗方法的一个批评是，它们往往太复杂，充斥着太多的"行话"，无法帮助处于不忠造成的创伤中的来访者。Peluso（2018）在回顾了更常见的治疗方法（见 Peluso，2007）后，开发了一个简单的三步模型。这三个步骤非常简单，易于理解，它们既是一个解释模型，又是一个治疗模型，可供系统取向的伴侣咨询师轻松使用。每一步都是可以添加进去的"原料"，其中包括发生不忠所必需的基本成分。根据 Peluso（2018）的说法，这些步骤如下所述。

1. 也许，除了性冲动或性瘾导致的不忠之外，所有的不忠都与对婚姻关系的满意度下降有关。然而，并不是所有不满意的伴侣都有婚外情。关系满意度可以很快地上下波动。这会受到很多因素的影响：工作、孩子、父母和朋友等。就像股市震荡，一对伴侣对婚姻关系的满意度可能会在几天内"上升 25 个点"，之后又"下降 50 个点"。但关注"日常"满意度本身并不能预示是否会发生不忠。关键指标是一段时间内的总体"趋势"。不过，趋势可以告诉你前方是否有麻烦，却不是唯一的要素。

2. 在一段关系中，导致长期不满意的原因之一是关系中权力失衡。这就像两个不同重量的人玩跷跷板。有一个人一直在高处，另一个人却一直在低处。这对任何一个人来说都不是一件有趣的事情。在通常情况下，一方会觉得自己对另一方的行为没有影响力（尤其是关系到双方的决定时），或者他们觉得自己牺牲了自己的需求，满足了对方的需求。另一种打破伴侣力量平衡的方式是，当一方把第三方（孩子、父母或朋友等）拉进来时（或"三角化"），会让另一方在做重大决策时感到"被忽视"或"被联合起来反对"。结果，不忠往往成为重新找回平衡的方式（通过引入其他人）。这是一种向他人证明自己也有权力的方式，尽管它是以消极且具有破坏性的方式表达的。然而，也有很多伴侣对他们的关系不满意，觉得权力不平衡，但并没有婚外情。这是因为还需要最后一种原料！

3. 未实现的幻想、愿望和梦想在不忠行为中的作用至关重要。当一个人在一段关系中认为"这永远不会改变，永远不会变好，我也永远不会从我的伴侣那里得到我想要的"时，他们就意识到自己一直在欺骗自己。他们所渴望、希望和梦想的一切都无法在他们的关系中实现，幻想破灭了。这是使婚外情如此诱人的关键因素。在婚外关系或情人身上，他们能够实现似乎缺失的某些东西（幻想、愿望或梦想等）。相比之下，目前的现实关系通常充满挣扎、妥协、失望和冲突。简而言之，维持真正的关系是一项艰巨的工作，而婚外情（表面上）似乎是毫不费力且令人愉快的。当以上三个要素都存在（不满、失衡和幻想）时，不忠就会发生。

当婚外情被揭露后，伴侣们必须做出一个重大决定：是走还是留？如果伴侣双方决定继续在一起，那么问题是：我们能挽救这段关系或婚姻吗？如果每个人都愿意经历这个过程，那么他们通常可以挽救它。退出一段恋情的过程与进来的过程是一样的，只是方向相反。换句话说，也需要相同的三个步骤，只是顺序相反（参见图13.1）。

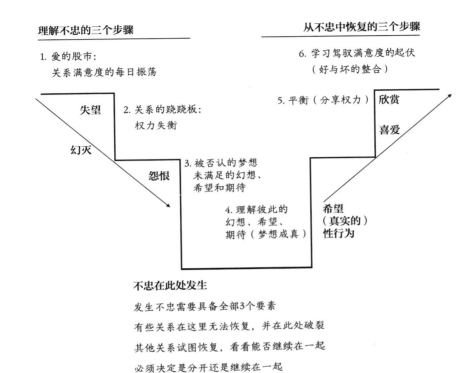

理解不忠的三个步骤

1. 爱的股市：
   关系满意度的每日振荡

失望

2. 关系的跷跷板：
   权力失衡

幻灭

怨恨

3. 被否认的梦想
   未满足的幻想、
   希望和期待

4. 理解彼此的
   幻想、希望、
   期待（梦想成真）

从不忠中恢复的三个步骤

6. 学习驾驭满意度的起伏
   （好与坏的整合）

5. 平衡（分享权力）

欣赏

喜爱

希望
（真实的）
性行为

不忠在此处发生

发生不忠需要具备全部3个要素

有些关系在这里无法恢复，并在此处破裂

其他关系试图恢复，看看能否继续在一起

必须决定是分开还是继续在一起

图 13.1 关于不忠的三步模型（Peluso，2018）

这意味着，首先，这对伴侣必须探索彼此最初的愿望、梦想和幻想；其次，找到平衡权力的方法；最后，创造出在关系中感到更满意的方式。不幸的是，大多数伴侣治疗师的问题是，他们试图在没有形成全面的解释模型和治疗模型的情况下治疗不忠的伴侣，他们颠倒了顺序，试图先从满意度入手，在伴侣治疗开始时抑制那些更原始的情绪。

在发生不忠后，最终恢复亲密关系的一个关键是了解幻想、梦想或愿望的活跃程度，正是这些未能实现的幻想、梦想或愿望导致了不忠。如果一个人感到被遗弃，如何让他感到被需要？如果一个人需要得到保护，如何才能让他感到安全？与此同时，深入了解双方最初对这段关系的幻想以及这如何导致他们对彼此和自己寄予期望（"我永远不想受到伤害""我想要一个幸福快乐的家庭"，等等），这一点至关重要。在治疗初期，这些探索可能带来背叛、厌恶、悲伤或愤怒等感觉。然而，如果情侣能够在治疗师的指导下克服这些情感，就有可能获得成长，并加深亲密关系。

当幻想、愿望和梦想得到伴侣双方的探索并最终重新进行了协商时，修通其他两个步骤的工作就会发生。然而，并不是所有伴侣都能做到这一点。很多时候，伴侣会认为不忠对其造成了太多伤害，他们对爱情的美梦已经不可挽回地破碎了。但是，如果一对伴侣能够共同推进这三个步骤，他们就有办法讨论并重新平衡权力"跷跷板"，在共同的、明确的对关系的愿望、梦想或幻想的框架内，关系满意度的"趋势线"将会上扬（Peluso，2018）。现在，让我们通过一个案例，看看它在实践中的应用。

第六章介绍了杰里和安娜的案例。这对伴侣结婚 15 年了，有一个 5 岁的女儿和一个 3 岁的儿子。最近发现杰里和一位同事的婚外情后，安娜发起了伴侣治疗。安娜那阵子在母亲的避暑别墅住了一段时间，但比原计划提前回了家，发现杰里的同事穿着浴袍。杰里为自己辩解，称他和安娜已经一年多没有性生活了，自从儿子出生，他们就越来越疏远了。杰里说，他们之间的问题实际上从结婚之初就开始了，因为安娜是她妈妈的"跟屁虫"。这对伴侣表示，如果有可能，他们想要继续在一起，主要是为了孩子。

由于性是这对伴侣最先呈现的问题之一，进一步追问这个问题似乎是合乎逻辑的。在这个案例中，性问题和关系问题交织在一起，因此关于性关系的信息无疑将提供有关整个关系的动力的必要信息。同样地，关于关系的信息（历史和原生家庭动力等）对于伴侣治疗师理解他们的性亲密也至关重要。首先，我们将讨论所了解到的有关他们性生活的信息，然后讨论与他们的亲密需求相关的原生家庭动力。

很明显，从一开始，这对伴侣之间的情绪就非常不加掩饰。杰里形容他们的性生活"毫无生气"，并愤怒地称安娜为"冰冷的婊子"。他声称，在婚姻中被她抛弃后，他才在单位开始了婚外情。他多次被她拒绝，直到他不再试图主动发生性关系。他回忆，刚开始的时候，他们的性生活是"火热的"，在孩子出生前，他们经常在"怪地方"自慰做爱，看成人电影，尝试不同的体位，甚至在白天工作的时候边打电话边进行手淫。一开始，安娜对杰里将这些信息透露给一个完全陌生的人感到尴尬，但当被问及她对这段关系的性方面的描述时，她说，"这一段时间很有趣，但后来就过时了。我长大了。"这似乎伤害了杰里，尽管他没有说出这种感觉。

在性方面，安娜报告，自从孩子出生后，她的性欲就减弱了，这让她很担心。尽管她还没有进行全面的身体检查，但她还是向妇产科医生报告了这一情况。妇产科医生告诉她，产后体内激素的变化会产生长期影响。安娜说，她并不是真的想念性爱，而且当杰里不再为性爱而纠缠她时，她也松了一口气。她承认，她有时确实想和杰里做爱，但似乎都不是时候（陪孩子时、吃饭时，等等）。安娜承认，她怀疑杰里可能在和别人约会，这加剧了她的性欲不足的感觉。根据Brown（2007）的分类，他们最有可能是分裂 - 自我型婚外情。每个人都在压抑自己的一面，以便在外面保持正常的外表。一幅负反馈循环使这对伴侣分开的画面浮现出来，但仍需要更多的信息。

　　治疗师通过对这对伴侣原生家庭的探索，获得了我们之前看到的家谱图（图13.2），其中显示，安娜从十几岁起就与父亲疏远，直到10年前父亲因突发心脏病而去世。她形容他孤僻，对家庭的日常运作一无所知。安娜和母亲的关系很纠缠，她说，通常一天会打好几次电话，至少每天晚上都打（通常是杰里在家的时候），她们会聊很久。杰里抱怨安娜"总是抽出时间陪她妈妈，却从不花时间陪我"。安娜愤怒地反驳说她母亲需要她，并表示"而且，我喜欢她。把母亲当朋友有什么错吗？"。

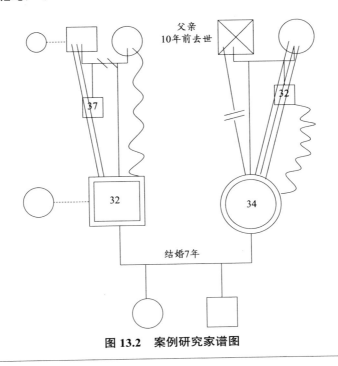

图 13.2　案例研究家谱图

在杰里的原生家庭方面，他的父母离婚是因为他的父亲与一个邻居发生了婚外情，他说，这对他的母亲来说是毁灭性的打击，她在离婚前很焦虑，在离婚后患上了抑郁症。杰里回忆，父母离婚时他才 13 岁，他和父亲很亲近，他钦佩父亲的坚强和果断，母亲则显得软弱无力。杰里还透露，他恨他的母亲，并指责她的控制行为驱使他的父亲离开家庭（以及离开了他）。然而，尽管杰里与父亲关系密切，但他也回忆起了几段尴尬的经历，他、父亲和父亲的女朋友会一起外出。在那些时候，他会意识到父亲的注意力总是在他女朋友身上。有几次，当杰里在父亲家过夜时，他能听到他父亲和女友在隔壁房间做爱的声音。"我现在明白了。他还是一个年轻人，他想要生活。"杰里说，"但我确实希望他有时能想到我。"

关注来自原生家庭的关系动力模式时不难发现，就像他的父亲一样，当杰里不再觉得自己是家庭中的一员时（儿子出生后，他的妻子在家里几乎包办了一切就证明了这一点），他开始退缩，把时间和精力投入工作中，这导致他与同事发生了亲密关系（以及顺理成章地发生了婚外情）。此外，对像他母亲这样焦虑且控制欲强的女性的蔑视，使得他很难听到安娜与他建立联结的请求，并将之当成要求。这一点，再加上她不愿与他发生性关系，都是令他无法忍受的，因为这类似于他父亲与母亲的关系（他发誓不会重复这种模式）。最后，看到安娜母亲对她的影响越来越大，杰里更想远离她，他不再主动与她发生性关系。当他离开时，安娜感到非常受伤和失望，这让杰里在她眼里像她父亲一样冷漠和自私。这迫使她采取了与她母亲相似的立场，她认为母亲关心他人、自我牺牲，并能有效地管理家庭。这一立场使她身心俱疲，使她对杰里的性欲下降。

性欲最低的人总是控制着性爱，这与 Schnach（1991）的性坩埚方法相吻合，也符合关系的动力。安娜和杰里的情况正是如此，她控制着性。当杰里不支持她时，她对待他就像对待其他男人（比如她的父亲）一样冷淡（隔离）。具体来说，她回忆起一件事，当时他们的儿子 9 个月大，女儿 3 岁左右，她为照顾他们两个忙得不可开交。他们没有去度假——他们过去经常去——但她的丈夫在周末受邀参加一场商务高尔夫球聚会。她叫他不要去，但他还是离开了她。"我经受着妈妈式的崩溃，但他根本不在乎。"在她看来，这是压垮骆驼的最后一根稻草，她决定，既然她不再是他爱的对象，他就不再值得她关注（或给予性满足）。她以一种非常激动的方式回忆道：

> 我终于意识到我已经想尽一切办法了，从一开始做他的"小婊子"，到努力成为完美的妻子和母亲。然后，当我需要他时，他就把我拒之门外。我终于承认，我永远得不到我所需要的。

她哭着打电话给母亲，母亲在那个周末来陪她。从那时起，她切断了与杰里（字面上和隐喻上）的联系，就像她切断了父亲与她的生命的联系。这使得系统的权力动态失去了平衡。以前，杰里习惯了"必须为它（安娜的爱和性）而努力"，但现在，他无论如何都无法赢得她的心了。杰里的婚外情是一种通过破坏婚姻关系来重新平衡这个系统的方式。

根据 Peluso（2018）的三步模型，杰里和安娜（1）显然在总体上对婚姻的满意度是负的（而且已经有一段时间了）；（2）存在明显的权力失衡，表现在（a）控制他们的性行为时间和（b）他们与对方共处的时间上；（3）意识到双方对婚姻的幻想都不会实现。在这一点上，每个人都转向了婚姻之外的人（安娜转向她的母亲，杰里转向他的情妇），以满足他们的需求。这是因为双方都感觉到了对方的一些伤害或失望，导致他们退缩（以一种类似于他们父母的方式）。然而，现在这已经成了一个边界问题和对婚姻的考验，双方必须做出真诚的努力，抵制对这些替代者的使用，并将注意力转向他们的婚姻。这意味着，他们将依靠自己（个人和双方）来寻求满足他们的需求。然而，仅仅说他们将不再与其他人交往是不够的。为了完成这一过程，双方必须经历一些分化。对杰里来说，他的出轨可能是在以一种象征性的方式向安娜表示他不赞成她走到婚姻之外（向她的母亲）寻求满足，这总是让他觉得被冷落。然而，他必须发展一种更成熟的有关性和亲密关系的观点，让他能够体验孤独和脆弱，而不仅仅是快乐和征服。安娜必须与母亲分化。她将母亲的观点和角色融入自己的生活，以致再也没有性爱的空间了。相反，她必须重新联结自己幻想的自我实现与自爱，并在"冷淡的婊子"和"小婊子"

的形象之间为自己找到一些意义。这对他们每个人来说都是一项艰巨的工作，需要高度的个人成熟度和情感勇气；否则，他们将回到旧模式中，这将给他们造成更多的类似问题。

结束语

　　性功能障碍和不忠是情侣们面临的常见问题，也是促使伴侣寻求帮助的常见原因。在本章中，我们概述了过去和现在治疗性功能障碍的方法。此外，我们还回顾了系统取向的对不忠进行概念化的原则，以及不忠的解释模型和治疗模型。要进行有效的治疗，伴侣治疗师需要对关系系统以及如何在这些常见的困难领域进行有效的干预有一个清晰的概念。

参考文献

American Psychiatric Association. (2013). *Diagnostic and statistical manual of mental disorders: DSM-5* (5th ed.). Washington, DC: American Psychiatric Association.

Annon, J. S. (1974). *The behavioral treatment of sexual problems. Volume I: Brief therapy.* Honolulu, HI: Enabling Systems.

Annon, J. S. (1975). *The behavioral treatment of sexual problems: Volume 2. Intensive therapy.* Honolulu, HI: Enabling Systems.

Atkins, D. C., Eldridge, K. A., Baucom, D. H., & Christensen, A. (2005). Infidelity and behavioral couple therapy: Optimism in the face of betrayal. *Journal of Consulting and Clinical Psychology, 73*, 144–150.

Atkins, D. C., Marin, R. A., Lo, T. T. Y., Klann, N., & Hahlweg, K. (2010). Outcomes of couples with infidelity in a community-based sample of couple therapy. *Journal of Family Psychology, 24*, 212–216.

Brown, E. (2001). *Patterns of infidelity and affairs: A guide to working through the repercussions of infidelity*. New York, NY: Jossey-Bass.

Brown, E. (2007). The affair as a catalyst for change. In P. R. Peluso (Ed.),

Infidelity: A practitioner's guide to working with couples in crisis (pp. 149–165). New York, NY: Routledge.

Castonguay, L. G. (2013). Psychotherapy outcome: An issue worth re-revisiting 50 years later. *Psychotherapy, 50*(1), 52–67.

Daneshfar, F., Behboodi-Moghadam, Z., Khakbazan, Z., Nabavi, S. M., Nayeri, N. D., Ghasemzadeh, S., & Montazeri, A. (2017). The influence of ex-plissit (extended permission, limited information, specific suggestions, intensive therapy) model on intimacy and sexuality of married women with multiple sclerosis. *Sexual Disabilities, 35*, 399.

Glick, I. D., Berman, E. M., Clarkin, J. F., & Rait, D. S. (2000). *Marital and family therapy* (4th ed.). Washington, DC: American Psychiatric Press.

Glick, I. D., Clarkin, J. R., & Kessler, D. R. (1987). *Marital and family therapy* (3rd ed.). Orlando, FL: Grune & Stratton.

Gordon, K. C., Baucom, D. H., & Snyder, D. K. (2004). An integrative intervention for promoting recovery from extramarital affairs. *Journal of Marital and Family Therapy, 30*, 1–12.

Greenberg, L., Warwar, S., & Malcolm, W. (2010). Emotion-focused couple therapy and the facilitation of forgiveness. *Journal of Marital and Family Therapy, 36*, 28–42.

Heiman, J., LoPiccolo, L., & LoPiccolo, J. (1981). The treatment of sexual dysfunction. In A. Gurman & D. Kniskern (Eds.), *Handbook of family therapy.* New York, NY: Brunner/Mazel.

Kaplan, H. S. (1974). *The new sex therapy: Active treatment of sexual dysfunction.* New York, NY: Brunner/Mazel.

Kaplan, H. S. (1995). *The sexual desire disorders.* New York, NY: Brunner/Mazel.

Kessel, D. E., Moon, J. H., & Atkins D. C. (2007). Research on couple therapy for infidelity: What do we know about helping couples when there has been an affair? In P. R. Peluso (Ed.), *Infidelity: A practitioner's guide to working with couples in crisis* (pp. 55–70). New York, NY: Routledge.

Khakbazan, Z., Daneshfar, F., Behboodi-Moghadam, Z., Nabavi, S. M., Ghasemzadeh, S., & Mehran, A. (2016). The effectiveness of the permission, limited information, specific suggestions, intensive therapy (PLISSIT) model based sexual counseling on the sexual function of women with multiple sclerosis who are sexually active. *Journal of Multiple Sclerosis Related Disorders, 8*, 113–119.

Kroger, C., Reißner, T., Vasterling, I., Schutz, K., & Kliem, S. (2012). Therapy for couples after an affair: A randomized-controlled trial. *Behaviour Research and Therapy, 50*, 786–796.

Labrecque, L. T., & Whisman, M. A. (2017). Attitudes toward and prevalence of extramarital sex and descriptions of extramarital partners in the 21st century. *Journal of Family Psychology.* Advance online publication. doi:10.1037/fam0000280

Masters, W., & Johnson, V. (1966). *Human sexual response.* Boston, MA: Little Brown.

McCarthy, B. W. (2002). Sexuality, sexual dysfunction, and couple therapy. In A. S. Gurman & N. S. Jacobson (Eds.), *Clinical handbook of couple therapy* (3rd ed., pp. 629–652). New York, NY: Guilford.

McCarthy, B. W., & Ross, L. W. (2017). Integrating sexual concepts and interventions into couple therapy. In J. Fitzgerald (Ed.), *Foundations for couple therapy: Research for the real world* (pp. 355–364). New York, NY: Routledge.

Moll, C. (2013). New Aging: Sexuality and intimacy. In P. R. Peluso, R. E. Watts, & M. Parsons (Eds.). *Changing aging, changing family therapy: Pracricing with 21st century relities* (pp. 97–112). New York, NY: Routldege.

Peluso, P. R. (2018). *A family systems guide to infidelity helping couples understand, recover from, and avoid future affairs.* New York, NY: Routledge.

Peluso, P. R. (2007). *Infidelity: A practitioner's guide to working with couples in crisis.* New York, NY: Routledge.

Schnarch, D. (1991). *Constructing the sexual crucible: An integration of sexual and marital therapy.* New York, NY: W. W. Norton.

Schnarch, D. (1997). *Passionate marriage: Love, sex, and intimacy in emotional committed relationships.* New York, NY: Henry Holt.

Schnarch, D. M. (2010). A crucible approach to sexual desire disorders. In Leiblum, S. R. (Ed.), *Treating sexual desire disorders: A clinical casebook* (pp. 44–60).

New York, NY: Guilford Publications.

Shackelford, T. K., & Buss, D. M. (1997). Cues to infidelity. *Personality and Social Psychology Bulletin, 23*, 1034–1045.

Starratt, V. G., Weekes-Shackelford, V., & Shakelford, T. K. (2017). Mate value both positively and negatively predicts intentions to commit an infidelity. *Personality and Individual Differences, 104*, 18–22.

Tafoya, M. A., & Spitzberg, B. H. (2007). The dark side of infidelity: Its nature, prevalence, and communicative functions. In B. H. Spitzberg & W. R. Cupach (Eds.), *The dark side of interpersonal communication* (2nd ed., pp. 201–242). Mahwah, NJ: Lawrence Erlbaum Associates.

Taylor, B., & Davis, S. (2007). The extended PLISSIT model for addressing the sexual wellbeing of individuals with an acquired disability or chronic illness. *Journal of Sexual Disabilities, 25*, 135–139.

Taylor, B., & Davis, S. (2006). Using the extended PLISSIT model to address sexual healthcare needs. *Nursing Standards, 21*(11), 35–40.

Weeks G., & Fife, S. (2014). *Couples in treatment.* New York, NY: Routledge.

Weeks, G., & Gambescia, N. (2015). Couple therapy and sexual problems. In A. S. Gurman, J. Lebow, & D. Snyder (Eds.), *Clinical handbook of couple therapy* (5th ed., pp. 635–656). New York, NY: Guilford.

Weeks, G., & Hof, L. (1987). *Integrating sex and marital therapy: A clinical guide.* New York, NY: Brunner/Mazel.

Weiser, D. A., & Weigel, D. J. (2015). Investigating experiences of the infidelity partner: Who is the "other man/woman"? *Personality and Individual Differences, 85*, 176–181.

Whisman, M. A., Dixon, A. E., & Johnson, B. (1997). Therapists' perspectives of couple problems and treatment issues in the practice of couple therapy. *Journal of Family Psychology, 11*, 361–366.

第十四章

衰老、分居、离婚和再婚

学习目标

在本章中，读者将学习以下内容。

1. 衰老对关系的影响。

2. 与一方成为另一方的照顾者的伴侣一起工作。

3. 准备好与老年伴侣一起工作。

4. 帮助伴侣辨别是否要结束关系。

5. 与即将结束关系的伴侣一起工作。

伴侣关系在其生命周期内如何发展，以及这是如何随着时间的推移而变化的，是伴侣咨询中经常被忽视的一个领域。此外，伴侣双方处理分居和结束关系的过程也错综复杂。任何一个伴侣治疗师在日常工作中都可能遇到类似的问题，因此必须了解如何有效地进行干预。在本章中，我们将概述与伴侣一起工作时常见的、有时也非常具有挑战性的领域：衰老问题，以及与分居、离婚和再婚相关的问题。

衰老和伴侣治疗

2011 年 1 月 1 日，"婴儿潮一代"中年龄最大的成员年满 65 岁了。这一代人（出生于第二次世界大战结束后的 1946—1960 年）是美国出生人数最多的一代之一（估计约有 7900 万人）。在接下来的 19 年里，每天都有大约 10 000 人年满 65 岁，成为"老年公民"。今天，65 岁以上的人占所有美国人的 13%。到 2030 年，当所有婴儿潮一代的人都年满 65 岁时，他们将占到美国人口的 20%。

与此同时，人们的寿命越来越长（远远超过 65 岁），这迫使临床医生和研究人员重新考虑老年伴侣的需求和问题，以及如何最好地满足他们的需要（Peluso，Parsons，& Watts，2013）。根据 Fruhauf 和 Lambert-Shute（2013）的说法，

> 衰老是一种关系，而不是一个离散的独立于"自我"的时序数字。例如，作为一种关系的衰老可以被进一步描述为退休、失去感官记忆（如听觉、视觉、味觉和触觉等）、无法照顾自己、看着朋友去世，还有可能是在 65 岁时为人父母。这些变化影响了一个人与自我的关系，与家庭的关系，以及与世界的关系。此外，衰老也会改变一个人对自我的看法、社会对他的看法、其他人对他如何参与（或不能参与）的看法、家庭成员如何与他互动，以及他认为自己拥有的选择。
>
> （p.31）

伴侣治疗师忽视与衰老相关的话题不仅对他们不利，而且可能失去赚钱机会。根据美国劳工部（United States Department of Labor，2011）的估计，医疗保健和社会服务领域将创造 360 万个新的就业岗位，以满足老龄人群的需求。随着老年人数量的增加，有可能会出现针对老年人的持续治疗（Fruhauf & Lambert-Shute，2013）。

不幸的是，伴侣治疗领域没有迎接这一挑战！最近，Lambert-Shute 和 Fruhauf（2011）对发表在《婚姻与家庭治疗杂志》（*Journal of Marital and Family Therapy*）、《美国家庭治疗杂志》（*American Journal of Family Therapy*）和《当代家庭治疗杂志》（*Contemporary Family Therapy*）上的 957 篇文章进行了内容分析。令人惊讶的是，他们发现，只有 2.8% 的（*n*=27）

的文章将老年人纳入样本或提及衰老的议题。当衰老话题被讨论时，焦点更多的是在更当代的衰老问题上（如健康相关问题、晚年婚姻和护理）。这表明，该领域开始认识到，老年伴侣和家庭的独特之处和新出现的问题正开始成为临床医生和研究人员在婚姻和家庭治疗文献中关注的重要问题（Fruhauf & Lambert-Shute，2013）。

与此同时，对于与老年伴侣和家庭一起工作的意愿，此领域从业者的反应令人喜忧参半。在一项针对1200多名心理学家的调查中，Qualls及其同事（2002）发现，40%的从业者想要增加他们与老年来访者的专业合作，但目前还没有这样做。这种趋势意味着，如果伴侣治疗师不刻意接触与老年伴侣一起工作的概念，也没有与他们一起工作的实践经验，伴侣治疗师很可能不会愿意与他们一起工作。这是一个问题，因为他们代表了人口中增长最快的潜在来访者群之一。同时，伴侣和家庭治疗师特别适合利用家庭系统理论的一些最基本要素（家庭生命周期、家谱图和代际模式等）帮助这些家庭。更为严重的是，虽然存在家庭治疗的巨大需求，但家庭治疗师在衰老和与年龄有关的问题方面严重缺乏专门培训。事实上，如果伴侣治疗师希望提高与老年伴侣合作的能力，他们必须自己寻找这种培训（Peluso et al.，2013）。

伴侣治疗师的派克峰训练模型

正如我们和其他人所指出的，对老年人问题缺乏关注也意味着对临床治疗师缺乏适当的培训（Fruhauf & Lambert-Shute，2013；Lambert-Shute & Fruhuf，2011；Peluso，2013）。据预计，老年精神卫生保健领域劳动力短缺的情况将显著增多。2009年，一组临床医生创建了一个综合培训模型，称为派克峰模型（Pikes Peak model；Knight, Karel, Hinrichesen, Qualls, & Duffy，2009）。派克峰的核心能力和相关培训建议针对希望专门为老年伴侣服务的新获得执照的伴侣咨询师。根据Knight等人的说法，"派克峰模型是一种理想的模型，可用于培训项目和个人心理学家，或那些正在接受培训的心理学家，他们可能在选择项目或自主创建自学项目方面寻求指导"（2009，p.206）。他们指出，由于年轻伴侣和老年伴侣之间有许多相似和重叠之处，所以并不是每个为老年伴侣工作的临床医生都需要专门的培训。然而，他们指出，随着伴侣的问题变得越来越复杂，为老年伴侣服务的伴侣治疗师将需要专门的培训。

派克峰训练模型概述了四个不同于其他心理实践领域的广泛领域。它们是（1）强调衰老的发展，并了解衰老的普遍因素与任何特定群体的历史时间因素；（2）晚年发病率较高（如神经认知障碍）或在老年人群中有独特表现（如人格障碍、酗酒和抑郁等）的精神病理学知识，以及辨别和处理这些疾病的技能；（3）了解老年人常见的医疗条件与心理障碍的相互作用，包括药物副作用；（4）了解老年人所处的各种环境和嵌入式系统（例如，住院部和服务老年人的社区组织等）。此外，Knight 等人（2009）列出了六种能力，反映了他们"理想的培训目标"（p.209）。我们已将它列在表 14.1 中。

表 14.1　老年心理学家的派克峰核心能力模型

1. 传授有关正常衰老的知识，使学生具备理解异常衰老情况的基础。
2. 聘任使用观察法的真诚且专业的老年心理学家做培训项目的督导，以培养学生与老年人工作的适当技能。
3. 培训内容包括促进治疗师的体验，以觉察自己对衰老的反应，这些反应因健康状况（例如，虚弱和健康衰退）、文化和个人身份（例如，富有或贫穷、农村或城市、种族认同、性别认同、性取向、宗教身份和残疾状况）以及不同的历史群体经历而异。
4. 提供在各种环境下的体验式专业培训。受训者需要在不同的环境（如疗养院、辅助生活机构、初级护理医疗机构以及医院和来访者之家）中积累经验。
5. 跨专业团队培训是一个重要的组成部分。受训者必须了解其他学科的知识基础、实践范围和独特的专业工作风格。
6. 培训计划中包含了与老年人工作的独特的伦理和法律问题，以及实践标准。这包括晚年决策功能、高级护理规划和代理决策、以尊重老年来访者隐私的方式与护理家庭沟通，以及临终关怀等。

来源：Knight 等（2009）。

在实践方面，派克峰培训模型的拥趸建议，想要为老年伴侣提供服务的伴侣咨询师应该做好准备，至少能够为两种或两种以上的老年人提供服务。这包括门诊精神卫生服务、长期护理或者辅助生活机构、门诊初级保健或医疗机构、住院医疗或精神科服务，等等。Hartman-Stein（2013）讨论了在来访者不能来治疗室的情况下，到他们的家中或康复机构拜访来访者的方案。

此外，在考虑对老年伴侣的临床实践时，必须考虑几个可用性因素（Blando & Lawton，2013）。

对于想要与老年伴侣工作的临床医生来说，另一个重要的考量因素是需要与家庭和其他支持系统（医疗人员、护理机构、其他专业的和非专业的老年护理提供者）进行有效的协商。同样，这也是训练有素的家庭治疗师最适合帮助这一人群的地方（Peluso，2013）。特别重要的是，伴侣治疗师

必须具备不同系统的工作知识，并适当地与它们进行交互。如何以及何时将家庭成员纳入老年心理护理是一个具有伦理和临床意义的关键问题……除了照顾体弱的老年人的复杂需求外，在长期护理环境中工作的心理学家必须能够培训各级工作人员，从护士助理到管理员、组织咨询以及在跨学科团队中的熟练工作。

（Knight et al.，2009，p.207）

在他们文章的附录中，Knight 等人（2009）提出了完整的培训模型的大纲，其中包括老年心理专业实践的知识、态度和技能。我们建议有兴趣进一步学习的临床医生参考这一宝贵资源。

然而，即使有了这些进步，该领域还需要让人们更多地意识到老年伴侣的需求，并提供有关衰老方面问题的教育，以便伴侣治疗师有更好的基础来满足老年来访者的需求。伴侣治疗师不可能具备老年领域内的全部专业知识；然而，他们必须达到有能力与老年伴侣工作的基本培训要求，包括伴侣治疗、家庭治疗和老年学。

伴侣治疗和老年人

针对老年伴侣的治疗工作需要了解老年人的不同阶段。传统上，他们被分为三组：初老人、中老人和老老人。"初老人"指的是六十多岁的人，初老人伴侣可能仍在工作或接近退休。这些伴侣家中可能还有年轻人，也可能要照顾年迈的父母。"中老人"指的是七八十岁的伴侣，他们可能正处于刚开始退休的阶段（如果他们还没有退休）。他们可能面临自己的健康和死亡问题，

以及出于个人脆弱性而需要就亲密需求与伴侣讨价还价，这些问题之前可能都没有被讨论过。这些伴侣可能会担心经济安全或已成年子女的问题。最后，还有"老老人"，指八十多岁和九十多岁（或以上）的伴侣。他们面临的可能是死亡、意义和丧失的议题（Peluso et al.，2013）。此外，治疗师必须了解自己对衰老和死亡的感受：

> 选择与老年伴侣合作的治疗师如果意识到了自己对衰老和死亡的恐惧，其工作将会更有效。为了与老人建立联结，治疗师必须在处理诸如孤独、失忆、精神、死亡和生活目的等话题时在一定程度上是自在的。选择为老年伴侣工作的治疗师必然会与他们所服务的一些来访者建立有意义的联结，因此当来访者去世时，他们会体验到悲伤和丧失。
>
> （Hartman-Stein，2013，p.125）

根据 Qualls（1993）的说法，治疗师会遇到两种类型的老年伴侣：一类是想要解决冲突的，另一类是其中一方需要照顾配偶的。关于寻求伴侣治疗的老年伴侣的一个有趣的发现是，尽管存在多年来的伴侣关系失调和功能障碍，但他们可能一直没有接受任何专业人员的介入（Knight et al.，2009；Lambert-Shute & Fruhauf，2011）。除非这些家庭中的孩子在学校表现得不好或遇到了困难，否则这个家庭的动力可能不会引起教师、校长或其他可以干预的社区成员的注意（也就是建议寻求家庭治疗）。因此，只有在照顾老年人的机构和系统（特别是在医疗领域）发现某人的支持不足或工作不力时，这些家庭才会引起专业人员的注意。当伴侣出现这些结构性问题时，需要采取有针对性的干预措施来重建这个系统，以更好地满足老年家庭成员的需求。

与家庭发展中的其他危机点（青春期、离婚或物质滥用等）一样，伴侣治疗可以应对这些基本问题，有助于在这些领域"弥补"所缺失的东西。它为伴侣提供了一个机会来建造以前没有的结构，并准备使用它们来照顾年迈的家庭成员。伴侣治疗在治疗功能失调的家庭和帮助功能更好的家庭方面尤其有用，这些家庭被一系列令人头昏脑涨的护理决策弄得喘不过气，无法以有效的方式加以应对（Peluso et al.，2013；Qualls，2000）。

配偶照顾者

由于历史上关系的原因，配偶照顾者面临着与成年子女不同的挑战："与子女相比，配偶对亲密的身体照料可能更舒服，因为这种熟悉是他们历史上扮演的角色的一部分"（Qaulls & Vair，2013，p.74）。然而，在需要时采取果断的行动对许多配偶来说可能是一个挑战，他们难以单方面地为伴侣做决定。另一个障碍（尽管现在已经较容易克服了）是没有领结婚证书的长期伴侣（如同居伴侣、同性恋伴侣等）所面临的，他们在各种服务体系中面临着不同的权利要求挑战，尽管这在过去 10 年中发生了显著变化（Qualls & Vair，2013）。

对于必须过渡到护理设置中的伴侣来说，挑战可能相当大。例如，当一方的认知能力开始下降时，另一方就会参与照顾。Qualls（2000）认为，这一应对措施需要付出大量努力，每天花 3～5 小时处理各种各样的事务，如"烹饪、个人财务管理、维护社会关系，以及最终需要处理日常生活基本活动（如洗澡、穿衣、吃饭）"。一些伴侣将不得不做出回应，提供一些照顾——要么是自愿地，要么是默认地。另一些人可能会忽视老年伴侣的新需求，拒不承担责任。此外，尤其是患有抑郁症的老年人，持续地进行治疗至关重要。据估计，在 60 岁以上有过抑郁发作的人中，近 40% 的人会在 3～6 年内复发。他们的伴侣可能需要成为主要的照顾者，因为老年人的抑郁症会带来额外的挑战。接下来我们将提供一个案例进行说明。

> 琼一直很抑郁。从她记事起，她就在悲伤中挣扎，难以获得动力，有时满脑子都是死亡和自杀的念头。尽管她经常一时精力充沛，每晚只睡几小时，但有时她几天都无法下床。当她处于"正常"状态时，她很享受自己能取得的成就；当她处于"黑洞"状态时，她对自己的昏睡感到失望。与她结婚 47 年的丈夫迈克和她的三个孩子（分别为 46 岁、41 岁和 37 岁）一直陪在她身边，陪她度过情绪波动的"风暴"，他们几乎能预测到琼的精神状态何时会开始恶化。通常，她会开始不停地谈论脑子里闪过的任何事情，她会着手进行大型项目（但往往完不成），或者她会在不征求家人意见的情况下制订影响她（和家人）生活的计划。在她的一生中，几位医生误诊她患有边缘型人格障碍、分离性身份障碍、重度抑郁症和双相情感障碍。她在一生中有三次因自杀念头而住院，第一次是在她最小

的孩子出生后患上产后抑郁症时，第二次是在她母亲去世后患上的抑郁症时，最后一次是在她最小的孩子搬出去住时。最后，她被正确地诊断为循环性情感障碍，在过去的 10 年里，她通过药物和心理治疗有效地控制了自己的症状，没有发生任何重大事件。

然而，2 年前，66 岁的琼被诊断出患有高血压和心律不齐。她接受了药物治疗，以调节血压和心脏状况。她告诉了心脏科医生她在服用什么药物，他们向她保证不会发生任何交叉作用和干扰。在服用心脏病药物后不久，她开始感到头晕目眩。起初，医生说她需要适应药物，血压下降是常见的副作用。但症状并没有消失，琼开始害怕自己失去意识，摔断髋骨或其他骨头（她母亲也发生过这种事，在琼看来，这加速了她的死亡）。她开始拿她的精神药物进行试验，发现当把剂量减半或每隔一天服用一次时，头晕似乎有所减轻。不幸的是，她在这样做的时候没有通知任何医生。几个月后，迈克终于注意到琼似乎有些反常。她开始不断地说要搬到亚利桑那州去，那里的气候比较暖和。他觉得很奇怪，因为几年前讨论这件事时，她曾强烈反对这个想法。然后，他发现，一张停用了很长时间的信用卡突然被一个电视购物频道收取费用。最后，他找到了一个衣橱，里面装满了琼订购的但从未打开的包裹。当他质问她这件事时，她泣不成声，尖叫着说她觉得自己想死。听她这么说，迈克感到很惊讶，带她去找她的心理医生咨询。

帮助老年伴侣的 5R 框架

考虑到上述案例，Peluso（2013）开发了一个框架，供伴侣和家庭在讨论作为照顾者的配偶或子女的需求时使用。许多不得不面对年迈的父母和结构老化的家庭都面临这五个主要的潜在（并且相互关联的）问题。所谓"5R 框架"分别是资源（resource）、居住（resident）、喘息（respite）、尊重（respect）和反应（reaction），这是大部分家庭必须应对的。家庭之所以出现问题，往往是因为无法解决这五个问题中的某一个。

资源是与可用的人力和财政资源有关的议题。人力资源可以包括家庭成员的认知和身体能力，以及他们是否可以参与对老年家庭成员的照顾，或者他们能否随时待命。它还可以包括需要护理的人的能力和功能，以及他们仍然能够自行完成的任务。另一方面，财政资源可以包括支付医疗需求的钱、支付"优质"长期护理的能力、可用的保险以及其他东西。

居住是指对家庭中年长成员的居住安排。必须决定老年人是否可以继续在无人看护的情况下住在家里，或在有人看护的情况下住在家里；是否可以搬去与家人住在一起，或搬进某个辅助生活机构。通常，需要做出临时生活安排以及长期安排可能会让照顾者望而生畏。

居住问题引发了喘息议题。如果伴侣承担了为另一名伴侣安排实际居住的任务，那么必须与成年子女或其他亲属一起决定如何让照顾者得到喘息（或"休息"）。如果一个家庭成员住在他们家里，可能要有一段时间，让另一个家庭成员来和他们住在一起，或者让年长的家庭成员和成年的孩子住在一起。这也取决于前面介绍的资源问题。

尊重是这一共同决策的首要因素。它重视所有家庭成员的投入，并在协商其他问题时营造"诚信"的氛围。不能相互尊重的家庭无法达成共识，反而会有挥之不去的怨恨，从而可能破坏任何决定。家庭治疗师的协助澄清能防止这种情况的出现。通常，家庭成员必须把旧的伤害或怨恨情绪放在一边，以帮助照顾父母。

反应是对家庭成员个体，尤其是伴侣，在家庭发生变化之前、期间和之后都会有情绪反应的理解。让不同的家庭成员有时间来处理自己的感受，并把它们反馈到决策中，就可以做出调整。即使无法做出调整，也给了每个家庭成员从其他家庭成员的体验和反应中获得支持的机会。同样，接受过老年心理学培训的伴侣和家庭治疗师可以在这一过程中起到促进作用（Peluso，2013）。

这个5R框架有助于为必须扮演照顾者的伴侣保留尽量多的功能。治疗师必须使主要照顾者意识到他们正面临身心健康的风险，并鼓励他们采取自我照顾的做法。与作为照顾者伴侣合作的伴侣治疗师必须帮助他们认识到自我照顾的必要性。想象练习对照顾者很有帮助："我想让你想象一下，你在急诊室里醒来时，发现臀部似乎骨折了，疼痛难忍。当你想到你的 _____（患有神经认知障碍的爱人），你意识到没有人可以 _____。"通过填空，照顾者可以看到他们给生病的伴侣提供的各种服务，这可以很快转化为自我护理之所以很重要的洞见（因为如果他们不能正常工作，他们的亲人就可能面临风险）（Qualls & Vair，2013）。例如，伴侣的一方可能意识到，如果没有他们，另一方很可能会独自回家，无法服药或做饭。这类想象练习是为了增加紧迫感，帮护理者克服对自我护理的阻抗（Peluso，2013；Qualls & Vair，2013）。

实用的物理空间／住所

最后一个需要加以指导的领域是老年人所处的物理空间和住所。临床医生必须解决的许多物体访问议题是 1990 年《美国残疾人法案》（Americans with Disability Act，ADA）和 2008 年《美国残疾人法案修正案》（ADA Amendments Acts，ADAAA）的结果。然而，这不仅仅是对物理访问议题的遵从。Blando 和 Lawton 指出：

> 除了在显性层面上解决老年人家庭提出的特定议题（例如，停止驾驶、与神经认知障碍、酒精或其他物质滥用相关的危险或有害行为、精神问题或者护理），临床医生还要与来访者进行潜在层面的沟通。具体来说，潜在的信息包括对来访者的尊重、对来访者需求的敏感，等等，这些都是潜在的交流。这些信息是通过候诊室如何组织、咨询室如何设计、信息如何传达给来访者以及来访者被允许如何回应等方面传达的。
>
> （p.151）

因此，伴侣咨询师不仅要考虑如何为老年人安排物理空间（包括照明、手册／文书的字体大小、噪声因素等），还要考虑认知理解力的差异以及如何向老年伴侣呈现信息。

将学习原理的通用设计应用于伴侣治疗

通用学习设计是一个框架，旨在通过设计满足每位学员的需求（尽管他们存在认知或身体差异）的课程，最大限度地提高学习的成功率。它基于这样一种理解，即大脑包含三个与学习相关的主要网络：识别网络、策略网络和情感网络（CAST，2001）。这带来的启发是，通用设计应关注三个领域：提供多种呈现方式、表达方式和参与方式（Blando & Lawton, 2013）。大脑的识别网络专注于从感官输入（包括视觉、听觉、感觉和阅读）获取信息和组织数据。大脑的策略网络专注于计划和执行活动，包括通过写作、绘画或口头表达等活动管理并交流想法。大脑的情感网络关注学习动机，包括帮助激发人们对学习的热情或好奇心（Blando & Lawton，2013）。

与通用学习设计类似，通用咨询设计也是一个框架，旨在通过对咨询过程进行设计和组织，来满足伴侣（特别是老年伴侣）的需求，使咨询的效果最大化（无论理论取向或咨询方法如何）。表 14.2 总结了可供伴侣治疗师采用的通用咨询设计的一般原则。

表 14.2　《美国残疾人法案》和通用咨询设计清单

一般咨询元素

- 我的知情同意书和其他表格中包含一份声明或信息，说明我愿意为残疾人或有特殊需要的人提供住宿。
- 我提供全面的知情同意书和其他表格，明确规定咨询要求、咨询期望和咨询的预计时间（可能会有所变化）。
- 我提供多种形式的联系方式（应答服务、电子邮件等）。因此，如果有必要，来访者在两次治疗之间有多种方式可以联系到我。

呈现

- 我使用多种方式呈现心理教育内容和其他咨询方法，其中包括不同的沟通方式（视觉／图形、言语／听觉等）。
- 我提供多种方法来清楚地识别和解释必要的咨询概念（移情、合作和谈话治疗等）。
- 我支持所有咨询内容和材料的可访问性（网络治疗的可访问网站、视频治疗的字幕视频、阅读治疗的电子书等）。
- 我提供案例或说明，来展示其他来访者如何使用心理教育、支持性或其他咨询方法。

参与度

- 我提供多种方式（对话、家庭作业、阅读疗法和日记等），促进来访者参与咨询过程。
- 我鼓励为我的来访者提供适当的自然支持系统（朋友、家人、团体咨询成员和社交圈等）。
- 关于如何参与或完成家庭作业（或其他咨询任务），我给来访者提供了备选方案。

表达

- 我对家庭作业（或其他咨询任务）以及咨询过程提供明确而具体的反馈。
- 我允许来访者以多种方式（口头、书面和角色扮演等）展示他们所学到的知识。
- 我鼓励使用适当的技术，以确保来访者能够准确地表达他们在咨询中所学到的知识。
- 我为所有咨询活动提供明确的指导和期望。

来源：改编自 Blando 和 Lawton（2013）。

　　在学习通用设计和咨询框架的帮助下，伴侣治疗师可以使他们的治疗过程对老年伴侣更加友好和有效。随着这一群体的持续增加和对衰老问题的重新定义，接受过必要培训的伴侣治疗师将处于一个独特的位置，可以最大限度地为老年伴侣提供帮助。

分居、离婚和再婚

　　对于伴侣治疗师在与濒临离婚的伴侣合作时所扮演的角色，人们有不同的看法。一些治疗师认为，"与其让一段关系破裂，不如让一段功能不佳的关系维持"是错误的。其他临床医生（Doherty & Harris，2017）认为，许多伴侣治疗师在没有充分探索离婚后果的情况下，过快地帮助伴侣离了婚。他和其他人认为，伴侣治疗师应该不惜一切代价地维护关系，只有在其他一切方法都失败或在某些负面情况下（如亲密伴侣暴力），才考虑解除关系。治疗师应该确切地了解他们对婚姻和离婚的立场。我们的立场是支持关系的维持，但需要注意的是，必须由伴侣双方做出最终决定。一些伴侣为了避免改变而维持对他们不利的关系。与此同时，维持一段持久的关系往往比建立一段新的关系难。然而，并不是每一段关系都能得到改善，有些关系对双方都是不健康的。对伴侣来说，学会改变能改变的东西，接受不能改变的东西，往往很重要。因此，我们认为，治疗师的工作是引导伴侣双方在整个过程中找到最好的解决方案。我们现在将集中讨论分居、离婚和再婚的各方面，包括如何处理对孩子的影响。

分　居

　　分居① 被定义为"伴侣之间为了摆脱目前的婚姻状况而达成的正式或非正式协议"（Hale，2015，p.109）。没有一种"正确"的分居模式。它可以包

---

① 美国有些州除了离婚前的冷静期（waiting period 或 cooling-off period），也为离婚设置了第二重门槛——分居期（separation period），比如北卡罗来纳州和南卡罗来纳州就要求伴侣必须分居 1 年以上才可以离婚。——译者注

括一个人从家里搬出去，以及留下来作为室友生活。此外，分开也可能发生在情感层面，当伴侣双方都不再对对方倾注感情时，他们开始思考离开另一个人的生活会是什么样子。有时，分居有助于伴侣更多地了解自己，以及他们真正想要的是什么。然而，对于什么是分居以及分居期间的目标应该是什么，伴侣治疗师和伴侣可能会有很多困惑。根据 Hale（2015）的说法：

> 分居的最终目标不应该是和解。非常重要的一点是不要将和解当作分居的目标。若将和解当作分居的目标，当事人可能会采取与"赢回"某人的必要行动背道而驰的行为。对大部分人来说，和解是分居和分居期间完成的工作的副产品……另一方面，离婚也是分居的副产品。与和解一样，它也不是分居的主要目标。许多人担心分居是离婚前的最后一步。在大多数个案中，事实并非如此。
>
> （p.114）

为了澄清一些混淆，我们将讨论一些分居前协议，并在稍后概述 Doherty 和 Harris（2017）的识别咨询协议。

分居前协议

为了让过渡时期尽可能平稳，明智的做法是，治疗师先对分居进行澄清和结构化。表 14.3 列出了经常需要澄清的领域，以及需要伴侣双方达成协议的领域。

表 14.3　伴侣考虑分居时需要注意的方面

1. 分居的目的。是为了想清楚而分居吗？是想看看配偶能否分开生活吗？现在是解决个人问题的时机吗？
2. 分居的期限。
3. 慎重地与亲戚、朋友或社区中的其他人交谈，不损害对方的声誉；必要时，在关系之外讨论个人事务。

4. 关于正在发生的事情，应该告诉别人什么；注意保密。

5. 除非双方同意，否则在分居期结束前不采取任何法律行动。

6. 让无抚养权的家长方便地、定期地、有安排地接触子女；不要消极地利用孩子。

7. 未经与配偶协商，不得单方面采取行动（如提取存款、申请贷款、出售财产、搬迁等）。

8. 见朋友；约会。

9. 在与咨询师进行充分的讨论之前，不得做出任何改变，如提出离婚、与情人交往或离开。

10. 不得破坏另一方对孩子的照顾和管教。

11. 咨询会谈的性质：单独会谈还是联合会谈？

12. 伴侣双方将如何以及何时见面 / 约会，以及参加（或不参加）共同的社交活动。

辨别咨询

辨别咨询（discernment counseling）是 William Doherty 及其同事开发的，是一种与考虑离婚的伴侣进行有组织的简短会谈的过程。通过辨别咨询，伴侣双方都可以在更深的层面探索在婚姻中发生了什么，以及每个人在关系问题上的责任。它是为那些处于有承诺的关系之中，但其中一方正在考虑结束这段关系的伴侣而设计的。他们可能对迈出这一步犹豫不决，但也可能对参与伴侣咨询有所保留。伴侣咨询和辨别咨询之间的一个重要区别是，伴侣咨询的重点是通过处理潜在的动力来改善关系，而辨别咨询可帮助伴侣澄清他们的关系的下一步是什么，并获得对下一步的信心。根据 Doherty 和 Harris 的说法，其目标不是解决婚姻问题，而是看看这段关系是否可以挽救（2017，p.15）。换句话说，辨别咨询不是"永远在一起"或"马上就分开"的二元选择，而是一种探索各种可能性的"中间道路"：

眼下的决定并不是离婚或是终身维持婚姻，而是是否要花 6 个月的时间在伴侣治疗中全力以赴，以恢复婚姻健康，在此期间不考虑离婚。在 6 个月后，伴侣可以根据他们所了解到的成功重建婚姻的前景，重新考虑离婚问题。

（Doherby & Harris，2017，p.14）

对于"向外倾"的一方（考虑离开的一方），目前的关系动力通常是无法忍受的，因此离婚是一个有吸引力的选择。与此同时，"向内靠"的一方（不希望关系结束的一方）可能同意也可能不同意这段关系有问题，他们可能意识到也可能没有意识到"向外倾"的一方的不满。辨别咨询不适用于一方执意要离婚的伴侣（Doherty & Harris，2017）。

为了不被无限可能性所拖累，要辨别的决定是三种选择（或"路径"）之一。路径 1 是"现状"，即关系完全保持原样，没有变化。换句话说，伴侣双方决定既不接受心理咨询，也不走向离婚。路径 1（现状）的构建方式自然是"向外倾"的一方无法接受的。矛盾的是，"向内靠"的一方通常也不赞成路径 1。很多时候，这对"向外倾"的一方来说是一个惊喜。结果，"辨别咨询以双方达成的某种一致而非分歧开始了，即有些事情必须改变，保持婚姻的老样子不再可行"（Doherty & Harris，2017，p.15）。

路径 2 是决定离婚（或分居），不再为这段关系而努力。路径 2 将离婚摆在了桌面上，这是倾向于离婚的一方所预期的，使之成为一个可行的选择，也是辨别咨询过程的一部分，而不是避而不谈。把它作为一条可能的"路径"来谈论并不会对辨别咨询构成"威胁"（这通常是对伴侣治疗的威胁），因为伴侣治疗还没有开始进行。

路径 3 是花 6 个月的时间处理这段关系，在此期间"不考虑离婚"，相反，双方参与伴侣咨询（连同其他形式的咨询，如物质滥用治疗、育儿课程或个体咨询）。6 个月后，如仍未做出令人满意的改变，则可考虑离婚。路径 3 被框定为摆脱路径 1 和路径 2 所面临的困境的途径。对于"向外倾"的一方来说，他们可能会感到压力，不得不放弃路径 2，继续投入这段关系。然而，路径 3 往往是伴侣双方不愿接受的，因为他们的关系尚未发生改变。与此同时，他们可能会感觉到改变的可能性赋予了他们权力（可能需要数年时间才能鼓起勇气要求或考虑）。根据 Doherty 和 Harris（2017）的说法，路径 3 通过提供一个临时承诺，在一段时间内努力维持这段关系，避免了"进还是出"的难题，离婚不是一个选择，而是如果事情没有发生足够的改变，可以在以后重新考虑的事情（p.16）。

因此，"向外倾"的一方需要明确的是，在辨别过程之后，是接受路径 3 并（可能）开始伴侣治疗，还是立即走向离婚（选择路径 2）。辨别咨询让伴侣选择路径 3 的关键是解决他们在改变关系方面的矛盾心理，并"看看是否有可能将婚姻置于对双方都有利的位置"（Doherty & Harris，2017，p.15）。

辨别咨询的一个核心是，大多数工作都发生在治疗师与每个伴侣的对话中，这与伴侣咨询不同，后者的工作通常是由伴侣共同完成的（Doherty & Harris，2017）。辨别咨询的每次会谈包含 6 个单独的部分，每次都以相同的方式进行（详见表 14.4）。

表 14.4　辨别咨询的访谈顺序

1. 会见伴侣双方。
2. 单独会见伴侣的某一方（另一方，通常是不想分开的那一方，在等待室等候）。
3. 会见伴侣双方，第一位伴侣给第二位概述前面会谈的要点。
4. 单独会见另一方（此时，通常是想分开的那一方在等待室等候）。
5. 会见伴侣双方，这次是第二位伴侣给第一位概述会谈的要点。
6. 治疗师总结整个会谈，与这对伴侣确认，并安排下一次会谈。

来源：Doherty 和 Harris（2017）。

根据 Doherty 和 Harris（2017）的研究，治疗师与每个伴侣的单独会谈具有相似的主题，尽管略有变化。双方主要关注的是他们最终会选择哪条"路径"。对于想离婚的一方，治疗师需要探索他们在关系中的挫折和痛苦的根源，而对于不想离婚的一方，重点是如何在危机期间管理他们的需求，而不是敦促他们做出目前还不愿意做出的承诺，那会使事情变得更糟。相反，伴侣治疗师可以帮助不想离婚的一方做出可能有助于未来关系的个人改变。

离　婚

根据 Pinsof（2002）的说法，在 20 世纪下半叶之前，婚姻终止的主要原因是配偶一方的死亡。他报告，在 1940 年之前，超过 2/3 的婚姻因配偶死亡而结束，但到 1976 年，这一数字下降到约 1/3。然而，美国的离婚率仍然居高不下，40%～50% 的婚姻以离婚告终（Knoester & Booth，2000；Lebow，2015；Poladian，Rossi，Rudd，& Holtzworth-Munroe，2017）。此外，虽然从 1976 年到 21 世纪初，离婚率趋于平稳，但到那时，受离婚影响的孩子已经长大，建立了自己的关系。Knoester 和 Booth（2000）描述，出现这种情况的一个原因通常是对孩子的幸福的担忧，这可能是离婚的一个重要的主观障碍。然而，他们也发现客观环境（如妻子的收入和孩子的出生等）对维持婚姻的决定有更大的影响。这种矛盾心理通常是促使伴侣双方接受伴侣治疗的动力，此时，这段关系的未来尚不明确。然而，治疗师必须熟悉分居和离婚的阶段以及与之相关的具体情感问题（Lebow，2015；Taylor，2002）。

离婚和分居的具体阶段包括幻灭和疏远（Emery & Sbarra，2002；Lebow，2015；Taylor，2002）。最初的阶段是幻想破灭和不断增加的不满情绪。在这一阶段，关注的焦点是关系的消极方面，双方往往对彼此过于挑剔。如果双方能够表达他们的失望，并愿意分担改变现状的责任，关系就有可能得到改善。如果他们没有做到这一点，就可能发展出一种特定类型的病理性关系停滞，而且关系越来越受到侵蚀。这种状况可能会持续数年，伴侣双方仅靠一种模糊的、弥散的、认为情况会好转的希望维持现状。事实证明，比起意识到目前的情况令人不满意甚至无望，对分离和独处的恐惧更强烈。不伤害任何人的愿望，以及为孩子幸福的考虑，也可能导致对关系现状的否认。

幻灭阶段之后通常是情感距离的增加，冷漠，最后是伴侣在身体和空间上的分离。此时，这种局面再也无法被否认，现在必须从情感上解决分手问题。这个过程在很大程度上符合 Kubler-Ross（1969）所说的哀悼阶段：否认和愤怒、试图通过行动或妥协来改变现状、沮丧以及最终接受丧失。一旦这个哀悼的过程完成，第二次青春期（可以说是改变了的身份）可能会发展起来。Pinsof（2002）指出，由于离婚的盛行，出现了各种新的伴侣关系安排，伴侣治疗师必须做好处理这些问题的准备。

最近，Scott、Rhodes、Stanley、Allen 和 Markman（2013）对离婚伴侣进行了研究，以确定促使他们离婚的"最后一根稻草"是什么。他们发现，离婚最常见的主要原因是缺乏承诺、不忠和冲突 / 争吵。然而，他们发现，最常见的"最后一根稻草"是不忠、家庭暴力和物质滥用。此外，在离婚的原因中，指责伴侣的人比责怪自己的人多。

与子女交谈

如果涉及孩子，无论他们的年龄多大，都应该以一种适合他们年龄的、可以理解的方式公开且诚实地与他们讨论父母分居和离婚的原因。父母需要澄清，分居和离婚是因为他们无法相处，而不是因为孩子的原发问题。孩子应该意识到父母双方仍然对他们感兴趣，爱他们（前提是这是真的）。表14.5 中的十项提纲说明了在这些情况下如何与孩子交谈（Glick，Berman，Clarkin，& Rait，2000）。婚姻治疗师可能希望手头上有这样一份提纲，因为分居和离婚的伴侣经常想知道该告诉孩子什么，以及如何告诉他们。

表 14.5 考虑分居或离婚的父母与子女交谈的提纲

1. "我们要离婚了"并解释原因。
2. 澄清：孩子不应受到责备（例如，"离婚不是你造成的"）。
3. 澄清：孩子不可能阻止离婚。
4. 向孩子说明什么不会改变（例如，"我仍然是你的妈妈""我仍然是你的爸爸"）以及什么会改变。
5. 向孩子说明你对他的情感不会改变（这一点再怎么强调也不为过）。
6. 具体说明尽你所能的生活安排，孩子们不必在父母之间做选择，至少现在是这样。
7. 如果你和你的配偶有不明白的地方，请说出来（例如："我们自己也并不了解离婚的所有原因，但随着我们了解得更多，我们会尽力向你解释"）。
8. 征求孩子的意见。
9. 允许他们随时讨论这一情况（例如，"随着时间的推移，爸爸妈妈可能需要更多地谈论离婚的事情，你可能也需要谈论这件事。你有任何问题或感受想要谈论，我们随时准备倾听"）。
10. 告诉他们，可以把这件事告诉朋友，这不是秘密。

来源：改编自 Glick 等（2000）。

Wallerstein 及其同事（Wallerstein & Blakeslee，1989；Wallerstein & Kelly，1980；Wallerstein，Lewis，& Blakeslee，2000）对于离婚对孩子的影响进行了开创性的纵向研究。他们发现，最重要的因素似乎是伴侣离婚后发生的事情，以及他们如何对待孩子。在当今世界，这包括社交媒体对前配偶冲突的影响以及对儿童的有害影响（Visser et al.，2017）。离婚后的有效养育很重要，与前配偶的良好关系以及与下一任配偶的有效关系也很重要。如果在下一段婚姻中建立了一种更健康的关系，可以将离婚对孩子的负面影响降到最低（Lebow，2015）。

离婚后的危机

家庭冲突往往会在离婚后的一年中升级，前配偶的养育功能下降，因为父母变得不一致，爱的投入减少，对孩子的管控也减少了。从统计数据看，比起父母一方去世的青少年，父母分居或离婚的青少年的犯罪风险大得多。父母间的争吵和相互诽谤可能会导致孩子质疑自己以前对父母的积极评价。例如，母亲对缺位的父亲的批评可能会导致男孩的性别角色形成遭到破坏，以及对青春期女孩异性恋关系的破坏（反之亦然）。当父母开始约会时，孩子，尤其是正值青春期前和青春期的孩子，会意识到父母是性客体，有些人会发展出早熟的性行为。离婚这一事实本身不会导致任何病理性后果，但离婚后发生的事情可能会导致持久的影响（Wallerstein，2005）。与此同时，离婚有时也可以是对非常具有破坏性的家庭状况的积极解决方案。

人们通常认为，男孩会因为父母离婚而遭受更多的痛苦。然而，根据Wallerstein 和 Blakeslee（1989）的研究，女孩同样受到影响，但似乎存在一种"休眠"效应。Wallerstein 和 Blakeslee 的研究有力地证明，女孩在进入青年期时会遭受父母离婚的严重影响。作者还发现，一些女孩承担了确保父母安好的过重的责任，这对她们自己的生活产生了长期的影响（Wallerstein，2005；Wallerstein et al.，2000）。最近，Rudd 等人（2016）发现了父母分居对孩子的负面影响。特别是，这些孩子在社会、行为和健康方面得分较低。相比于和父母同住的孩子，父母分居的孩子的学习成绩也有所下降（Poladian et al.，

2017）。

　　然而，在离婚事件中遭受痛苦的不仅仅是孩子。当父母之间发生争吵时，抚养权之争可能导致父母中的一方实际上被排斥在孩子的生活之外。Gardner（1998）将这种父母一方的疏离定义为单亲疏离综合征（parent alienation syndrome，PAS）。当监护方对另一方提出未经证实或模糊的性或身体虐待的指控，质疑另一方的健康状况，或采取冗长的法律行动阻碍另一方接近孩子时，就会造成单亲疏离综合征（Lowenstein，1998）。没有抚养权的父母一方通常会在分离时经历极端的心理困扰，感觉他们错过了与孩子相处的关键体验，且无法挽回。尽管单亲疏离综合征最初出现在父亲身上，但父亲和母亲都可能成为这种监管操纵的受害者。这在同性恋伴侣中尤其严重，因为抚养权不常被授予非亲生父母。积极的、持续的离婚治疗或调解可以有效地缓解单亲疏离综合征的一些问题（Lowenstein，1998；Visser et al.，2017）。

离婚治疗

　　离婚治疗是一种有时间限制的干预，通常是 6～15 次，目的是就离婚过程中常见的选择、问题和情绪困扰提供建议、信息和咨询（Lebow，2015）。离婚治疗试图通过研究分居过程这一正常阶段，来帮助家庭处理婚姻危机。离婚治疗特别注重儿童的福祉，并试图为所有家庭成员找到可接受的、公平的且实用的解决离婚问题的方法。离婚中的问题与在一般分居过程中观察到的问题相似，也类似于个体化过程和哀悼的过程。

　　根据 Lebow（2015）的说法，没有单一的、"正确的"方法来帮助离婚伴侣。这些伴侣的目标可能有很大的不同，从在冲突不断加剧之后与彼此和解，到深入检视关系动力，以避免注定要毁掉目前关系的错误。因此，伴侣治疗师必须熟练地使用各种策略帮助伴侣实现这些目标。表 14.6 总结了这些策略。

表 14.6 离婚治疗的策略

1. 心理教育——离婚治疗的基石，治疗师提供关于离婚结果的好与坏的信息。消除不准确的信息对伴侣们非常有帮助。

2. 协商——这是一个重要的组成部分，但往往具有挑战性，因为伴侣双方（通常）无法在婚姻中相互协商。治疗师教伴侣们进行双赢的协商，有助于预防以后的负面后果。

3. 建立可靠的、讲规则的沟通方法和"足够好"的协作——这在高度冲突的关系中，以及在为儿童建立有不同"规则"的独立家庭时特别有用。正式的沟通培训（"讲述者—倾听者"技巧）很有帮助。

4. 脱身技巧和愤怒管理——在对方做出具有挑战性的行为或声明时，礼貌地脱离冲突的技巧，以及基本的愤怒管理技巧（"暂停"程序）在这里很重要。

5. 重新归因和改变叙事——帮助伴侣们避免为对方的行为赋予负面动机，有助于减少紧张和冲突。认知重建技术（如现实检验等）在这种情况下是有帮助的。

6. 情绪宣泄——根据伴侣双方的不同，可能有助于处理离婚带来的创伤，也可能不会。对于受伤和愤怒的表达，如果管理得当，可以促进理解和解决分歧。

7. 回顾婚姻——同样，根据伴侣双方的情况，回顾一下当时的动力（以及哪里出了问题）可以帮助双方在未来的关系中避免犯同样的错误。

8. 探索个人议题——就像回顾婚姻一样，这个策略旨在帮助每一个人看到在关系破裂中，自己扮演了什么角色，以及每个人在自己的行为中可以解决的问题。

9. 与孩子一起工作——可以通过让孩子参加治疗来直接进行，也可以通过指导父母来间接进行。目的是帮助孩子们处理他们在父母离婚后的感受（尤其是在冲突严重，而孩子们感觉自己对父母离婚有责任的情况下）。这也可以成为一场讨论会，解决共同养育子女的后勤问题。

10. 与大家族的成员工作——这个策略的目标是在可能的情况下保持来访者与大家族的成员的关系，并帮助来访者在离婚后逐渐过渡到新的关系。

来源：Lebow（2015）。

　　总而言之，离婚治疗是一个过程，治疗师在此过程中帮助处于离婚决策阶段的来访者评估他们的需求、长处和缺点，从而帮助他们做出满意的决定：是维持婚姻还是离婚。治疗师进一步帮助面临离婚的伴侣和家庭重建他们的个人生活、现在和未来的关系、子女的问题、经济困难以及对单身状态的总体适应（Emery & Sbarra，2002；Glick et al.，2000；Lebow，2015）。

　　回到第六章和第十三章中杰里和安娜的案例（见图 14.1）。如果我们假设其中一方无法做出必要的改变，那么离婚将迫在眉睫。杰里将继续追求外部关系，安娜将继续依赖她与母亲的关系。可以想象的是，她可能会投入一段新的恋情，作为对杰里的报复（重新平衡系统）。然而，无论如何，因为有两个不到 6 岁的孩子（5 岁和 3 岁），很明显，杰里和安娜将在很长一段时间内成为孩子们（以及彼此）生活的一部分。因此，他们需要采取一些积极的步骤来计划和了解离婚的影响，以确保孩子们的幸福。治疗师有必要按照表 14.5 所示的提纲促进他们与孩子们的讨论。治疗师需要让杰里和安娜认识到这样一个事实：在离婚后的第一年，经常会有几次危机迫使他们在艰难的、情绪化的时刻合作。

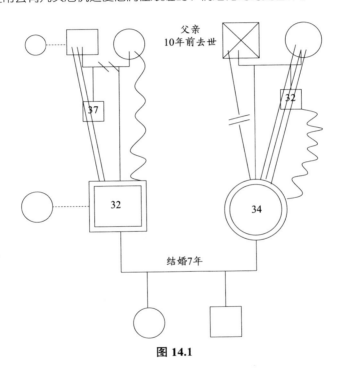

图 14.1

其他需要讨论的议题是幻灭阶段和在最初几年可能导致的疏远。关键的部分是孩子们将如何看待这些问题，以及如果处理不当，这些问题将如何对他们的发展产生负面影响。在治疗中，伴侣双方可能会就如何共同做出决定和解决分歧达成一些协议。同样，如果需要，解决悲伤和丧失的问题对父母和孩子来说可能非常有用。最后，与杰里和安娜进行离婚治疗的目的是引导他们走向自己和孩子们的未来。通常，这是离婚伴侣转移他们对过去的痛苦回忆和创伤的注意力的唯一方式。

离婚调解

离婚调解是一对伴侣与受过培训的心理健康专业人员或受过调解和冲突解决心理教育的律师会面的过程。该过程旨在以任务导向的方式调解双方的分歧，直到达成一致。在这个过程中，每个人都要为自己的行为负责。调解人表达对伴侣双方关注的问题的尊重，保持家庭单位的完整。虽然伴侣双方分开了并离婚了，但家庭仍然是存在的，调解人基于母亲、父亲和孩子们之间的关系来讨论协议。顾问律师用法律术语重写调解协议，并公正地将家庭作为委托人，而不是与冲突双方打交道。调解的解决任务包括婚姻财产的分割、可能的配偶赡养费或康复性赡养费、所需的子女抚养费、共同抚养子女的责任以及对子女的监护安排（Follberg & Milne，1988；Taylor，2002）。

有孩子的伴侣在离婚前通常会进行调解，以解决诸如抚养权（法律上或身体上的）、探视安排和子女抚养等问题（Emery，2012）。在美国的一些司法管辖区，这是离婚前的必要步骤，而在其他司法管辖区则是自愿的。调解有几种模式，包括指导型、促进型和转变型。在指导型模式中，调解人扮演着更积极的角色，通常会就如何处理各种问题以及如何向法院提出解决方案为伴侣提供建议。在促进型模式中，调解人采取中立立场，"鼓励各方进行建设性沟通，避免推荐解决方案、提供建议或提供意见"（Poladian et al.，2017，p.258）。最后，转变型模式更多地关注帮助伴侣双方认识到对方的观点，并使他们有能力制定自己的解决方案。这更像是一种过程调解，而不是寻找具体的解决方案，目标是伴侣双方最终能自己找到解决办法（Poladian et al.，2017）。

在这种类型的干预中，伴侣双方在调解人而不是律师的帮助下，共同为结束他们的婚姻找到一个公平的解决方案。在这种情况下，没有赢家或输家。在离婚过程中，一旦聘请了律师，它就变成了一个当事人需要与彼此进行斗争的对抗性系统。如果律师不能为来访者争取到最好的交易，就是失职。大多数调解人对离婚有不同的看法，他们真的会努力找到一个对各方都最好的解决方案。调解人会努力教人们如何合作。沟通过程被用来以一种相互合作的方式解决离婚的实际问题和情感问题。考虑到双方不同的价值观、不同的能力以及面对未来的有限资源，调解为他们提供了一个参与过程，使他们能够成功地终止一种已经拥有孩子、共同收入和积累了资产的伙伴关系。表14.7列出了成功地解决冲突所需的六个条件。

表 14.7　成功解决冲突所需的六个条件

1. 在协商期间和达成的决议中，各方的身体健康得到了维护。
2. 在谈判过程和决议中，各方都保持着自我价值感。
3. 各方作为个体都受到了尊重和容忍，但要加以理解，并不意味着对他人道德或价值观的认可。
4. 在达成任何解决方案时，要考虑并使用所有相关的事实、可用选项和技术信息。
5. 在达成任何决议之前，各方都要考虑每个可用选项的后果。
6. 达成的决议是各方都同意的，即使还有其他选择。

来源：改编自 Coogler（1978）。

事实上，许多伴侣治疗师将调解服务作为其临床实践的一部分，因为成功地进行治疗所需的许多技能与成功的调解有很大重叠（Taylor，2002）。调解人员尝试在四个方面产生一种合作共赢的成果，分别是沟通、态度、协商方式和结果目标（Erickson & McKnight-Erickson，1988）。总的目标是通过谈判达成可能的最佳解决方案，最大限度地满足每个人现在和将来的需求及利益。这一过程包括系统地区分同意和不同意之处，制定选项，并考虑进行调整（Poladian et al.，2017）。Lowenstein（1998）发现，经过调解过程，有孩子的伴侣解决问题的速度比没有经过调解的伴侣快，并减少了单亲疏离综合征的发生。即使无法解决所有争议，也可以将冲突减少到一个更易于管理的水平（Polandian et al.，2017；Taylor，2002）。

调解的有效性

家庭调解的效果如何？根据 Poladian 等人（2017）的说法，目前只有三项随机对照试验研究了调解的有效性。我们将进行简要的总结。这三项研究中有两项（Emery，Laumann-Billings，Waldron，Sbarra，& Dillon，2001；Zuberbuhler，2001）将调解与诉讼进行了比较，只有 Emery 等人（2001，as cited in Poladian et al.）对家庭进行了随访。在第三项研究中，

Ballard 等人（2013）比较了调解模型之间的差异。在所有三项研究中，孩子与无抚养权的父母一方明显增强了联系，而且这种联系在十多年后仍然势态良好（参考 Emery et al.，2001）。另外，父母间的沟通和联系更具有积极性和建设性（相较于父母未参与调解的情况），父母的幸福感也得到了提升。虽然在离婚案件中，家庭调解的益处似乎得到了实证支持，但 Poladian 等人（2017）提醒，为了确定调解的整体有效性，有必要对这一领域进行更多的研究。

再　婚

再婚家庭是由两个成年人（其中一个或两个丧偶或离过婚）结婚或共同生活而形成的混合家庭、重组家庭或继亲家庭，包括他们各自拥有抚养权或探视权的孩子。再婚家庭，也被称为继婚家庭或重组家庭，无疑是一种可行的、新的、普遍的家庭形式。接受这一现实是与再婚家庭合作的一个必要方向。这些家庭还有另外一系列问题、潜力和选择，他们可能需要专业的帮助。如何在这些新的家庭单元中生活的现有经验很少，而且没有固定的"传统"，所以这些家庭会遇到很多问题。根据 Papernow（2017）的研究，这些挑战导致再婚家庭的离婚率急剧上升。这种生活方式（无论多么新颖）都将继续存在，治疗师必须学会应对。这些家庭特别关心的是继父母对子女的作用，反之亦然。与前配偶的关系、财务安排、孩子的抚养权和探视权都是经常被诉诸法庭的问题。

心理教育通常是这一类家庭的首选干预方法。"强化再婚家庭（Strengthening Stepfamilies）"项目（Albert & Einstein，1986）和"新的开始（New Beginnings）"项目（Dinkmeyer，McKay，& McKay，1987）提供了完整的教育计划，帮助人们意识到在混合家庭单元中生活需处理的特殊问题和技能。许多治疗师在个人的基础上使用这些项目，或在社区中提供这些方案作为预防性干预方式（Garneau，Higginbotham，& Adler-Baeder，2015）。与这一群体合作的主要目标如表 14.8 所示，包括培养与父母双方的持续关系，解决内疚和愤怒问题，并侧重从多个家庭中学习的积极方面。还有其他目标，然而主要的问题集中在如何将在前一段感情中受到伤害的人引入一段新的关系，保证父母之间拥有非常强烈的浪漫感情，并真正投入另一个成年人的生活中。在这种情况下，孩子们经常感到被忽视，他们没有得到公平的对待。对于父母和孩子来说，悼念旧的关系以及学习如何与新的邻居、朋友和生活方式打交道是很困难的。另一个问题是，来自不同家庭的孩子现在成了兄弟姐妹。还有一项议题是，需要为家庭中的新的成年人扮演的角色建立新的界线（Emery & Sbarra，2002；Garneau et al.，2015；Papernow，2017；Sager et al.，1983）。

表 14.8　与混合家庭工作的目标

1. 为了帮孩子确定自己的身份和认同感，必须确保他们与父母和家人有可及且持续的关系，而不仅仅是探视权。
2. 父母和孩子保持情感上的依恋和责任感。
3. 减少孩子和父母的内疚和愤怒。
4. 增加无抚养权父母一方的参与度。
5. 亲生父母不要在孩子身上触发忠诚度冲突。
6. 孩子可以通过体验父亲和母亲的两种形象和两种不同的家庭文化而有所收获。

结束语

本章将两大主题领域（衰老与分居，离婚与再婚）结合在一起。我们讨论了一些常见问题和关系议题。伴侣治疗师必须将这些问题作为伴侣治疗的常规项目来处理。因此，了解独特的挑战和应对策略是很重要的。我们对这些方面进行了概述，请读者按照所提供的建议接受进一步的培训。

参考文献

Albert, L., & Einstein, E. (1986). *Strengthening stepfamilies*. Circle Pines, MN: American Guidance Service.

Ballard, R. H., Holtzworth-Munroe, A, Applegate, A. G., & D'Onofrio, B. M. (2011). Factors affecting the outcome of divorce and paternity mediations. *Family Court*

Review, 49(1), 16–33.

Blando, J., & Lawton, M. (2013). ADA, universal design, and counseling older adults and their families. In P. R. Peluso, R. E. Watts, & M. Parsons (Eds.), *Changing aging, changing family therapy: Practicing with 21st century realities* (pp. 151–173). New York, NY: Routledge.

CAST. (2011). *About UDL*. Wakefield, MA: National Center on Universal Design for Learning.

Coogler, O. J. (1978). *Structured mediation in divorce settlement*. Lexington, MA: D.C. Heath.

Dinkmeyer, D., McKay, G. M., & McKay, J. (1987). *New beginnings*. Champaign, IL: Research Press.

Doherty, W. J., & Harris, S. M. (2017). *Helping couples in the brink of divorce. Discernment counseling for troubled relationships*. Washington, DC: American Psychological Association.

Emery, R. E. (2012). *Renegotiating family relationships: Divorce, child custody, and mediation*. New York, NY: The Guilford Press.

Emery, R. E., Laumann-Billings, L., Waldron, M. C., Sbarra, D. A., & Dillon, P. (2001). Child custody mediation and litigation: Custody, contact, and coparenting 12 years after initial dispute resolution. *Journal of Consulting and Clinical Psychology, 69*, 323–332.

Emery, R. E., & Sbarra, D. A. (2002). Addressing separation and divorce during and after couple therapy. In A. S. Gurman & N. S. Jacobson (Eds.), *Clinical handbook of couple therapy* (3rd ed., pp. 508–532). New York, NY: Guilford.

Erickson, S. K., & McKnight Erickson, M. S. (1988). *Family mediation casebook: Theory and process*. Philadelphia, PA: Brunner/Mazel, Inc.

Folberg, J., & Milne, A. (1988). *Divorce mediation: Theory and practice*. New York, NY: Guilford Press.

Fruhauf, C. A., & Lambert-Shute, J. (2013). Systemic integration of gerontology and marriage and family therapy. In P. R. Peluso, R. E. Watts, & M. Parsons (Eds.), *Changing aging, changing family therapy: Practicing with 21st century realities* (pp. 21–45). New York, NY: Routledge.

Gardner, R. A. (1998). Recommendations for dealing with parents who induce a parental alienation syndrome in their children. *Journal of Divorce & Remarriage, 28*(3–4), 1–23.

Garneau, C. L., Higginbotham, B., & Adler-Baeder, F. (2015), Remarriage beliefs as predictors of marital quality and positive interaction in stepcouples: An actor–partner interdependence model. *Family Process, 54*, 730–745.

Glick, I. D., Berman, E. M., Clarkin, J. F., & Rait, D. S. (2000). *Marital and family therapy* (4th ed.). Washington, DC: American Psychiatric Press.

Glick, I. D., Clarkin, J. R., & Kessler, D. R. (1987). *Marital and family therapy* (3rd ed.). Orlando, FL: Grune & Stratton.

Hale, D. (2015). A model of structured separation in couple therapy: Making the best use of a separation period. *Journal of Divorce & Remarriage, 56*(2), 109–116.

Hartman-Stein, P. (2013). Working with older couples: Tackling problems as a team late in live. In P. R. Peluso, R. E. Watts, & M. Parsons (Eds.), *Changing aging, changing family therapy: Practicing with 21st century realities* (pp. 113–126). New York, NY: Routledge.

Knight, B. G., Karel, M. J., Hinrichsen, G. A., Qualls, S. H., & Duffy, M. (2009). Pikes peak model of training in professional geropsychology. *American Psychologist, 64*(3), 205–214.

Knoester, C., & Booth, A. (2000). Barriers to divorce. When are there effective? When are they not? *Journal of Family Issues, 21*(1), 78–99.

Kubler-Ross, E. (1969). *On death and dying: What the dying have to teach doctors, nurses, clergy and their own families.* New York, NY: McMillan.

Lambert-Shute, J., & Fruhauf, C. A. (2011). Aging issues: Unanswered questions in marital and family therapy literature. *Journal of Marital & Family Therapy, 37*, 27–36.

Lebow, J. (2015). Separation and divorce issues in couple therapy. In In A. S.Gurman, J. Lebow, & D. Snyder (Eds.), *Clinical handbook of couple therapy* (5th ed., pp. 445–456). New York, NY: Guilford.

Lowenstein, L. F. (1998). Parent alienation syndrome: A two step approach toward a solution. *Contemporary Family Therapy, 20*(4), 505–520.

Papernow, P. L. (2017). Therapy with couples in stepfamilies. In In A. S. Gurman, J. Lebow, & D. Snyder (Eds.), *Clinical handbook of couple therapy* (5th ed., pp. 467–488). New York, NY: Guilford.

Peluso, P. R. (2013). Summarizing changing aging, changing family therapy. In P. R. Peluso, R. E. Watts, & M. Parsons (Eds.), *Changing aging, changing family therapy: Practicing with 21st century realities* (pp. 249–266). New York, NY: Routledge.

Peluso, P. R., Parsons, M., & Watts, R. E. (2013). Introduction. In P. R. Peluso, R. E. Watts, & M. Parsons (Eds.), *Changing aging, changing family therapy: Practicing with 21st century realities* (pp. 3–20). New York, NY: Routledge.

Pinsof, W. M. (2002). The death of "till death us do part": The transformation of pair-bonding in the 21st century. *Family Process, 41*(2), 135–157.

Poladian, A. R., Rossi, F. S., Rudd, B. N., & Holtzworth-Munroe, A. (2017). Family mediation for divorce and parental separation. In J. Fitzgerald (Ed.), *Foundations for couple therapy: Research for the real world* (pp. 256–267). New York, NY: Routledge.

Qualls, S. H. (1993). Marital therapy with older couples. *The Family Journal: Counseling and Therapy for Couples and Families, 1*, 42–50.

Qualls, S. H. (2000). Therapy with aging families: Rationale, opportunities and challenges. *Aging & Mental Health, 4*(3), 191–199.

Qualls, S. H., Segal, D. L., Norman, S., Niederehe, G., & Gallagher-Thompson, D. (2002). Psychologists in practice with older adults: Current patterns, sources of training, and need for continuing education. *Professional Psychology: Research and Practice, 33*(5), 435–442.

Qualls, S. H., & Vair, C. (2013). Caregiver family therapy for families dealing with dementia. In P. R. Peluso, R. E. Watts, & M. Parsons (Eds.), *Changing aging, changing family therapy: Practicing with 21st century realities* (pp. 63–78). New York, NY: Routledge.

Sager, C., Brown, H., Crohn, H., Engel, T., Rodstein, E., & Walker, L. (1983). *Treating the remarried family.* New York, NY: Brunner/Mazel.

Scott, S. B., Rhoades, G. K., Stanley, S. M., Allen, E. S., & Markman, H. J. (2013). Reasons for divorce and recollections of premarital intervention: Implications for improving relationship education. *Couple and Family Psychology: Research and Practice, 2*(2), 131–145.

Taylor, A. (2002). *The handbook o family dispute resolution.* San Francisco, CA: Jossey-Bass.

United States Department of Labor. (2011). *High growth industry profile: Heath care.*

Visser, M., Finkenauer, C., Schoemaker, K., Kluwer, E., van der Rijken, R., van Lawick, J., … Lamers-Winkelman, F. (2017). I'll never forgive you: high conflict divorce, social network, and co-parenting conflicts. *Journal of Child and Family Studies, 26*(11), 3055–3066.

Wallerstein, J. S. (2005). Growing up in the divorced family. *Clinical Social Work Journal, 33*(4), 401–418. Winter.

Wallerstein, J. S., & Blakeslee. S. (1989). *Second chances: Men, women, and children a decade after divorce.* New York, NY: Ticknor and Fields.

Wallerstein, J. S., Lewis, J., & Blakeslee. S. (2000). *The unexpected legacy of divorce: A 25 year landmark study.* New York, NY: Hyperion, 2000.

Wallerstein, J. S., & Kelly, J. B. (1980). *Surviving the break-up: How children and parents cope with divorce.* New York, NY: Basic Books.

Zuberbuhler, J. (2001). Early intervention mediation: The use of court-ordered mediation in the initial stages of divorce litigation to resolve parenting issues. *Family Court Review, 39*(2), 203–206.

结　语
伴侣治疗的未来实践

第十五章

迎接 21 世纪的伴侣治疗实践

学习目标

在本章中，读者将学习以下内容。

1. 伴侣治疗师执业的培训要求。
2. 临床实践中的执业许可和市场开拓。
3. 伴侣治疗师的新实践领域。
4. 伴侣治疗领域的未来方向。

前面的章节致力于提供对伴侣治疗基础知识的概述。然而，有一些实际的、结构的或如何操作的问题是前面的章节没有涵盖的。这些问题包括"我如何接受伴侣治疗方面的培训？""什么是督导？""我为什么要获得执照？"以及"我可以在哪里做伴侣治疗师？"。本章的重点是伴侣治疗师执业的实际议题。我们的目的不是详尽地回答这些问题，而是简明扼要地谈谈与伴侣治疗师执业的日常实践相关的主题，并为读者进一步探究这些问题提供一些基本信息。

培　　训

所谓培训，是在认知、行为、情感和个人方面为伴侣治疗师执业做好准备的过程（Fraenkel & Pinsof，2001）。要想成为一名伴侣治疗师，最低的培训水平是获得某一助人专业（咨询、社会工作、心理学或伴侣和家庭治疗）的硕士学位。这些学位课程通常为期 2～3 年。一般治疗项目（专业咨询、社会工作和心理学）的学生通常需要在伴侣治疗环境中参加额外的课程和特定的实习，而伴侣和家庭治疗项目的学生不需要这些，因为他们的关注重点一直放在伴侣和家庭工作上（AAMFT，2018）。由其各自专业的认证机构认可和批准的培训项目［婚姻家庭教育认证协会（Commission on Accreditation for Marriage and Family Therapy Education，COAMFTE）的伴侣和家庭治疗计划］遵循行业共同的标准，以对学生进行适当的培训。

　　然而，尽管教给学员的内容已经标准化，但在如何呈现这些知识方面仍有很大的自由度。大多数培训项目必须面对的问题是，如何让学生最大限度地接触到有实证支持的治疗方法和技术，同时让他们练习和展示所掌握的必要技能以及伴侣治疗师的临床判断和独特的心态（Mozdzierz，Peluso，& Lisecki，2014）。有些课程提供对特定理论的培训，目的是让学生在广泛的知识基础上获得深度培训。其他项目已经开始从综合的角度来审视培训学生的方法，为学生提供基本的技能、技术和理论的构建模块。在此基础上，学生将能够构建（或采用）特定的实践理论（Cornille，McWey，Nelson，& West，2003；Fraenkel & Pinsof，2001；Norcross & Beutler，2000）。

　　Norcross 和 Beutler（2000）提出了心理治疗师成长的十个核心原则，这是对伴侣治疗师进行所有培训的基础。

1. *演示和示范心理治疗*。"受训者应观察临床督导师的工作，与更有经验的同行一起开展心理治疗工作，并观看经验丰富的临床医生进行心理治疗的代表性录像带。（p.250）"
2. *提供丰富多样的体验*。"核心原则是确保受训者获得在实际评估和治疗各类患者方面的丰富经验，并在密切督导下完成治疗任务。倡导多样化的体验也要求适当地培训学生为来自不同群体和未得到充分治疗群体的来访者服务。（p.251）"
3. *协调培训过程*。在通常情况下，培训过程本身并不协调，或者完全是混乱的。我们推荐获得治疗技能的六个基本步骤："培养一种尊重和重视的态度，学习心理治疗改变原则的知识，了解有哪些工具可以产生影响，运用适当的技术，理解治疗师做出调整的重要性，以及激发创造性想象力。这些培训利用态度、知识、工具、技术、时间和想象力等关键要素，确保受训者认识到治疗师的态度和知识相对于技术的重要性，并最终理解可靠的知识在控制治疗师想象力和创造力方面的价值。（p.251）"

4. **传授技术和人际技巧**。任何一个好的培训项目都重视两方面的提高：对技术的掌握（认知行为方法）和人际理解（心理动力学和人本主义方法）。

5. **培养胜任力**。"如果治疗师没有培养出获得患者信任的态度，或者没有掌握关于改变原则的知识，使他们能够在有利的时刻进行干预，精通技术就没有什么价值……治疗师的胜任力必须反映沟通能力、识别何时该使用某种方法以及方法本身。（p.252）"

6. **考虑个体差异**。正如为来访者量身定制的整合治疗一样，Norcross 和 Beutler（2000）认为，培训同样应该考虑到学员的个体特征，并使它们与合适的临床实践独特地结合起来。

7. **给学员提供治疗经验**。培训不应处于真空状态。相反，培训项目应该鼓励学员探索个人治疗、团体体验、自助小组和静修等。Norcross 和 Beutler（2000）认为，如果学生能发展出自己的个性，将对专业发展产生积极影响。

8. **将技术进步融入培训中**。正如课程录像带的引入使学生接触到了真实世界的教学治疗实例一样，采用广泛的技术进步（计算机辅助体验和虚拟现实等）能增加学生的经验并强化他们的知识基础。这就要求培训者要像学生一样对新兴技术保持敏感，从而不断提高自己的技能。

9. **培养对实证文献的尊重**。"在临床研究中被发现有效的方法与在专业实践中最常用的方法之间存在差异"（p.253）。归根结底，这是由于研究被贬低或不被重视，从而出现了培训中的分裂。研究人员和临床医生之间必须开放交流，以了解实证方法的好处及其对实践的积极影响。

10. **评估培训效果**。培训者通常假设毕业生接受了足够的培训，他们已具备足够的能力，但很少对此进行衡量。如果心理治疗领域要接受效果评估，培训机构必须愿意让他们的指导和督导方法受到严格的评估。

　　Norcross 和 Beutler（2000）强调了整合的培训项目的结构，Fraenkel 和 Pinsof（2001）则关注了整合的伴侣治疗师的培训教师的特点。具体而言，他们主张培训师或主管积极地向学生示范整合的治疗师的素质，包括具有容忍歧义、困惑、焦虑和不确定性的能力。他们建议培训师对自己的工作保持谦逊和自我批评的态度；关注治疗联盟，体验如何在事情变得不舒服时修复关系中的裂痕；能够将来访者批评或"不知道下一步该做什么"的焦虑转化为对创造力的刺激；培养冒险精神和对新视角的开放态度。他们总结，受训成为一名整合性伴侣治疗师是一个充满挑战的旅程，"不仅要成为一名整合的治疗师，更要成为一个整合的人"（Fraenkel & Pinsof，2001，p.83）。

　　许多伴侣治疗学者和研究人员关注的最后一个领域是"研究-实践鸿沟"。简单地说，这是一种倾向，即临床医生要么不了解疗效和有效性研究（并将其方法中的许多发现付诸实践），要么不愿意这样做（Parker，Chang，& Thomas，2016）。尽管事实是，已经有大量研究成果可以提升伴侣治疗的有效性。Halford、Pepping 和 Oetch（2016）指出，许多关于"研究-效能"试验的研究结果通常具有较大的效应量，但"实践-效能"试验的效应量适中或较小。他们指出，强调传授实证性的实践要素的培训和督导，可以使伴侣咨询师从一开始就倾向于重视基于实证的实践要素，并乐于吸收那些能够提高其有效性的新兴研究（Halford et al.，2016；Parker et al.，2016）。然而，为了实现这一点，教育工作者和认证机构必须制定培训标准（Blow & Karam，2017）。

督　导

　　大部分参与伴侣治疗师培训的人士认为，在完成培训后，伴侣治疗师需要继续发展他们的专业技能和对伴侣的了解。这主要通过提供临床督导来实现。督导师是这一职业的看门人，确保新的治疗师得到足够的培训，能够以道德的、专业的和胜任的方式正确地治疗伴侣（Jordan，2016）。

从历史上看，督导师的存在使部分受过训练的临床医生能够执业，这使得督导成为培训项目本身的核心组成部分，是伴侣和家庭治疗师的深造经历的组成部分，也是获得执照的重要组成部分。

（Storm，McDowell，& Long，2003，p.432）

通过良好的督导和协商，审查自己的录像带以及治疗的成败得失，治疗师可以获益良多，发展自己的伴侣治疗师职业生涯。

督导有几种类型：督导师和其他人通过单面镜或闭路摄像进行观察的现场督导，督导师能够与受督者进行互动（通过耳机、电话和中断会谈等方式）的现场督导，通过观看录像或听录音进行督导，或由受督者进行案例报告（Jordan，2016）。研究发现，现场督导或录像督导能够为督导师和受督者提供最丰富的信息，但通常会受到场外培训机构的抵触，因为他们害怕违反保密规定，而受督者害怕自己的表现受到负面评价（Storm et al.，2003）。督导师必须与各机构合作，制定能够克服保密问题的保障和机制。此外，鼓励支持性、协作性的督导环境可以改善受督者对其表现的矛盾心理。

在过去10年中，反思团队作为一种强调协作和情境的新督导模式出现了。在这个过程中，其他受督者作为一对一督导过程的额外观察员，向督导师–受督者二人组提供他们对督导内容或互动过程的观察反馈。对于正在接受培训的伴侣治疗师来说，当他们收到反思团队对于观察结果的反馈，并将之与自己的体验进行比较时，这种模式可以提供对系统、关系和情境动力的额外理解（Jordain，2016）。

在过去的20年中，许多督导师受到后现代主义和女权主义思想的影响，这些思想改变了督导的规则和督导关系。现在的督导师努力建立更加合作、平等的督导关系。大多数伴侣治疗督导师认为，与受督者的关系对于提供最佳的训练至关重要。与此同时，虽然受督者欣赏支持性环境，但许多人更喜欢接受督导师的具体指示，告知他们在治疗过程中需要做什么（Storm et al.，

2003）。受督者所需的实际指导的多少与他们的能力水平有关（Skovholt & Ronnestad，1992）。然而，无论在怎样的情境下，热情、鼓励和支持的督导关系显然会让受督者受益，就像治疗性关系是使来访者受益的最关键因素一样。事实上，同构现象在伴侣治疗师的大部分督导中起主导作用，即通过探索督导 – 受督者关系和治疗师 – 来访者关系之间的相似性，提供一种特定理论模型（尤其是对督导师而言）的培训（Jordan，2016；Storm et al.，2003）。

　　虽然同构方法作为一种提供正确的治疗性干预（以及治疗过程中的情感、关系和认知因素）的具有深度的在体（in vivo）模型的手段，被广泛接受，但过度依赖同构受到批评，因为它未能解决督导关系中不同于治疗的方面。这对于伴侣治疗师的督导来说不是一个突出的问题，由于督导的是伴侣治疗而非个体治疗，所以同构动力有所不同。这并不是说不存在同构的问题，而是说他们被伴侣治疗师削弱了。然而，有批评认为，仅使用同构方法的督导牺牲了对治疗师理论模式的广泛性和多样性培训，这个问题对伴侣治疗师来说尤其突出，需要解决（Jordan，2016；Storm et al.，2003）。

　　尽管经常提出这些问题，督导仍然是在该领域从业的治疗师受训的一个主要部分。随着伴侣治疗领域的发展，督导师面临新的问题和挑战：如何培训督导师？新手治疗师的发展问题和需求是什么？目前的督导形式是否只是复制了更多相同类型的治疗师，而扼杀了成长？科技在提供督导方面能发挥什么作用（Jordan，2016；Storm et al.，2003）？

执业许可

　　关于伴侣治疗师执照或认证的法律为公众（和其他各方）提供了一种识别合格的婚姻和家庭治疗从业者的机制。获得执照的伴侣治疗师（该执照最常用的头衔是婚姻和家庭治疗师）要符合一定的教育和临床经验标准。美国所有州都要求执照申请人至少要有硕士或博士学位和至少 2 年的在督导下的临床经验，才有资格获得许可。此外，执照申请人必须参加执照考试，以测试治疗师对婚姻和家庭治疗实践的知识（AAMFT，2018）。

　　如今，婚姻和家庭治疗师在全美 50 个州都获得了许可。相比之下，在

2006 年编写本教材的第二版时，有 47 个州（包括哥伦比亚特区）有法规规范了美国婚姻和家庭治疗师的实践。相比之下，1986 年只有 11 个州规范了婚姻和家庭治疗师的职业资格。这代表了一个承认该领域为独立学科的巨大的时代进步，以及个人对合法化和监管的重视（AAMFT，2018）。执业许可对于获得第三方付费机构的认可、与其他精神健康学科平等以及美国联邦政府（联邦医疗保险）和州政府（医疗补助）对它为个人、伴侣和家庭提供服务的认可至关重要。

医疗保险

在美国，医疗保险是主要为老年公民提供医疗和心理健康服务的联邦制度。为了让医疗保险涵盖心理健康服务，该服务必须用于精神疾病的诊断和治疗（AMMFT，2018）。此外，心理健康服务必须由一名"参保的"从业者提供，该从业者根据州法律获得合法授权执行该服务。由于婚姻和家庭治疗师在每个州都是有执照的，这一前提条件已经被涵盖了，而且许多（虽然不是全部）管理伴侣治疗师执照的州法律已经授予了治疗师为来访者诊断和制订治疗计划的权力。因此，伴侣和家庭治疗师符合纳入医疗保险计划的主要教育和实践标准。然而，到目前为止，他们（以及专业咨询师）还没有被美国医疗保险制度认可。美国联邦政府将五个心理健康学科指定为"核心心理健康专业人员"：精神病学家、心理学家、心理健康临床护士、临床社会工作者以及婚姻和家庭治疗师。然而，在这些专业人员中，只有婚姻和家庭治疗师目前不被医疗保险制度认可。通过比较，伴侣和家庭治疗师与临床社会工作者在教育、执照要求和执业范围上非常相似。然而，临床社会工作者的服务能够由医疗保险制度报销，而伴侣和家庭治疗师的服务则不能报销（AAMFT，2018）。

那么，为什么美国联邦医疗保险制度的认可对伴侣治疗师来说很重要，读者为什么应该关心这一点呢？除了向老年人（人口中迅速增长的一部分，越来越需要精神健康服务）提供服务外，医疗保险制度的认可能够将伴侣和家庭治疗师纳入州和联邦医疗补助计划（为贫困和残疾公民提供服务）。这些人和老年人一样，都是重要的群体，他们通常最需要伴侣和家庭治疗师的服务，但由于医疗保险制度的不认可，他们无法获得这些服务。更重要的是，许多农村地区的心理健康服务提供者数量不足（Civic Impulse，2018）。结果，能够随时提供最需要的服务类型的伴侣治疗师往往无法被州和地方社会服务或社区心理健康中心雇用，因为他们的服务无法报销。这代表着对伴侣治疗师的极大剥夺，并使需要这些服务但无力支付费用的伴侣和家庭陷入严重的不利处境。

从业实践

新手治疗师通常会听到一些可怕的故事，比如私人诊所是一条死胡同，管理式护理小组是封闭的，因此限制了他们的收入。在培训期间，许多学生会问："我能以此谋生吗？"尽管在过去 20 年里，从业者的境况发生了根本性变化，但听到的并不全是坏消息或前景暗淡的消息。

根据美国劳工统计局（美国劳工部的一个分支）的数据，2017 年伴侣和家庭治疗师的工资中位数为 48 790 美元，平均工资为 53 860 美元。收入最低的 10% 的伴侣和家庭治疗师的收入超过 3.1 万美元，而收入最高的 10% 的收入超过 8.1 万美元（Bureau of Labor Statistics，2018）。美国加利福尼亚州、新泽西州和佛罗里达州是就业率最高的州，年均工资分别为 52 000 美元、74 000 美元和 51 000 美元。此外，年平均工资最高的州是新泽西州、科罗拉多州和夏威夷州，为 67 000 ~ 74 000 美元。

此外，伴侣和家庭治疗师的前景也是光明的。2016 年，估计有 4.15 万伴侣和家庭治疗师。根据美国劳工统计局（Bureau of Labor Statistics，2018）的数据，在未来 10 年，该行业的增长率（约 23% 或近 10 000 个新工作岗位）预计超过大多数其他职业。与其他心理健康专家相比，伴侣治疗师的表现如何？同样，美国劳工部估计，所有助人职业在未来 10 年都将增长，而伴侣和家庭治疗师将成为需要硕士学位和可比工资中位数的职业中增长率最高的职业之一（Bureau of Labor Statistics，2018）。此外，还有新的机会可以进一步塑造未来伴侣治疗师的实践方式。我们将在下面提供一些例子。

新的从业机会

高管教练和组织顾问

组织顾问（Organizational Consulting）和高管教练（Executive Coaching）是吸引咨询师关注的一个新的实践领域（Kern & Peluso，1999；Kovacs & Corrie，2017；Peluso & Stoltz，2002；Shumway，Wampler，Dersch，& Arredondo，2004；Sperry，2004）。一般来说，治疗师接受了理解人类行为复杂性的培训，伴侣和家庭治疗师则接受了理解两个人或更多人之间动力相互作用的专门培训。传统上，伴侣和家庭治疗师在治疗来访者时使用的许多系统取向的方法和技能（如重构技术、循环因果关系、隐匿忠诚和代际行为模式）在存在功能障碍或混乱的工作环境中同样有用。伴侣和家庭治疗师可以通过将工作问题概括为家庭系统动力来有效地干预这些领域（Kovacs & Carrie，2017）。从这个角度看，同事之间的分歧和冲突类似于兄弟姐妹之间的冲突，而经理或团队领导和下属之间的问题类似于亲子之间的权威或权力冲突（Kern & Peluso，1999；Peluso & Kern，1998；Peluso & Stoltz，2001）。最后，工作团队必须能够互相合作，克服性别、文化和其他障碍，才能取得成功。在组织中工作的伴侣和家庭治疗师可以应用他们关于大系统如何影响小团体的理解，帮助克服这些潜在的障碍（David & Cobeanu，2015）。

在高管教练领域，伴侣和家庭治疗师在帮助高管深入了解他们的工作活动、了解他们的特殊优势并实现他们的目标方面也特别有用（Kovacs & Carrie，2017）。伴侣和家庭治疗师可以使用各种原生家庭技术（例如家谱图）来帮助高管探索他们对生活的特殊看法的起源，他们的动机和动力，以及有哪些潜在缺点，以制定策略克服问题（Peluso & Kern，1999；Peluso & Kern，1998；Peluso & Stoltz，2001；Sperry，2004）。在组织顾问和行政指导领域，伴侣和家庭治疗师找到了继续实现其目标的方法，同时扩展了运用伴侣和家庭治疗知识的传统环境（David & Cobeanu，2015）。

综合初级护理／医学家庭治疗

伴侣治疗越来越被视为多模式治疗计划的必要组成部分，该计划由医院和门诊部的多学科工作人员实施。由此，一种新的实践范式应运而生。综合初级护理或医学家庭治疗（有时也称为家庭行为医学）是在医疗设置中进行家庭治疗的实践，通常针对患有慢性病的伴侣或家庭，并提供心理和社会支持（McDaniel et al., 2014; Sperry, 1992）。根据 Doherty、McDaniel 和 Hepworth（2014）的说法：

> 医学家庭治疗是一种专业实践形式，它使用生物心理社会方法和系统的家庭治疗原则，对个人和家庭的医疗问题进行合作治疗……它与传统家庭治疗的不同之处在于，它明确地拥护生物心理社会模式（心理、身体、家庭和社区），它关注传统上被认为是医学和精神健康状况的问题，并通过协作团队提供护理。医学家庭治疗师在广泛的卫生保健领域工作，包括家庭医学、儿科、妇产科和各种专业医疗环境。治疗的具体目标可能包括更好地应对慢性疾病或残疾，在处理医疗方案时减少冲突，更好地与医生沟通，帮助改变生活方式，以及增加对无法治愈的医疗问题的接受程度。
>
> （pp.529-530）

医学家庭治疗采用了各家庭治疗学派的方法，但主要从生物、心理和社会视角进行操作，以实现以下目标（通常称为"三重目标"）：

1. 改善患者的护理体验（包括质量和满意度）。
2. 提高来访者的健康水平。
3. 降低人均医疗成本（Doherty et al., 2014）。

虽然情况并非总是如此，但大多数医生现在认识到了生物、心理和社会因素之间的相互作用在疾病发病和康复过程中的重要性。事实上，有 25%～30% 的初级保健患者患有精神疾病。同时，据估计，每年开出的精神药物处方中约有 70% 是由初级保健医生开出的（Baird, 2002; Ruddy & McDaniel, 2003）。然而，许多医生对从心理上监测和治疗患者的想法感到过度紧张和恐惧（这超出了他们的受训范围）。通常，当医疗和心理社会问题交织在一起时，这些医生发现，他们需要为存在严重精神健康或关系问题的患者提供帮助（McDaniel et al.，2014）。受过综合医疗实践培训的心理健康专业人员可以作为医生的资源，在"医生深入了解某些心理社会议题，但不知道如何处理所发现的问题"时提供支持，并共同护理患者（Ruddy & McDaniel，2003，p.366）。

在综合医疗实践中工作的伴侣咨询师必须扮演几个重要的角色（见表15.1）。医学家庭治疗师必须愿意在心理健康保健和医疗保健这两个迥然不同的领域之间架起桥梁。为了与医生沟通，治疗师必须学习疾病和身体疾病的语言，并反过来翻译心理健康的语言（Ruddy & McDaniel，2003）。Doherty、McDaniel和Baird（1996）创建了一个结构化模型，用于衡量医疗实践和行为卫生保健的整合，这对未来想要专攻医学家庭治疗的伴侣和家庭治疗师有直接的影响。具体来说，他们概述了医生和治疗师之间的五个等级的整合，解决了复杂病例的护理协调，描述了每个专业人员的功能，并建立了反映来访者受益的参数。他们指出，该模型显示，"系统协作的等级越高，对高要求病例的管理就越充分。相反，高要求病例通常会对协作性较差的环境构成挑战，这超出了其充分管理的能力"（Doherty et al.，1996，p.25）。下面将详细介绍这五个等级。

表 15.1　心理健康专业人员在综合医疗实践中的作用

跟踪患者的医学和心理健康结果

跟踪药物和治疗依从性，包括所有的不良反应

支持患者与初级护理临床医生和其他相关健康专业人士的关系

对患者和家庭进行与诊断相关的心理教育

鼓励患者在家庭背景下的治疗积极性和自我管理

使用动机式访谈技术来明确患者的改变和治疗动机

患者、家属和健康专业人士共同协商出大家都同意的治疗方案

促进家庭支持

如果心理健康问题没有改善，鼓励患者求助于精神科或进行其他咨询

来源：来自 Doherty 等（2014）。

第一级：合作很少或无合作。在这一等级中，心理健康专业人员和其他医疗保健提供者在不同的机构工作，很少就病例进行沟通。对于在机构和私

人诊所工作的从业者来说，这是主要的模式。对于那些有更基本或常规问题（包括心理社会层面或医学层面）而且很少需要病例管理的伴侣来说，这是有效的。

第二级：远距离的基本合作——"转介"。 在这个等级中，医疗提供者将彼此视为资源，但每个提供者都在自己的领域内独立运行。他们很少共同分担权力和责任，也很少了解彼此的职业文化。此外，他们有不同的系统（医疗模式与教育模式），并在不同的场所执业，但确实会定期通过电话和信件就共同来访者进行沟通。这种合作发生在有主动转诊联系的背景中，在生物心理社会相互作用的情况下（例如糖尿病和抑郁症患者）效果最好，对这两个问题的管理都进行得相当好。对于那些需要更密切监测医疗和心理健康治疗（例如药物滥用治疗）的伴侣，这种合作水平不适用。

第三级：机构内的基本合作——"协调"。 在这一层面上，心理健康从业者和其他保健提供者在同一机构工作，但有不同的系统。这些从业者可能会定期就共同患者进行交流（同样，主要通过电话或信件，偶尔进行面对面的接触）。他们认识到彼此角色的重要性，以及作为一个更大团队的一部分的感觉。然而，这些从业者并不使用同一种语言，也不深入了解彼此的工作。与上一个等级一样，内科医生在病例管理决策方面比其他从业人员拥有更大的权力和影响力，这可能会引起不满。实行这种做法的例子包括医疗保健组织、雇用心理治疗师的医疗诊所和康复中心，在这些环境中，由于距离近，协作得到了促进，但没有系统的协作结构。

第四级：在部分整合的系统中的紧密合作——"同地协作"。 在这一等级中，来自不同学科的从业者共享相同的场所，并拥有一些共同的系统（例如，制订计划、日程安排或计费）。这种接触包括关于来访者的定期面对面互动、相互请教、对疑难病例的协同治疗计划，以及对彼此的角色和文化的基本理解和欣赏。从业者都致力于生物心理社会系统范式。然而，在医生更大的权力和影响力或平等问题上，可能存在尚未解决但可控的紧张关系。在一些医疗保健中心、康复中心、临终关怀中心和一些家庭实践培训项目中，可以找到这种等级的合作。那些有重大的生物、心理和社会问题且管理起来复杂的来访者似乎对这一等级反应良好，而对需要更密切的协调应对的来访者可能要进一步整合。

第五级：在充分整合的系统中的紧密合作。 在这一等级中，心理健康从业者和其他卫生保健专业人员无缝共享相同的场所和系统，并在提供护理方面有相似的愿景。所有专业人员都致力于生物心理社会的系统范式，并经过交叉培训，对彼此的角色和职业文化有深入的了解。他们定期召开协作团队会议，讨论患者和团队协作问题。他们可以根据专业人员的角色和专业领域，平衡他们之间的权力和影响力。临终关怀中心和其他特殊培训和临床环境是采用这种模式的典型设置。此外，最困难和最复杂的病例（有生物心理社会问题）往往带着颇具挑战性的管理问题，这类病例对这种合作等级反应良好。

事实证明，医学家庭治疗在帮助伴侣或家庭应对疾病方面特别有效。正如 Ruddy 和 McDaniel（2003）所指出的，

> 显然，家庭自身的特点会影响对疾病的适应。疾病的压力可能会把一个有些疏离的家庭拉到一起，也可能加剧本已苦苦挣扎的家庭的紧张关系。当家庭因疾病而备感压力时，原有的沟通模式和角色会变得更加僵化。患病家庭成员在患病前的角色是什么，这会影响家庭因潜在功能丧失而承受的压力，以及家庭成员代替患者不再能够履行的功能的能力。
>
> （p.368）

医学家庭治疗师可以评估患者患病前的功能障碍水平，并确定一个家庭能够克服和适应疾病压力的程度。家庭成员之间接受程度的差异、脱离外界支持、正常活动（例如配偶之间的性交）的中断等问题都可能造成冲突。治疗师可以围绕这些心理社会因素规划治疗，以最大限度地维护患者和家庭的利益，或者至少将功能失调的家庭模式的负面影响降至最低（Doherty et al.，2014）。通常，仅仅提高家庭成员对问题的认识和促进对问题的沟通，就足以

鼓励家庭做出必要的改变（Ruddy & McDaniel，2003）。

　　在培训方面，McDaniel 等人（2014）主持了一个美国心理学会（American Psychological Association，APA）主席特别工作组，详细阐述了"初级保健心理实践能力"。他们聚焦于六个"集群"，包括科学、系统、专业、关系、应用和教育。表 15.2 详细描述了与每个集群相关的"能力组"。我们强烈建议有兴趣对此（包括每个能力组的特定行为锚点）进行更详细了解的治疗师阅读 McDaniel 等人（2014）的研究。此外，对从事综合医疗实践的心理健康专业人员进行的专门培训也越来越多。

表 15.2　临床医生的整合医学临床实践群集和能力

群集	能力组
科学	与生物心理社会方法相关的科学 研究 / 评估
系统	领导 / 行政 跨学科系统 宣传
专业	专业价值和态度 个人、文化和学科多样性 初级保健中的伦理 反思性实践 / 自我评估 / 自我关照
关系	跨学科性 初级护理中的关系建立和维持
应用	实践管理 评估 干预 临床顾问
教育	教学 督导

来源：来自 McDaniel 等（2014）。

　　综上所述，医学家庭治疗为伴侣治疗师提供了一种新的可行的实践模式。疾病模式的变化为伴侣和家庭治疗师创造了机会，因为对个人健康的威胁已从流感等突发疾病转变为通常由生活方式变化引起的慢性病。与此同时，不断变化的人口结构（例如，65 岁以上人口的比例不断增加，人们的寿命更长）可以保证，在可预见的未来，希望专门从事医学家庭治疗的伴侣治疗师会有不少工作机会（Baird，2002；Doherty et al.，2014；McDaniel et al.，2014）。与医生更紧密的合作，尤其是当伴侣治疗师和医务人员采用共享的、全面的生物心理社会方法来管理来访者的问题时，可以协同地有效治疗许多复杂病例（McDaniel et al.，2014）。它还代表了医学专业人员和心理专业人员之间的互补关系，双方都可以解决对方无法解决的问题。有许多问题需要解决，涉及共同的愿景和护理使命、专业人员之间的平等和权力平衡以及服务付费问题（Doherty et al.，2014）。然而，这种方法有潜力以最有效的方式为伴侣提供最大限度的护理。

伴侣治疗师面对的未来挑战

尽管在心理治疗的更广泛领域中，伴侣咨询师的执业合法化已经取得了长足进步，但仍有更多的工作要做。Sexton、Weeks 和 Robbins（2003）确定了伴侣（和家庭）治疗师在 21 世纪早期面临的八个具体挑战。伴侣治疗师如何应对这些挑战，将决定整个领域的发展。

1. **避免简单，拥抱复杂**。Sexton 等人指出，伴侣和家庭治疗——由于在治疗过程中同时涉及多个角度——具有内在的复杂性。伴侣治疗师需要对伴侣中的每一个个体以及伴侣作为一个整体进行概念化，并进行沟通，这可能要求他们在思维和行动上发生微妙（或重大）的转变。为了达到效果，治疗师必须迅速地完成这些转变，并无缝地将之传达给这些伴侣。然而，使用启发式方法简化问题是人类的天性。大多数理论在不牺牲诸如多元决定论或循环性等复杂概念的情况下提供了实现这一目标的工具。不幸的是，当面对模棱两可或强烈的情绪时，伴侣治疗师往往会放弃更深层次的理解，将复杂的互动降级为简单的声明，错误地认为简单的方法是最好的。很少有伴侣在五步或更少的步骤中得到缓解，伴侣治疗师也不应该试图强行将这些互动塞进一种先入为主的模式。在通常情况下，当这样做的时候，为了让伴侣们适应某种模式，他们失去的是关系中最突出和临床上最有力的部分。因此，只有那些在面对复杂、模糊或激烈的局面时能够维持有效的工作联盟的伴侣治疗师，才会取得真正的成功。

2. **拥抱讲究证据和可靠性的时代**。正如文中提到的，许多从业人员在传统上就回避研究，因为研究的内容与相关的临床工作相距太远，没有用处。随着越来越多的证据表明伴侣治疗的好处，以及有越来越多的研究支持伴侣治疗的有效性和疗效，这种批评已经减少。这导致了 Sexton 等人所说的伴侣治疗的新 "证据时代"。与此同时，该领域还发展或吸收了其他学科（如人类学和流行病学等）的研究方法，以观察复杂的变化过程和结果。随着强调可靠性和最佳实践成为伴侣治疗的必要条件，从业者可能会发现与学术界联系的新领域，以及可以施展拳脚的新兴研究领域和治疗应用的新场所。

3. **重新关注关系**。根据 Sexton 等人（2003）和 Johnson（2003）的研究，尽管伴侣治疗带来了这样一个想法，即两个人之间的关系可以成为治疗的有效关注点，但人们对关系问题的关注很少。大多数临床理论都是延伸到两个人身上的个体治疗的衍生品，但它们并没有设法解决伴侣之间关系的基本概念问题。这包括其他形式的关系（未婚、同性恋或多重关系）。如果要实现这一点，伴侣治疗师必须开始重新关注互动模式，将它作为伴侣治疗的基本单元，并理解 "各方都参与其中的相互影响的非因果的辩证过程"（Sexton et al., 2003, p.461）。

4. **确定并吸纳成功改变的共同机制**。Sexton 等人将改变机制描述为 "家庭和伴侣治疗师的某些特定活动，这些活动为家庭 / 伴侣带来了某些特定的体验，从而使治疗朝着特定方向发生改变"（p.462）。Sprenkle 和 Blow（2004）概述了伴侣治疗与其他形式的心理治疗的几个共同因素（治疗联盟、期望和来访者因素等），以及伴侣治疗特有的一些因素（关系概念化、扩展的治疗指导系统和扩展的治疗联盟等）。一些批评者认为，迄今为止，共同因素方法的主要局限性在于缺乏研究，缺乏复杂性，以及未能考虑到这些因素在不同环境中的差异化影响（Sexton，Ridley，& Kleiner，2004）。研究者只有经过进一步的细化和研究，才能就促进改变和治疗的具体因素达成一致意见。

5. **扩展循证实践模式，使之具有临床响应性和系统性**。Johnson（2003）、Pinsof 和 Wynne（2000）以及其他研究者认为，这是伴侣治疗领域的缺陷之一。经过充分研究的理论已被证明具有临床价值，但数量远远少于没有经过严格调查的理论。后一组理论通常被认为是时髦的，或与围绕大师的个人崇拜捆绑在一起，表明该领域尚处于早期阶段（Bevcar，2003）。很遗憾，在进行更全面的临床相关研究之前，这将继续被视为该领域的一个缺点。

6. **将多样性和文化整合到理论、研究和实践的核心中**。Falicov（2003）和 Sexton 等人认为，文化和多样性问题尚未成为伴侣治疗实践的核心。Sexton 等人注意到，更广泛的心理学领域试图将多元文化作为一门独立的学科，实际上似乎与这一目标背道而驰，因为它将这些问题边缘化了，或使它们成为理论和实践的核心思想的附属品。与此同时，以情境为其方法核心特征的伴侣治疗似乎能够有效地将理解多样性和文化与有效的治疗结合起来。但是，要实现这一点还需要协调一致和有意识的努力。

7. **向世界传播有效的模式**。这一挑战要求伴侣治疗师在作为一个从业者的同时，接受作为学者和研究人员的角色。在以前的时代，从业者的职能与学者和研究人员是分开的。一些从业者承担了培训者的角色，但对整个领域的影响有限（除了一些显著的例外）。与此同时，研究人员通常会在面向科学工作者的期刊上发表他们的成果，这对大多数从业者没有吸引力。因此，不管信息的效用如何，两个群体创造的知识并没有很好地相互传递。然而，真正的挑战是说服现有的从业者（以及受训的新从业者），让他们认识到将其实践定义为积极的、面向行动的研究（并从中获得关键数据）的重要性。必须鼓励这些实践者在某些论坛上传播他们的研究结果，这样他们可以从其他学者那里得到反馈和验证，并在以往研究的经验结构的基础上进一步向前发展。

8. **不局限于"考古"，在培训和督导中遵循有效实践的原则。**伴侣治疗师的培训需要摆脱对伴侣治疗的历史和传统理论的专一关注，而囊括更新的和在实证上更可靠的方法。这并不意味着放弃传统的治疗学派（事实上，Sexton 等人鼓励在伴侣治疗方法的历史方面打下坚实的基础），而是将熟悉的和陌生的知识动态地整合到培训和实践中。

结束语：尚未被发现的国度

一如提笔时，我们在这本书的结尾时不禁思忖，关于人类动力性的伴侣过程的新细节正在不断被发现。尽管伴侣过程很复杂，但它总是在持续进行着，不需要外部的专业干预。然而，在曾经看似自动的过程中，这个日益复杂的伴侣世界已经出现了严重的大范围故障。这并不一定是坏事，因为它标志着社会变革，引导我们所有人重新考虑在两性之间的、跨文化的以及在持不同性别偏好的人之间有关权力、平等以及角色分配的长期以来的观念。这也标志着我们有机会更好地研究和理解伴侣关系，研究我们试图干预和帮助的伴侣过程。伴侣治疗师发现自己肩负着热情应对这些重大挑战的重任。结果，这不仅促成了一种新的治疗方法的诞生，而且影响了整个治疗领域。现在的问题是，伴侣治疗是否能回应时代对于这样的胆魄的呼唤。成功地引领该领域通往另一个成长并定义自己的时期，依赖于伴侣治疗师对艰难的临床工作充满热情，并时刻保持严谨的科学态度。

莎士比亚在《哈姆雷特》（Hamlet）中将不确定的未来描述为"尚未被发现的国度（the undiscovered country）"。在本书的最后，我们认为这也描述了伴侣治疗师在 21 世纪面临的困境，因为该领域正在努力获得进一步的合法性，并作为人类治疗学科的一部分占据一席之地。考虑到它在帮助伴侣治愈或避免痛苦和不幸方面的效力和潜力，这个尚未被发现的伴侣治疗国度，值得我们继续探索。

参考文献

American Association of Marriage and Family Therapists (AAMFT). (2018). *About marriage and family therapists.*

Baird, M. (2002). Comments on the commissioned report on health and behavior: The interplay of biological, behavioral, and societal influences. *Family Systems and Health, 20*(1), 1–6.

Bevcar, D. S. (2003). Eras of epistemology: A survey of family therapy thinking and theorizing. In T. L. Sexton, G. R. Weeks, & M. S. Robbins (Eds.), *Handbook of family therapy: The science and practice of working with families and couples* (pp. 3–20). New York, NY: Brunner-Routledge.

Blow, A. J., & Karam, E. A. (2017). The therapist's role in effective marriage and family therapy practice: The case for evidence based therapists. *Administrative Policy in Mental Health, 44,* 716–723.

Bureau of Labor Statistics, U.S. Department of Labor. (2018, April 21). *Occupational outlook handbook, marriage and family therapists.*

Caldwell, B. (2017, July 10). *MFT license portability [Blog].*

Civic Impulse. (2018). *S. 1879-115th Congress: Seniors mental health access improvement act of 2017.*

Cornille, T. A., McWey, L. M., Nelson, T. S., & West, S. H. (2003). How do master's level marriage and family therapists view their basic therapy skills? An examination of generic and theory specific clinical approaches to family therapy. *Contemporary Family Therapy, 25*(1), 41–61.

David, O. & Cobeanu, O. (2015). Evidence-based training in cognitive-behavioural coaching: Can personal development bring less distress and better performance?. *British Journal of Guidance and Counselling, 44.*

Doherty, W. J., McDaniel, S. H., & Baird, M. A. (1996). Five levels of primary care/ behavioral healthcare collaboration. *Behavioral Healthcare Tomorrow, 5,* 25–28.

Doherty, W. J., McDaniel, S. H., & Hepworth, J. (2014). Contributions of medical family therapy to the changing health care system. *Family Process, 53*(3), 529–543.

Falicov, C. J. (2003). Culture in family therapy: New variations on a fundamental theme. In T. L. Sexton, G. R. Weeks, & M. S. Robbins (Eds.), *Handbook of family therapy: The science and practice of working with families and couples* (pp. 37–55). New York, NY: Brunner-Routledge.

Fraenkel, P., & Pinsof, W. M. (2001). Teaching family therapy-centered integration: Assimilation and beyond. *Journal of Psychotherapy Integration, 11*(1), 59–85.

Halford, W. K., Peppping, C. A., & Oetch, J. (2016). The gap between couple therapy research efficacy and practice effectiveness. *Journal of Marital and Family Therapy, 42*(1), 32–44.

HRSA. (2018). *Behavioral health integration training needs in health care delivery system reform.*

Johnson, S. M. (2003). Couple therapy research: Status and directions. In G. P. Sholevar (Ed.), *Textbook of family and couple therapy* (pp. 797–814). Alexandria, VA: American Psychiatric Publishing.

Jordan, K. (2016). *Couple, marriage and family therapy supervision.* New York, NY: Springer Publishing Co.

Kern, R. M., & Peluso, P. R. (1999). Using individual psychology concepts to compare family systems processes and organizational behavior. *The Family Journal: Counseling and Therapy for Couples and Families, 11*(3), 236–244.

Kovacs, K. C., & Corrie, S. (2017). Executive coaching in an era of complexity. Study 1. Does executive coaching work and if so how? A realist evaluation. *International Coaching Psychology Review, 12*(2), 74–89.

McDaniel, S. H., Grus, C. L., Cubic, B. A., Hunter, C. L., Kearney, L. K., Schuman, C. C., … Johnson, S. B. (2014). Competencies for psychology practice in primary care. *American Psychologist, 69*(4), 409–429.

Mozdzierz, G., Peluso, P. R., & Lisiecki, J. (2014). *Advanced principles of counseling and psychotherapy: Learning, integrating, and consolidating the nonlinear thinking of master practitioners.* New York, NY: Routledge.

Norcross, J. C., & Beutler, L. E. (2000). A prescriptive eclectic approach to psychotherapy training. *Journal of Psychotherapy Integration, 10*(3), 247–261.

Parker, E. O., Chang, J., & Thomas, V. (2016). A content analysis of quantitative research in *Journal of Marital and Family Therapy:* A 10 year review. *Journal of Marital and Family Therapy, 42*(1), 3–18.

Peluso, P. R., & Kern, R. M. (1998). The seven habits of highly effective people and individual psychology. *Canadian Journal of Individual Psychology, 28*(1), 9–16.

Peluso, P. R., & Stoltz, K. B. (2002). Using the Adlerian lifestyle construct as a strengths assessment tool for employee's success. In D. Sandhu (Ed.), *Counseling employees: A multifaceted approach* (pp. 83–103). Washington, DC: ACA Publishers.

Pinsof, W. M., & Wynne, L. C. (2000). Toward progress research: Closing the gap between family therapy practice and research. *Journal of Marital & Family Therapy, 26*(1), 1–8.

Ruddy, N. B., & McDaniel, S. H. (2003). Medical family therapy. In T. L. Sexton, G. R. Weeks, & M. S. Robbins (Eds.), *Handbook of family therapy: The science and practice of working with families and couples* (pp. 365–379). New York, NY: Brunner-Routledge.

Sexton, T. L., Ridley, C. R., & Kleiner, A. J. (2004). Beyond common factors: Multilevel-process models of therapeutic change in marriage and family therapy. *Journal of Marital & Family Therapy, 30*(2), 131–149.

Sexton, T. L., Weeks, G. R., & Robbins, M. S. (2003). The future of couple and family therapy. In T. L. Sexton, G. R. Weeks, & M. S. Robbins (Eds.), *Handbook of family therapy: The science and practice of working with families and couples* (pp. 449–466). New York, NY: Brunner-Routledge.

Shumway, S. T., Wampler, R. S., Dersch, C., & Arredondo, R. (2004). A place for marriage and family services in employee assistance programs (EAPs): A survey of EAP client problems and needs. *Journal of Marital and Family Therapy, 30*(1), 71–80.

Skovholt, T. M., & Ronnestad, M. H. (1992). Themes in therapist and counselor development. *Journal of Counseling and Development, 70*(4), 505–515.

Sperry, L. (1992). Recent developments in neuroscience, behavioral medicine, and psychoneuroimmunology: Implications for physical and psychological well-being. *Individual Psychology: Journal of Adlerian Theory, Research & Practice, 48*(4), 451–461.

Sperry, L. (2004). *Executive coaching.* New York, NY: Brunner-Routledge.

Sprenkle, D. H., & Blow, A. J. (2004). Common factors and our sacred models. *Journal of Marital & Family Therapy, 30*(2), 113–129.

Storm, C. L., McDowell, T., & Long, J. K. (2003). The metamorphosis of training and supervision. In T. L. Sexton, G. R. Weeks, & M. S. Robbins (Eds.), *Handbook of family therapy: The science and practice of working with families and couples* (pp. 431–446). New York, NY: Brunner-Routledge.

United States Department of Labor (US DOL). (2010, January 29). *Fact sheet: The mental health parity and addiction equity act of 2008 (MHPAEA).* Published by Employee Benefits Security Administration. Washington, DC.